7·9급 공무원 보건직 시험대비

박문각
공무원

기출문제

최신판

# 신희원
# 보건행정

신희원 편저

## 보건직 만점 기출문제!

단원별 주요 기출문제 완벽 총정리

명쾌한 해설과 깔끔한 오답 분석

# 단원별
# 기출문제집

영상강의 www.pmg.co.kr

**네 시작은 미약하였으나 네 나중은 심히 창대하리라** [욥기 8:7]

지금은 어려움이 있을지라도 오늘 굳건히 나아가면 분명히 내가 원하는 바를 달성할 수 있을 것입니다.

보건직 시험을 앞둔 우리도 당당히 이러한 확신을 가져야 할 것입니다.

갈수록 광범해지는 보건직 준비를 위해 어떻게 방향을 잡아야 할까, 어떤 식으로 1년 동안 준비를 해야 하나 가이드가 필요한 시점입니다.
우선 자신의 기본적 실력을 쌓아야 합니다.

시작이 반이다!
어쩌면 그것이 전부일 수 있습니다.

간절함이 답이다!
엄청나게 많은 노하우가 저변에 깔려 있을 것입니다. 그러나 노하우만 쫓아다니면 두려움과 불안만 증가시킬 수 있습니다. 간절함을 키워 봅시다. 간절함은 떨림을 가져오고 지금 여기서 내가 해야 할 일에 집중하게 해 줍니다. 꼭 해야 할 것들을 하나씩 하나씩 채워나간다면 반드시 앞서 나아갈 수 있습니다.

노하우?
있습니다. 그러나 그 노하우는 공개되어진 전략입니다.
자신만의 노하우를 키워 나가면서 자신의 약점을 채워 나가 봅시다.

신희원 보건행정 단원별 기출문제집은 그 방향을 제시해 드릴 겁니다.
먼저, 기출 방향의 핵심내용을 빠르게 습득할 수 있도록 '최신의 기출분석'부터 시작합니다. 단원별로 정리된 기출문제로 학습이해도를 점검하고 단원에서의 중요도 및 우선순위를 파악합니다. 그것을 자신의 것으로 충전합니다.

둘째, 기본이론의 핵심을 다시 살펴보도록 해드립니다.
문제를 통하여 부족한 부분을 채우고, 해설을 통해 핵심내용(키워드)을 리마인드 시켜
드리며 암기할 수 있도록 합니다.

셋째, 매년 변화하는 환경에 따른 시사점을 파악해 드립니다. 국가 보건의료 및
보건복지 정책의 방향전환을 파악하여 올해의 기출 가능성을 분석해 드리겠습니다.
동시에 출제자가 추구하는 방향을 파악해 드립니다.

끝으로 현장 보건문제 해결입니다. 기본적인 보건행정 및 건강 사정에 초점을 두어
근본적 실력을 거뜬히 쌓아가도록 돕겠습니다.

방대한 내용을 단기간에 최대한 효율적으로 정리한다면 내가 나아가려는 방향과
일치시킬 수 있는 전략이 될 것입니다.
그 전략에 힘을 실어드리고자 집필하였으니 함께 설계해 나갑시다.

2024년 12월
저자 신희원

# 시험 가이드
## GUIDE

## 보건직 · 간호직 공무원 시험

### [1] 학력 자격증 제한

| 시험명 | 직급 | 직렬 | 직류 | 응시 자격 | 지역 |
|---|---|---|---|---|---|
| 공개경쟁 임용시험 | 9급 | 간호 | 보건 | 만 18세<br>학력 제한 없음(간호사, 임상병리사, 치위생사, 물리치료사, 방사선사, 의무기록사, 위생사 등 면허증 소지자 가산점 5점) | 시험공고일 현재 응시하고자 하는 지역에 주민등록이 되어 있는 자 (서울은 전국 지원 가능) 거주지 합산 3년 이상 |
| | 8급 | 간호 | 간호 | 간호사, 조산사 | 시험공고일 현재 응시하고자 하는 지역에 주민등록이 되어 있는 자 (서울은 전국 지원 가능) 거주지 합산 3년 이상 |

## [2] 시험과목

| 구 분 | 공통과목 | 전공과목 | 출제유형 |
|---|---|---|---|
| 보건직 | 국어, 영어, 한국사 | 보건행정, 공중보건 | 100% 객관식 4지선다<br>(각 20문항)<br>100분(10:00~11:40) |
| 간호직 | 국어, 영어, 한국사 | 지역사회간호학,<br>간호관리학 | 100% 객관식 4지선다<br>(각 20문항)<br>100분(10:00~11:40) |
| 1차 필기시험 | 시험 장소, 합격자 발표 등 시험 시행과 관련된 사항은 지방자치단체 인터넷원서 접수센터 및 서울특별시 홈페이지 인재개발원 홈페이지 등에 공고하며, 시험 운영상 시험 일정 등은 변경될 수 있음<br>필기시험 성적은 지방자치단체 인터넷 원서접수센터(local.gosi.go.kr)에서 본인에 한하여 확인할 수 있음 | | |
| 2차 면접시험 | 필기시험 합격자를 대상으로 면접시험일 전에 인성검사를 실시하며, 인성검사 응시 불참석 시 면접시험에 응하지 못함<br>면접시험 시행 방법은 필기시험 합격자 발표 시 별도 공고함 | | |

# 기출분석
ANALYSIS

## ✦ 보건행정 기출분석

| 영역 | 2014 | 2015 | 2016 | 2017 | 2018 | 2019 | 2020 | 2021 | 2022 | 2023 | 2024 |
|---|---|---|---|---|---|---|---|---|---|---|---|
| 보건행정의 이론기초 | 6 | 4 | 2 | 5 | 1 | 3 | 3 | 4 | 2 | 4 | 3 |
| 보건의료체계 | 2 | 3 | 1 | 2 | 5 | 1 | 2 | 1 | 3 | 5 | 3 |
| 보건의료조직 | 1 | 1 | 1 | 2 | 2 | 0 | 3 | 1 | 1 | 2 | 3 |
| 사회보장 | 6 | 3 | 5 | 3 | 4 | 2 | 3 | 4 | 5 | 2 | 4 |
| 조직 및 인사행정 | 1 | 3 | 4 | 3 | 6 | 6 | 4 | 4 | 5 | 3 | 2 |
| 정책이론과 기획이론 | 2 | 2 | 2 | 2 | 0 | 2 | 3 | 2 | 0 | 1 | 1 |
| 재무행정 및 보건경제 | 0 | 1 | 1 | 2 | 1 | 2 | 2 | 2 | 0 | 2 | 1 |
| 보건사업 | 2 | 3 | 4 | 1 | 1 | 4 | 0 | 2 | 4 | 1 | 2 |

## 2024 기출분석

**[파트 01] 보건행정의 이론적 기초**

| 단원 | 세부내용 | 2024 기출 | 문항 |
|---|---|---|---|
| 1. 보건학의 기초 | 01 건강의 개념 | | 1 |
| | 02 건강-질병 결정요인 | | |
| | 03 질병발생이론 모형 | | |
| | 04 건강 모형 | PRECEDE-PROCEED 모형의 단계 | |
| | 05 질병의 자연사와 예방 | | |
| | 06 건강 행위(건강행동) 모형 | | |
| 2. 보건의료의 이해 | 01 보건의료의 개념 | 보건의료서비스의 사회경제적 특성 | 2 |
| | 02 보건의료의 분류 | | |
| | 03 공중보건학 | | |
| | 04 양질의 보건의료 | 마이어스(Myers)의 양질의 보건의료 요소-지속성 | |
| | 05 일차보건의료 | | |
| 3. 보건행정의 기초 | 01 행정의 이해 | | |
| | 02 보건행정 | | |
| | 03 보건행정의 과정 및 범위 | | |
| | 04 보건행정의 체계모형 | | |
| 4. 보건행정의 역사 | 01 서양 보건행정의 역사 | | 1 |
| | 02 우리나라 보건행정의 역사 | 시대별 서민의 전염병 구료를 담당했던 기관 | |

**[파트 02] 보건의료의 체계와 자원**

| 단원 | 세부내용 | 2024 기출 | 문항 |
|---|---|---|---|
| 1. 보건의료 전달체계 | 01 보건의료체계의 이해 | 국가 보건의료체계 모형에서 '보건의료자원'에 해당하는 것 | 1 |
| | 02 보건의료체계의 시스템이론 | | |
| | 03 보건의료체계의 유형 | | |
| 2. 보건의료자원 | 01 보건의료자원의 이해 | 보건의료자원의 평가요소 | 2 |
| | 02 보건의료자원의 종류 | '공공재원 및 준공공재원 | |

**[파트 03] 보건의료조직**

| 단원 | 세부내용 | 2024 기출 | 문항 |
|---|---|---|---|
| 1. 보건행정 조직 | 01 보건행정조직 | | 3 |
| | 02 중앙 보건행정조직 | 질병관리청장 소속기관 | |
| | 03 지방 보건행정조직 | 「의료법」상 의사와 한의사 모두가 개설할 수 있는 의료기관 「지역보건법」상 지역보건의료기관 –건강생활지원센터 | |
| 2. 병원조직 | 01 병원조직 | | |
| | 02 병원 관리 지표 | | |
| | 03 병원 표준화 사업 | | |
| | 04 의료법 | | |

**[파트 04] 사회보장**

| 단원 | 세부내용 | 2024 기출 | 문항 |
|---|---|---|---|
| 1. 사회보장 | 01 사회보장의 이해 | 「사회보장기본법」상 사회보장제도 –평생사회안전망 | 1 |
| | 02 사회보장제도의 역사 | | |
| | 03 사회보장의 종류 | | |
| | 04 사회보험 | | |
| 2. 의료보장 | 01 의료보장의 이해 | | 3 |
| | 02 의료보장의 유형 | 사회보험방식(NHI)과 국가보건서비스방식(NHS)의 특성 | |
| | 03 우리나라 건강보험제도 | | |
| | 04 진료비 지불 수가체계 | | |
| | 05 노인장기요양보험제도 | 본인부담금은 장기요양급여비용 | |
| | 06 의료급여제도 | 우리나라의 의료급여제도 | |

# 기출분석
ANALYSIS

**[파트 05]** 조직 및 인사행정

| 단원 | 세부내용 | 2024 기출 | 문항 |
|---|---|---|---|
| 1. 보건행정 조직과 조직 이론 | 01 조직의 기초 이론 | | |
| | 02 조직의 원리 | | |
| | 03 조직의 유형 | 공식조직과 비교하여 비공식조직의 특성 | 1 |
| | 04 조직의 인간관리 | | |
| | 05 조직의 형태 및 구조 | | |
| 2. 조직관리 | 01 리더십 | | |
| | 02 의사소통 | | |
| | 03 갈등관리 | | |
| | 04 행정 PR | | |
| | 05 조직의 혁신 | | |
| | 06 조직의 발전 | | |
| | 07 조직의 환경변화에 대한 전략 및 동태화 | | |
| 3. 인사행정 | 01 인사행정의 개념 | | |
| | 02 인사행정의 전개과정 | | |
| | 03 공직의 분류 | | |
| | 04 채용과 임용 | | 1 |
| | 05 능력 발전 | 근무성적평정상의 오류, 보건교육방법(버즈세션) | |
| | 06 보수 | | |

**[파트 06]** 정책이론과 기획이론

| 단원 | 세부내용 | 2024 기출 | 문항 |
|---|---|---|---|
| 1. 정책이론 | 01 정책의 기본이념 | | |
| | 02 정책과정 | | |
| | 03 정책결정 | 의사결정방법 −델파이기법 | 1 |
| | 04 정책결정의 이론적 모형 | | |
| | 05 보건의료의 정책평가 | | |
| | 06 보건의료정책 과정에서의 형평성 | | |
| 2. 기획이론 | 01 기획의 기본개념 | | |
| | 02 보건기획의 원칙과 과정 및 한계 | | |
| | 03 보건기획의 방법 | | |
| | 04 지역사회 보건사업의 목표와 전략 | | |

## [파트 07] 재무행정 및 보건경제

| 단원 | 세부내용 | 2024 기출 | 문항 |
|---|---|---|---|
| 1. 재무행정 | 01 일반재무행정 | | 1 |
| | 02 예산 | 예산의 원칙-엄밀성의 원칙 | |
| | 03 예산 과정 | | |
| | 04 예산 제도 | | |
| | 05 재무제표 | | |
| 2. 보건경제 | 01 보건경제학의 개념 | | |
| | 02 우리나라의 보건의료제도 | | |
| | 03 보건의료의 수요와 공급 | | |
| | 04 보건의료의 시장의 경쟁 구조 | | |
| | 05 보건의료비 시장의 실패와 정부개입 | | |
| | 06 의료비와 국민의료비 | | |
| | 07 병원의 경제론적 형태론 | | |

## [파트 08] 보건사업

| 단원 | 세부내용 | 2024 기출 | 문항 |
|---|---|---|---|
| 1. 지역보건사업 | 01 지역사회 보건사업 | | 1 |
| | 02 일차보건의료 | | |
| | 03 건강증진 | PRECEDE－PROCEED 모형의 단계 「제5차 국민건강증진종합계획(HP 2030)」의 6개 분야 중 '건강친화적 환경 구축'의 중점과제 | |
| 2. 보건통계사업 | 01 보건통계의 개념 | | |
| | 02 측정지표 | | |
| | 03 병원통계 | | |

# 이 책의 차례
## CONTENTS

신희원 보건행정
**단원별 기출문제집**

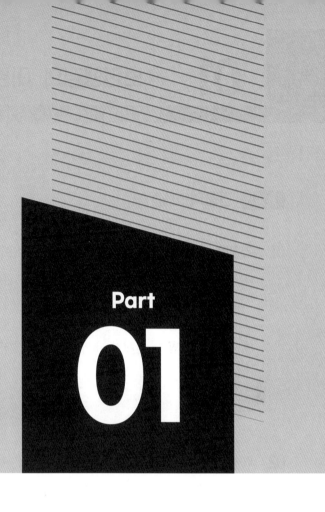

Part

# 01

# 보건행정의 이론적 기초

### 제1절 건강의 개념

**01** 건강에 대한 개념의 변화 순서로 올바른 것은? 20 경북

① 신체적 개념 – 정신적 개념 – 사회적 개념
② 물질적 개념 – 정신적 개념 – 사회적 개념
③ 물질적 개념 – 사회적 개념 – 신체적 개념
④ 정신적 개념 – 신체적 개념 – 사회적 개념

**02** WHO 헌장 전문의 건강 정의로 옳은 것은? 20 충남

① 질병이 없거나 허약하지 않은 상태
② 신체적, 정신적으로 안녕한 상태
③ 신체적, 정신적, 사회적으로 안녕한 상태
④ 외부환경의 변화에 대하여 내부환경의 항상성이 유지된 상태

| PLUS | |
|------|------|
| WHO의 건강 1948년 | • "건강이란 다만 질병이 없거나 허약하지 않다는 것만을 말하는 것이 아니라 신체적·정신적 및 사회적으로 완전히 안녕한 상태에 놓여 있는 것이다." <br> • 사회적 안녕이란 사회에 있어서 그 사람 나름대로의 역할을 충분히 수행하는, 사회생활을 영위할 수 있는 상태로서, 사회 속에서 자신에게 부과된 사회적 기능을 다한다는 의미이다. |
| 1998년 5월 제네바 | • "건강은 단순히 질병이 없거나 허약하지 않은 상태만을 의미하는 것이 아니라 신체적, 정신적, 사회적 그리고 영적으로 완전한 역동적 상태를 말한다." <br> • "Health is a dynamic state of complete physical, mental and social and spiritual well-being and not merely the absence of disease or infirmity." |

해설

**01**

| 건강개념 |
|------|

건강의 개념은 19세기 신체 개념에서 19세기 중엽 이후 심신 개념(정신 개념)으로, 그리고 현대에 생활의 개념인 사회적 건강이 강조되고 있다. 최근에는 생활의 개념을 넘어 건강을 생활수단의 개념으로 보고 있다.

정답 01 ① 02 ③

## 제2절 건강-질병 결정요인(건강모형)

**01** 거미줄모형과 수레바퀴모형의 공통점에 해당하는 것은? 18 제주

① 질병발생의 다요인설을 뒷받침하는 모형이다.
② 유전적 요인을 강조한다.
③ 숙주와 환경의 상호작용을 강조한다.
④ 질병발생의 경로상 몇 가지를 차단하면 질병을 예방할 수 있다.

**02** 생리적 요인, 환경요인, 생활습관, 보건의료체계를 구성요소로 하는 건강모형은? 18 대구

① 생의학적 모형
② 생태학적 모형
③ 전인적 모형
④ 사회생태학적 모형

**PLUS**

| | |
|---|---|
| 생의학적 모형 | • 정신 · 신체 이원론의 등장과 생물학에서의 세포이론과 세균설 확립 이후 발전하였다.<br>• 사회, 문화, 인간의 일상생활에 관한 설명을 배제하고 생물학적 구조와 과정에 발생하는 장애를 강조한 모형이다. |
| 생태학적 모형 | 건강과 질병을 이분법적인 것이 아니라 연속선상에 있다고 설명한다. |
| 전인적 모형 | • 건강과 질병은 단순히 이분법적인 것이 아니라 그 정도에 따라 연속선상에 있으며, 질병은 다양한 복합요인에 의해 발생된다는 개념이다.<br>• 생리적 요인, 환경요인, 생활습관, 보건의료체계를 구성요소로 하는 건강모형이다. |
| 사회생태학적 모형 | 심리적 환경은 환경요인에 해당된다. |

**03** 병인, 숙주, 환경으로 설명하는 건강모형은? 18 충북

① 생의학적 모형
② 생태학적 모형
③ 사회생태학적 모형
④ 전인적 모형

---

**해설**

**01**

| 내 용 | 모형 |
|---|---|
| 질병발생의 다요인설을 뒷받침하는 모형이다. | 수레바퀴, 거미줄모형의 공통점 |
| 유전적 요인을 강조한다. | 수레바퀴 모형 |
| 숙주와 환경의 상호작용을 강조한다. | 수레바퀴 모형 |
| 질병발생의 경로상 몇가지를 차단하면 질병을 예방할 수 있다 | 거미줄 모형 |

**03**

생태학적 모형(Ecological Model, 역학적 모형)에서 질병은 인간을 포함하여 생태계 각 구성요소들 간의 상호작용의 결과가 인간에게 나타난 것이라는 개념으로 병인, 숙주요인, 환경 요인으로 구성된다. 병인, 숙주, 환경이 균형을 이룰 때 인간은 건강을 유지하게 되고, 균형이 깨질 때에는 건강을 잃는다. 이 3요인 중 가장 중요한 요인은 환경요인이다.

**정답** 01 ① 02 ③ 03 ②

**04** 숙주, 병인, 환경의 3가지 요소들 간의 상호작용의 결과 질병이 발생한다는 건강모형은? 19 인천

① 생의학적 모형
② 생태학적 모형
③ 세계보건기구 모형
④ 사회생태학적 모형

**04**
생태학적 모형은 병인, 숙주, 환경의 상호작용으로 건강과 질병을 설명하는 모형이다.

**05** 질병의 예방단계에 대한 설명으로 옳은 것은? 20 경북

① 1차 예방은 질병이 없을 때 건강증진을 목표로 하는 것이다.
② 2차 예방은 재활이다.
③ 2・3차 예방은 환경개선을 통한 위험요인 제거활동이다.
④ 1차 예방은 조기검진을 통한 질병의 조기발견이다.

**05**
② 재활은 3차 예방이다.
③ 환경개선을 통한 위험요인 제거활동은 1차 예방이다.
④ 조기검진을 통한 질병의 조기 발견은 2차 예방이다.

**06** 리벨과 클락(Leavell & Clark)이 제시한 질병의 자연사 5단계에 따른 2차 예방으로 옳은 것은? 20 부산

① 예방접종
② 개인위생
③ 재활치료
④ 건강검진

**06**
① 예방접종 – 1차 예방
② 개인위생 – 1차 예방
③ 재활치료 – 3차 예방
④ 건강검진 – 2차 예방

**07** 다음 중 라론드 보고서에서 사람들의 건강과 질병에 영향을 미치는 요소 중 가장 중요한 요소로 강조된 것은? 20 호남권

① 생활습관
② 의료체계
③ 숙주
④ 병인

**07**
라론드 보고서에서는 인간의 건강과 질병을 결정하는 주요 요인으로 생활습관, 생물학적 요인(유전), 환경, 보건의료체계를 제시하였으며 이 중 가장 중요한 요인으로 강조된 것은 생활습관이다.

**정답** 04 ② 05 ①
06 ④ 07 ①

**08** 라론드 보고서에서 제시된 건강의 장 이론에 따르면 국민의 건강에 영향을 미치는 주요 4가지 요인이 있다. 여기에 해당되지 않는 것은? 20 충남

① 생활습관
② 환경
③ 정치체계
④ 유전

**08**
라론드 보고서에서 제시된 건강 결정요인: 생활습관, 환경, 유전, 보건의료체계

**09** 건강의 결정요인 중 환경 요인에 해당하는 것은? 21 강원

① 음주
② 흡연
③ 작업형태
④ 사회보장제도

**PLUS**

| 건강결정요인 | 유전적 요인 | | 유전적 요인이 질병발생에 영향을 미친다는 연구보고는 많으나 대부분의 경우 다른 요인과의 상호작용을 통하여 영향을 미칠 수 있는 일종의 감수성(susceptible) 요인의 하나로 여겨지고 있다. |
|---|---|---|---|
| | 생활습관 및 건강행태요인 | | 흡연, 신체활동 및 운동, 일상생활, 음주, 식이, 자기관리, 사회활동, 작업형태 등은 질병발생의 중요한 결정요인이다. |
| | 환경적 요인 | 생물학적 환경 | 세균, 바이러스, 기생충 등의 병원체와 질병을 전파시키는 매개체 등 |
| | | 물리적·화학적 환경 | 고열, 한랭, 공기, 물, 소음, 환경오염물질 등 |
| | | 사회적 환경 | 보건의료체계, 사회보장 및 의료보험 제도 사회적 안정성, 개인의 사회적 지지 정도, 사회적 관습, 대중매체 등 |
| | 보건의료체계 | | 한 국가의 정치체계와 사회적·경제적 상태는 보건의료체계에 영향을 미치며 이는 전체 인구집단의 건강에 중요한 영향을 미친다. |

**10** 건강결정요인 중 가장 중요성이 강조되는 요인은 무엇인가? 21 경기7급

① 생물학적 요인
② 환경 요인
③ 보건의료체계 요인
④ 생활습관 요인

**10**
라론드 보고서에서 제시된 건강 결정요인은 유전적 요인, 환경적 요인, 생활습관, 보건의료체계이며 이 중 가장 중요하게 강조되는 것은 생활습관이다.

**11** 〈보기〉의 요인이 질병발생에 영향을 미친다는 건강 접근 모형은? 22 서울

해설

> • 숙주요인　　　　• 외부환경요인　　　　• 개인행태요인

① 전인적 모형　　　　　② 생태학적 모형
③ 생의학적 모형　　　　④ 사회생태학적 모형

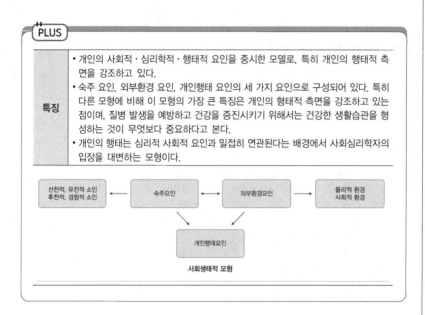

**PLUS**

| 특징 | • 개인의 사회적·심리학적·행태적 요인을 중시한 모델로, 특히 개인의 행태적 측면을 강조하고 있다.<br>• 숙주 요인, 외부환경 요인, 개인행태 요인의 세 가지 요인으로 구성되어 있다. 특히 다른 모형에 비해 이 모형의 가장 큰 특징은 개인의 형태적 측면을 강조하고 있는 점이며, 질병 발생을 예방하고 건강을 증진시키기 위해서는 건강한 생활습관을 형성하는 것이 무엇보다 중요하다고 본다.<br>• 개인의 행태는 심리적 사회적 요인과 밀접히 연관된다는 배경에서 사회심리학자의 입장을 대변하는 모형이다. |
| --- | --- |

사회생태적 모형

---

**제3절　건강행위모형**

**01** 카슬(Kasl)과 콥(Cobb)이 제시한 건강관련 행태 중 〈보기〉의 행태를 설명하는 것은? 19 서울

> 〈보기〉
> 40세 환자는 내과의사로부터 위암진단을 받아 자신의 건강을 되찾고, 질병의 진행을 중지시키기 위하여 치료를 받고자 일상적인 사회역할로부터 일탈하였다.

① 건강행태　　　　　② 질병행태
③ 환자역할행태　　　④ 의료이용행태

정답　11 ④ / 01 ③

> **PLUS**
>
> **카슬(Kasl)과 콥(Cobb(1966))의 건강행동** 15 서울보건연구사
>
> | 예방행동<br>(건강행태) | • 아무런 증상이 없을 때<br>• 자신이 건강하며 질병의 징후나 증상이 없다고 믿는 사람들이 계속 건강하기 위한 목적으로 시행되는 활동 |
> | --- | --- |
> | 질병행동 | • 증상이 있을 때<br>• 자신이 건강에 대해 확신하지 못하거나, 자신이 믿는 신체의 감각이나 느낌이 질병의 증후나 증상일 것으로 의심스러워 한다든지, 건강하지 못할 때 무엇을 해야 하는지를 알기를 원하는 사람들에 의해 취해지는 행동 |
> | 환자역할행동 | • 이미 진단 내려진 질병이 있을 때<br>• 건강을 되찾고 질병의 진행을 중지시키기 위해 치료받는 행위 |

**02** 다음에서 설명하는 PRECEDE-PROCEED 모형의 단계는? 24 지방

> 건강 행동에 영향을 줄 수 있는 요인을 소인성 요인, 강화 요인, 가능 요인으로 나누어 파악한다.

① 1단계 사회적 진단
② 2단계 역학적 진단
③ 3단계 교육적 및 생태학적 진단
④ 4단계 행정적 및 정책적 진단

> **PLUS**
>
> **교육 진단**
>
> | 성향요인 | 동기화에 관련된 인지적, 정서적 요인으로 개인의 지식, 태도, 신념, 가치, 자기효능 등 |
> | --- | --- |
> | 강화요인 | 가까운 사람들(가족, 동료 등)이 특정 건강행동을 했을 때 보내는 보상, 칭찬, 처벌 등으로 행위를 계속 유지하게 하거나 중단하게 하는 요인 |
> | 촉진요인 | 동기가 실현가능하도록 하는데 필요한 기술과 자원(의료기관 이용 가능성, 수입, 경제상태, 보험종류 등)<br>**예** 흡연의 경우 담뱃값, 흡연예방프로그램의 저렴한 비용 |

### 제4절 보건의료의 이해

**01** 다음 중 Anderson이 제시한 공중보건사업의 3대 수단으로 옳지 않은 것은? 19 경기

① 보건봉사 ② 보건법규
③ 보건교육 ④ 보건행정

> **PLUS**
>
> 앤더슨(Anderson)의 공중보건사업의 3대 수단(3대사업, 3대요소) 19 경기, 21 서울
>
> | 보건교육 | • 조장 행정(가장 능률적)<br>• 교육에 의한 조장 행정으로서 가장 효과적이고 능률적인 공중보건사업의 접근 방법이다. |
> |---|---|
> | 보건봉사<br>(봉사행정) | • 봉사 행정(보건사업수행)<br>• 보건서비스에 의한 봉사 행정으로 다양한 보건문제의 해결을 위한 제도나 장치를 개발하고 집행한다. |
> | 보건법규 | • 통제 행정<br>• 법규에 의한 통제 행정으로 강력한 통제를 통한 보건사업으로 주로 후진국에서 효과적이다. |

**02** 앤더슨(Anderson)의 공중보건사업 수행의 3대 수단에 해당하지 않는 것은? 21 서울

① 봉사행정 ② 보건교육
③ 예방의료 ④ 법규에 의한 통제행정

**03** 공중보건의 의미에 대한 설명으로 가장 옳은 것은? 20 서울

① 질병을 치료하고 장애의 중증도를 낮추는 것에 중점을 둔다.
② 개인적인 노력이 가장 중요하다.
③ 위생적인 환경을 구축하여 건강행동을 실천한다.
④ 단일 조직의 전문적인 활동이 강조된다.

> **PLUS**
>
> | 윈슬로 공중보건<br>조직적인 지역사회의<br>노력 | • 환경위생관리<br>• 전염병관리<br>• 개인위생에 관한 보건교육<br>• 질병의 조기발견과 예방적 치료를 할 수 있는 의료 및 간호서비스의 조직화<br>• 자신의 건강을 유지하는데 적합한 생활수준을 보장받도록 사회제도 발전 |
> |---|---|

**04** 인구집단을 대상으로 하는 보건의료의 체계를 분류할 때 삼차보건의료에 해당하는 것은? 20 강원

① 예방접종사업
② 환경위생사업
③ 모자보건사업
④ 만성질환관리사업

**PLUS**

인구집단을 대상으로 하는 보건의료

| 일차보건의료 (Primary Health Care) | 알마아타 선언에서 강조된 일차보건의료 |
|---|---|
| 이차보건의료 (Secondary Health Care) | 주로 응급처치를 요하는 질병이나 사고로 인한 응급환자관리, 급성질환자의 관리사업과 병·의원에 입원치료를 받아야 하는 환자관리사업 등 |
| 삼차보건의료 (Tertiary Health Care) | 회복기 환자의 재가치료사업이나 재활을 요하는 환자 및 노인간호 등 장기요양이나 만성질환자의 관리사업 등 |

**05** 「보건의료기본법」상 국가와 지방자치단체의 책임으로 옳지 않은 것은?

21 경북

① 국가와 지방자치단체는 모든 국민의 기본적인 보건의료 수요를 형평에 맞게 충족시킬 수 있도록 노력하여야 한다.
② 국가와 지방자치단체는 민간이 행하는 보건의료에 대하여 보건의료시책 상 필요하다고 인정하면 행정적·재정적 지원을 할 수 있다.
③ 국가와 지방자치단체는 각종 국민건강 위해 요인으로부터 국민의 건강을 보호하기 위한 시책을 강구하도록 노력하여야 한다.
④ 국가와 지방자치단체는 국민의 건강을 보호·증진하는 데에 필요한 비용을 부담하여야 한다.

**PLUS**

1. **국가와 지방자치단체의 책임과 의무 (「보건의료기본법」 제4조)**

| 법 제정, 재원 확보 | 국민건강의 보호·증진을 위하여 필요한 법적·제도적 장치를 마련하고 이에 필요한 재원(財源)을 확보 |
|---|---|
| 보건의료수요충족 | 모든 국민의 기본적인 보건의료 수요를 형평에 맞게 충족시킬 수 있도록 노력 |
| 위해요인방지 | 식품, 의약품, 의료기기 및 화장품 등 건강 관련 물품이나 활동으로부터 위해(危害) 방지 |
| 보건의료의 지원 | 민간이 행하는 보건의료에 대하여 필요하다고 인정하면 행정적·재정적 지원을 할 수 있다. |

해설

2. 보건의료에 관한 국민의 권리와 의무(「보건의료기본법」 제14조)

| 제14조(보건의료에 관한 국민의 의무)<br>20 서울의료기술직 | • 모든 국민은 자신과 가족의 건강을 보호·증진하기 위하여 노력하여야 하며, 관계 법령에서 정하는 바에 따라 건강을 보호·증진하는 데에 필요한 비용을 부담하여야 한다.<br>• 누구든지 건강에 위해한 정보를 유포·광고하거나 건강에 위해한 기구·물품을 판매·제공하는 등 다른 사람의 건강을 해치거나 해칠 우려가 있는 행위를 하여서는 아니 된다.<br>• 모든 국민은 보건의료인의 정당한 보건의료서비스와 지도에 협조한다. |
|---|---|

## 제5절 양질의 보건의료

**01** 양질의 보건의료 중 전인적 의료가 이루어지는 것은 어떠한 특성의 요건인가? 18 충북

① 접근성
② 질적 적정성
③ 지속성
④ 효율성

**PLUS**

| 내 용 | 양질의 의료서비스 |
|---|---|
| 전인적 의료가 이루어지는 것 : 개인적 차원에서는 건강문제를 종합적으로 다룸으로써 육체적인 치료와 더불어 정신적인 안도감을 갖게 하는 전인적 의료(Person- Centered Care)가 지속적으로 이루어져야 한다. | 지속성(continuing) |

**02** 양질의 보건의료 중 한 병원에서 진료를 받다가 다른 상급병원으로 이송될 경우 중복된 서비스를 배제하고 신속히 다음 단계의 서비스가 진행될 수 있도록 의료기관 간에 긴밀한 협조가 이루어져야 하는 특성은?

18 복지부(7급)

① 접근성
② 질적 적정성
③ 지속성
④ 효율성
⑤ 적시성

**PLUS**

| 내 용 | 양질의 의료서비스 |
|---|---|
| • 각 의료기관 간의 연계성과 체계성이 확보되어 진료체계와 후송체계가 보장되고 보건의료서비스 간의 상호 조정을 통한 서비스 중복과 과잉투자가 조정되는 것이다.<br>• 환자의 입장에서 보건의료서비스의 지속성은 의사나 의료기관 간의 긴밀한 협조로 일관된 서비스를 환자에게 제공하는 것이다(한 병원에서 진료를 받다가 다른 상급병원으로 이송될 경우 중복된 서비스를 배제하고 신속히 다음 단계의 서비스가 진행될 수 있도록 함). | 지속성(continuity) |

**03** 뷰오리(Vuori)의 양질의 보건의료 구성요소에 해당하지 않는 것은? 18 경북

① 효과성
② 효율성
③ 접근성
④ 적합성

해설

**03**

| 뷰오리(Vuori)의 양질의 보건의료 구성요소 |
|---|
| 효과성, 효율성, 적합성, 과학적 – 기술적 질 |

**04** 양질의 보건의료서비스 요건에 대한 설명으로 옳은 것은? 18 대전

① 질적 적정성 – 개인중심의 진료, 중점적인 의료제공, 서비스의 조정
② 지속성 – 개인적 접근성, 포괄적 서비스, 양적인 적합성
③ 접근용이성 – 질적 적합성, 전문적 능력, 개인적 수용성
④ 효율성 – 평등한 재정, 적정한 보상, 효율적 관리

PLUS

| 내 용 | 양질의 의료서비스 |
|---|---|
| 개인중심의 진료, 중점적인 의료제공, 서비스의 조정 | ① 지속성(continuity) |
| 개인적 접근성, 포괄적 서비스, 양적인 적합성 | ② 접근용이성(accessibility) |
| 질적 적합성, 전문적 능력, 개인적 수용성 | ③ 질(quality)적 적절성 |
| 평등한 재정, 적정한 보상, 효율적 관리 | ④ 효율성(efficiency) |

**05** 다음 중 마이어스의 양질의 보건의료 요건이 바르게 연결된 것은? 19 경기

① 접근용이성 – 효용성
② 질적 적정성 – 효율성
③ 지속성 – 효과성
④ 기술성 – 효율성

**05**

| 마이어스의 양질의 의료 요건 |
|---|
| 접근 용이성, 질적 적정성, 지속성, 효율성 |

**06** 다음 중 마이어스의 양질의 보건의료 요건에 해당하지 않는 것은? 19 경남

① 효율성
② 형평성
③ 질적 적정성
④ 연속성

**06**

| 마이어스의 양질의 의료 요건 |
|---|
| 접근 용이성, 질적 적정성, 지속성, 효율성 |

정답 03 ③  04 ④
05 ②  06 ②

**07** 다음 중 Myers의 양질의 보건의료 요건에 해당하지 않는 것은? 19 강원

① 의료의 질      ② 참여성

③ 효율성      ④ 연속성

**08** 의료제공자의 지식과 기술에 대한 전문적 능력을 높이는 것은 마이어스의 양질의 의료요건 중 어떤 요소에 해당하는가? 20 울산

① 접근성      ② 질적 적정성

③ 지속성      ④ 효율성

**09** Myers의 양질의 보건의료 요건에 해당하지 않는 것은? 21 경남

① 효율성      ② 효과성

③ 지속성      ④ 접근성

> **PLUS**
>
> | 마이어스의 양질의 의료 요건 | 접근 용이성, 질적 적정성, 지속성, 효율성 |
> |---|---|

**10** 〈보기〉의 설명에 해당하는 양질의 의료 요건은 무엇인가? 21 경기7급

> • 개인적 차원에서는 건강문제를 종합적으로 다룸으로써 육체적인 치료와 더불어 정신적인 안도감을 갖게 하는 전인적 의료가 지속적으로 이루어져야 한다.
> • 지역사회 수준에서는 의료기관들이 유기적인 관계를 가지고 협동하여 보건의료서비스의 기능을 수행해야 한다.

① 접근 용이성      ② 질적 적정성

③ 지속성      ④ 효율성

---

**해설**

**07**

**마이어스의 양질의 의료 요건**

접근 용이성, 질적 적정성, 지속성, 효율성

**08**

**질적 적정성(Quality)**

• 지식과 기술에 대한 의료 제공자의 전문적 능력을 의미한다.
• 의료서비스는 인간을 대상으로 하므로 전문적인 능력 및 충분한 지식과 기술, 윤리적·도덕적 측면의 적절성이 필요하다.
• 일정 수준의 질을 보장하기 위해서 사회적 통제기전이 마련되어야 할 뿐만 아니라 보건의료 제공자의 자발적인 노력이 출발점이 되어야 한다.

**정답** 07 ②   08 ②
09 ②   10 ③

PLUS

| 지속성<br>(Continuity,<br>연속성, 계속성) | • 의료이용자에게 공급되는 보건의료서비스의 제공이 예방, 진단 및 치료, 재활에 이르기까지 포괄적으로 이루어지는 것을 말한다.<br>• 개인적 차원에서는 건강문제를 종합적으로 다룸으로써 육체적인 치료와 더불어 정신적인 안도감을 갖게 하는 전인적 의료(Person-Centered Care)가 지속적으로 이루어져야 한다.<br>• 지역사회 수준에서는 의료기관들이 유기적인 관계를 가지고 협동하여 보건의료서비스의 기능을 수행해야 한다.<br>• 환자의 입장에서 보건의료서비스의 지속성은 의사나 의료기관 간의 긴밀한 협조로 일관된 서비스를 환자에게 제공하는 것이다(한 병원에서 진료를 받다가 다른 상급병원으로 이송될 경우 중복된 서비스를 배제하고 신속히 다음단계의 서비스가 진행될 수 있도록 함). |

해설

**11** 도나베디언(Donabedian)이 구분한 보건의료의 질을 구성하는 요소가 아닌 것은? 21 서울7급

① 기술적 영역　　　　　　② 대인관계 영역
③ 환자중심성　　　　　　④ 편의시설의 쾌적성

PLUS

도나베디언(Donabedian) 의료의 질 구성요소

| 의학기술 | 의학기술을 개인의 건강문제에 적용하는 것 |
| 인간관계 | 대상자와 치료자간의 사회적, 심리적 작용을 관리하는 것 |
| 쾌적성 | 쾌적한 대기실, 편안하고 따뜻한 진찰실, 깨끗한 입원실 침대와 침상 옆 전화, 좋은 음식 등 |

**12** 마이어스(Myers)의 양질의 의료에 대한 설명으로 가장 옳지 않은 것은?
21 서울7급

① 접근성: 언제 어디라도 필요시 포괄적인 의료서비스를 받을 수 있어야 한다.
② 질적 적정성: 최신의 지식과 기술뿐만 아니라 윤리적인 면에서도 부족함이 없어야 한다.
③ 지속성: 의료인의 전문적인 능력은 치료와 예방을 지속적으로 유지하기 위해 가장 중요한 핵심요소이다.
④ 효율성: 조기진단을 강조하여 최소의 비용으로 최대의 효과를 얻을 수 있도록 한다.

정답　11 ③　12 ③

> **PLUS**
>
> | 내 용 | 양질의 의료서비스 |
> |---|---|
> | 언제 어디라도 필요시 포괄적인 의료서비스를 받을 수 있어야 한다. | ① 접근용이성(accessibility) |
> | 최신의 지식과 기술뿐만 아니라 윤리적인 면에서도 부족함이 없어야 한다. | ② 질(quality)적 적절성 |
> | 의료인의 전문적인 능력은 치료와 예방을 지속적으로 유지하기 위해 가장 중요한 핵심요소이다. | ③ 질(quality)적 적절성 |
> | 조기진단을 강조하여 최소의 비용으로 최대의 효과를 얻을 수 있도록 한다. | ④ 효율성(efficiency) |

## 13 다음에 해당하는 마이어스(Myers)의 양질의 보건의료 요소는? 24 보건직

> • 전인적 의료 수행
> • 의료기관들의 유기적이고 협동적인 의료서비스 제공

① 질적 적정성(quality)　　② 효율성(efficiency)
③ 지속성(continuity)　　④ 접근용이성(accessibility)

> **PLUS**
>
> | 접근용이성 (accessibility) | • 재정적·지리적·사회문화적 측면에서 필요한 보건의료서비스를 쉽게 이용할 수 있어야 함<br>• 개인의 접근성, 포괄적 서비스, 양적인 적합성을 말함<br>　－ 시간과 공간적인 접근의 용이성<br>　－ 보건의료를 필요로 할 때 쉽게 접근해 적절한 보건의료를 이용할 수 있어야 함<br>　－ 질병의 치료는 물론 예방까지도 포함하는 포괄적인 보건의료서비스 |
> |---|---|
> | 질(quality)적 적절성 | • 전문적인 능력을 가진 의료공급자가 양질의 의료를 제공할 수 있어야 함<br>• 보건의료의 의학적 적정성과 사회적 적정성을 동시에 달성할 수 있어야 함<br>• 전문적인 자격, 개인적 수용성, 양질의 의료서비스 즉 질적 적합성을 말함 |
> | 지속성 (continuity) | • 시간적, 지리적으로 지속적 연결<br>• 보건의료의 전문화와 세분화<br>• 전인적 의료(Person-Centered Care)가 지속적으로 이루어져야 함<br>　－ 예방, 치료, 사회로의 복귀가 연결<br>　－ 육체적인 치료뿐 아니라 정신적인 안녕까지도 성취되어야 함<br>• 각 의료기관 간의 연계성과 체계성이 확보되어 진료체계와 후송체계가 보장되고 보건의료서비스 간의 상호 조정을 통한 서비스 중복과 과잉투자가 조정되어야 진료의 지속성(연속성)을 확보할 수 있다.<br>• 개인중심의 진료, 중점적인 의료제공, 서비스의 조정을 말함 |
> | 효율성 (efficiency) | • 보건의료서비스의 제공에 있어서 자원이 불필요하게 소모되지 않는 정도를 의미함<br>• 불필요한 입원, 과잉진료 등을 제거함은 물론 조기진단과 치료를 강조하여 최소의 비용으로 최대의 효과를 얻을 수 있도록 함<br>　－ 합리적인 재정 지원, 타당한 보상, 능률적 관리 등의 효율성이 보장되어야 함<br>　－ 평등한 재정, 적정한 보상, 효율적인 관리 |

정답 13 ③

## 제6절 일차보건의료

**01** "모든 사람에게 건강을"이라는 주제로 일차보건의료를 강조했던 회의는?

20 호남권

① 알마아타 회의　　　　② 오타와 회의

③ 교토의정서　　　　　④ 상하이 회의

> **PLUS**
> ① 알마아타 회의 : 1978년 구소련 Alma-ata회의에서 일차 보건의료 확립을 주장함(주제: 모든 사람에게 건강을 Health for All)
> ② 오타와 회의 : 1986년 제1차 건강증진을 위한 국제회의로 건강증진의 정의, 주요 접근 전략, 활동 영역과 방안 등 건강증진에 관한 기본 개념을 제시함
> ③ 교토의정서 : 1997년 기후변화협약
> ④ 상하이 회의 : 2016년 제9차 건강증진을 위한 국제회의

**02** 1978년 알마아타 선언 이후 우리나라에 만들어진 일차 보건의료를 위한 시설은? 18 경남

① 조산원　　　　　　　② 보건진료소

③ 보건의료원　　　　　④ 건강생활지원센터

**03** 알마아타 선언에서 제시한 일차보건의료사업의 필수영역을 〈보기〉에서 모두 고른 것은? 20 서울(7급)

> ㄱ. 가족계획을 포함한 모자보건
> ㄴ. 주요 감염성질환에 대한 예방접종
> ㄷ. 필수의약품의 보급
> ㄹ. 안전한 식수의 공급과 기본적 위생

① ㄹ　　　　　　　　　② ㄱ, ㄴ

③ ㄴ, ㄷ, ㄹ　　　　　④ ㄱ, ㄴ, ㄷ, ㄹ

**04** 1978년 알마아타 선언에서 제시한 일차보건의료의 내용에 해당하는 것은?

18 인천

> 가. 흔한 질병과 외상에 대한 적절한 치료
> 나. 가족계획을 포함한 모자보건사업
> 다. 일반의약품 제공
> 라. 보건의료문제의 예방에 관한 교육

① 가, 나, 다                    ② 가, 나, 라
③ 나, 다, 라                    ④ 가, 다, 라

**05** WHO 알마아타 선언에서 규정한 일차보건의료의 필수요소로 옳지 않은 것은? 19 경기

① 보건문제 관리에 관한 교육      ② 결핵관리
③ 모자보건사업                   ④ 필수의약품 공급

**06** 알마아타 선언에서 제시한 일차보건의료사업의 필수영역을 〈보기〉에서 모두 고른 것은? 20 서울(7급)

> ㄱ. 가족계획을 포함한 모자보건
> ㄴ. 주요 감염성질환에 대한 예방접종
> ㄷ. 필수의약품의 보급
> ㄹ. 안전한 식수의 공급과 기본적 위생

① ㄹ                           ② ㄱ, ㄴ
③ ㄴ, ㄷ, ㄹ                    ④ ㄱ, ㄴ, ㄷ, ㄹ

PLUS

| 일차<br>보건의료<br>필수사업 | • 주요 보건문제의 예방 및 관리방법에 대한 교육 → 보건교육<br>• 식량공급의 촉진과 적절한 영양의 증진<br>• 안전한 식수의 공급과 기본적 위생 → 식수위생<br>• 가족계획을 포함한 모자보건사업<br>• 주요 감염병에 대한 예방접종 → 예방접종<br>• 지방풍토병의 예방과 관리<br>• 흔한 질병과 외상의 적절한 치료<br>• 필수 의약품의 공급<br>• 심신장애자의 사회의학적 재활(추가 내용) → 정신보건 |
| --- | --- |

해설

정답  04 ②  05 ②
06 ④

**07** 일차보건의료의 핵심적 특성으로 옳은 것은? 18 제주

① 전문가의 능동적인 의료서비스 제공이 중요하다.
② 지역사회의 지불부담능력에 맞는 서비스가 제공되어야 한다.
③ 보건의료기관의 경쟁을 통해 의료의 질을 향상시킨다.
④ 지역주민에게 무상으로 의료서비스를 제공한다.

**08** 세계보건기구(World Health Organization, WHO)가 제시한 일차보건의료(PHC)의 기본원칙에 해당하지 않는 것은? 18 서울

① 균등성　　　　　　② 전문성
③ 유용성　　　　　　④ 포괄성

**09** 알마아타선언에서 강조된 일차보건의료의 내용으로 옳지 않은 것은?

19 호남권

① 예방에 중점을 둔다.
② 자립정신을 강조한다.
③ 모든 지역에서 일괄적인 사업이 추진되어야한다.
④ 지역사회의 적절한 기술과 인력이 활용되어야 한다.

**10** 일차보건의료가 지역사회에서 적용되고 성공적으로 정착되기 위해서 각 개인과 가족이 지역사회의 건강문제와 복지문제 해결에 책임을 지고 기여할 수 있도록 하는 접근방법으로서 일차보건의료의 가장 핵심적인 요소는 무엇인가? 19 충남

① 예방에 중점
② 쉽게 이용 가능하도록 전개
③ 지역사회의 적극적인 참여 유도
④ 관련분야의 상호 협력

---

**해설**

**07**
일차보건의료의 접근원칙(WHO) : 접근성, 수용가능성, 주민참여, 지불부담능력, 포괄성, 유용성, 지속성, 상호협조성, 균등성

**09**
일차보건의료는 지역사회의 특성에 맞는 보건사업이 추진되어야 한다. 모든 지역에서 일괄적인 사업이 추진되어서는 안 되고 지역주민의 보건의료요구에 기초하여 그 지역의 특성에 맞는 보건의료사업을 추진하여야 하며, 보건개발뿐만 아니라 지역사회개발에도 역점을 두어야 한다.

**10**
지역사회의 적극적인 참여 유도 : 지역사회의 참여는 각 개인과 가족이 그들 자신의 건강과 복지뿐만 아니라 지역사회의 건강문제와 복지문제 해결의 책임을 지며, 그들 자신과 지역사회의 발전에 기여할 수 있는 능력을 개발하는 과정이다. 지역사회의 참여는 일차보건의료사업에 있어 핵심적인 요소이다.

**정답** 07 ②　08 ②
　　　 09 ③　10 ③

PART
01

**11** 일차보건의료의 4A에 대한 설명으로 가장 옳지 않은 것은? 20 서울

① Accessible: 소외된 지역 없이 보건의료활동이 전달되어야 한다.

② Available: 과학적인 방법으로 접근해 건강문제를 해결해야 한다.

③ Acceptable: 지역사회가 쉽게 받아들일 수 있는 방법으로 제공되어야 한다.

④ Affordable: 재정적으로 부담 가능한 방법으로 이루어져야 한다.

---

**PLUS**

**일차보건의료의 접근시 고려요소(4A)**

| | |
|---|---|
| 접근성(Accessibility) | • 지역주민이 원할 때는 언제나 서비스 제공이 가능해야 한다.<br>• 지리적·경제적·사회적으로 지역 주민이 쉽게(차별없이) 이용할 수 있어야 한다. |
| 수용가능성(Acceptability) | 지역사회가 쉽게 받아들일 수 있는 과학적 방법의 사업을 제공해야 한다. |
| 주민참여(Active/Participation) | 지역사회의 주민이 적극적으로 참여하여 사업요구 파악, 계획, 수행, 평가가 이루어져야 한다. |
| 지불부담능력(Affordable) | • 지역사회구성원의 지불능력에 맞는 보건의료수가로 사업이 제공되어야 한다.<br>• 저렴하고 양질의 서비스를 제공하여 비용-효과적이어야 한다. |

---

**12** 일차보건의료의 특성에 대한 설명에 옳지 않은 것은? 20 호남권

① 지속성: 관련 부서가 서로 협조하여 의료체계를 구축하여야 한다.

② 포괄성: 기본적인 건강관리서비스가 모든 사람에게 필요한 서비스를 제공하여야 한다.

③ 유용성: 지역주민들에게 꼭 필요하고 유용한 서비스여야 한다.

④ 접근성: 지리적·경제적·사회적으로 지역주민이 쉽게 이용할 수 있어야 한다.

**12**
• 지속성(Continuity): 기본적인 건강 상태를 유지하기 위해 필요한 서비스를 지속적으로 제공할 수 있어야 한다.
• 상호협조성(Coordination): 관련 부서가 서로 협조하여 의료체계를 구축하여야 한다.

정답 11 ② 12 ①

## 제1절 행정의 이해

**01** 보건행정에서 거버넌스(governance)에 대한 설명으로 가장 옳은 것은?

19 서울

① 시장체계 내에서 정부와 민간의 일이 엄격히 구분되는 것으로 본다.
② 정치 권력하에, 공공서비스의 생산과 공급을 정부가 독점한다.
③ 다양한 이해집단의 참여를 기초로 한 참여자 간 네트워크이다.
④ 이해관계자들 각각의 의견을 전적으로 반영한다.

> **PLUS**
>
> **거버넌스(governance)**
> • 거버넌스(governance)란 무수한 이해당사자들을 정부정책 결정과정에 참여시키는 새로운 정부 운영방식으로 전통적인 정부 이미지와는 대조되는 새로운 방식의 통치를 가리키는 개념이다.
> • 정부의 일과 민간의 일이 엄격히 구분되지 않고 공공(public)이라는 개념을 통해 양자 모두를 포함한다.
> • 무수한 이해당사자들을 정부정책결정 과정에 참여시키는 새로운 정부 운영방식이다.

**02** 다음 중 거버넌스에 대한 설명으로 옳은 것은? 21 부산

① 정부가 행정을 독점한다.
② 민간이 행정을 독점한다.
③ 정부의 일과 민간의 일을 엄격하게 구분한다.
④ 정부와 민간이 수평적 관계이다.

**해설**

**02**
최근의 행정개념은 공공문제의 해결과 이를 위한 정부 외의 공사조직들의 연결네트워크를 강조하는 경향이 있는데, 이러한 행정의 개념은 거버넌스(governance)로서의 행정을 의미한다. 거버넌스 개념에는 정부의 일과 민간의 일이 엄격하게 구분되는 것으로 보지 않고 공공(public)이라는 개념을 통해 양자 모두를 포함하려고 한다.

**정답** 01 ③ 02 ④

### 제2절 보건행정

**01** 의학지식과 의료기술의 발달, 보건의료산업의 발전과 더불어 대두된 보건행정의 중요성에 대한 설명으로 가장 옳지 않은 것은? 20 서울7급

① 보건의료비 지출 증가
② 건강권에 대한 인식 증대
③ 보건의료자원의 절대적 부족
④ 보건의료의 효율성 제고에 대한 문제

**02** 보건행정을 '공중보건의 목적을 달성하기 위해 행정조직을 통하여 행하는 일련의 과정'이라고 정의할 때 내포된 특징으로 가장 옳지 않은 것은?

21 서울

① 보건행정은 지역사회 주민의 건강증진에 중점을 둔다.
② 지역사회 주민의 욕구와 수요를 반영하여야 한다.
③ 지역사회 주민이 주도적으로 업무를 관장해야 한다.
④ 보건사업의 기획, 집행 및 통제를 통해 공중보건의 목적을 달성하기 위한 업무를 수행한다.

> **PLUS**
>
> 1. **보건행정의 정의**
>    - 국민의 공동목표인 건강증진 및 삶의 질 향상(보건학적 목적을 달성하기 위하여 정부, 지방자치단체, 민간 기관 등을 통하여 행해지는 일련의 행정활동(행정학적 원리 적용)
>    - 유승흠 외: 공중보건의 목적을 달성하기 위하여 공중보건의 원리를 적용하고 행정조직을 통하여 행하는 일련의 과정
> 2. **보건행정의 특징**
>    - 보건행정의 목적은 지역사회주민의 건강증진에 주안점을 두어야 한다.
>    - 지역사회주민의 욕구와 수요를 반영하며 시대와 환경의 변화에 부응하여야 한다.
>    - 국가나 지방자치단체가 주도적으로 업무를 관장한다.
>    - 관리 측면에서 볼 때 보건의료사업을 기획·집행·통제함으로써 국민의 건강증진을 달성하는 기능을 수행한다.

---

**해설**

**01**
보건행정의 중요성
- 건강권에 대한 인식 증대
- 보건의료의 효율성 제고에 대한 문제 대두
- 보건의료자원의 분배에 있어 불평등 심화
- 보건의료비 지출의 급증

---

정답 01 ③ 02 ③

**03** 지역사회 주민의 자발적 참여 없이는 그 성과를 기대하기 어렵다는 보건
행정의 특성은? 19 서울

① 봉사성      ② 공공성 및 사회성

③ 과학성 및 기술성      ④ 교육성 및 조장성

**PLUS**

| | |
|---|---|
| 공공성 및 사회성 | 국민의 건강유지와 증진을 위한 조직적인 행정 즉, 공익을 위한 공공이익과 사회성을 가진다. |
| 봉사성 | 국민에게 적극적으로 서비스(직접 개입하여 간섭)하는 기능이다. |
| 조장성 및 교육성 | 지역사회 주민의 자발적인 참여(조장) 및 교육실시로, 성과(목적)를 기대할 수 있다. |
| 과학성 및 기술성 | 발전된 근대과학과 기술의 확고한 기초 위에 수립된 과학 행정인 동시에 기술행정이다. |

**04** 지역주민의 참여를 전제로 하는 보건행정의 특성은 무엇인가? 19 경기

① 조장성      ② 봉사성

③ 과학성      ④ 공공성

**해설**

**04**
보건행정의 원활한 수행은 국민들의 자발적인 참여를 전제로 한다. 교육을 통해 국민 스스로 질병예방과 건강증진을 위해 노력하도록 조장하는 조장행정이라 할 수 있다. 이러한 특성을 교육성 및 조장성이라 한다.

**05** 다음 중 보건행정의 특성으로 옳지 않은 것은? 19 호남권

① 사회구성원 전체의 이익을 추구한다.

② 주민의 참여를 중요시한다.

③ 효율성을 강조한다.

④ 국민의 행복을 위해 직접 개입하여 간섭한다.

**PLUS**

| 내 용 | 양질의 의료서비스 |
|---|---|
| 사회구성원 전체의 이익을 추구한다. | ① 공공성 |
| 주민의 참여를 중요시한다. | ② 조장성 |
| 국민의 행복을 위해 직접 개입하여 간섭한다.(적극적 서비스) | ④ 봉사성 |

**정답**   03 ④   04 ①   05 ③

**06** 다음 중 보건행정의 특성으로 옳지 않은 것은? 20 대구

① 사회구성원의 건강향상을 위해 이루어지는 행정으로 사회성의 성격을 띤다.
② 공공의 복지와 집단적인 건강을 추구하는 봉사성의 특징이 있다.
③ 교육을 통해 국민 스스로 건강증진을 위해 노력하도록 하는 조장행정이다.
④ 근대과학과 기술의 기초 위에 수립된 과학행정이다.

해설

**06**
봉사성은 국민에게 적극적으로 서비스(직접 개입하여 간섭)하는 특징이 있다.

**07** 국가가 국민의 건강향상을 위하여 적극적으로 서비스하는 보건행정의 특성은? 21 강원

① 공공성 및 사회성    ② 봉사성
③ 조장성 및 교육성    ④ 과학성 및 기술성

**PLUS**

| | |
|---|---|
| 공공성 및 사회성 | 국민의 건강유지와 증진을 위한 조직적인 행정 즉, 공익을 위한 공공이익과 사회성을 가진다. |
| 봉사성 | 국민에게 적극적으로 서비스(직접 개입하여 간섭)하는 기능이다. |
| 조장성 및 교육성 | 지역사회 주민의 자발적인 참여(조장) 및 교육실시로, 성과(목적)를 기대할 수 있다. |
| 과학성 및 기술성 | 발전된 근대과학과 기술의 확고한 기초 위에 수립된 과학 행정인 동시에 기술행정이다. |

**08** 보건행정의 특성으로만 묶인 것은? 19 부산

| | |
|---|---|
| ㄱ. 공공성 | ㄴ. 과학성 |
| ㄷ. 기술성 | ㄹ. 사회성 |
| ㅁ. 경제성 | ㅂ. 합리성 |

① ㄱ, ㄴ, ㄷ, ㄹ    ② ㄱ, ㄴ, ㄹ, ㅁ
③ ㄴ, ㄹ, ㅁ, ㅂ    ④ ㄷ, ㄹ, ㅁ, ㅂ

정답 06 ② 07 ② 08 ①

**해설**

### PLUS

| | |
|---|---|
| 공공성 및 사회성 | 국민의 건강유지와 증진을 위한 조직적인 행정 즉, 공익을 위한 공공이익과 사회성을 가진다. |
| 봉사성 | 국민에게 적극적으로 서비스(직접 개입하여 간섭)하는 기능이다. |
| 조장성 및 교육성 | 지역사회 주민의 자발적인 참여(조장) 및 교육실시로, 성과(목적)를 기대할 수 있다. |
| 과학성 및 기술성 | 발전된 근대과학과 기술의 확고한 기초 위에 수립된 과학 행정인 동시에 기술행정이다. |

**09** 한정된 보건의료자원으로 최대한의 보건의료서비스를 제공할 수 있도록 유도하는 보건행정의 가치는? 19 서울

① 능률성(efficiency)　　　　② 대응성(responsiveness)
③ 접근성(accessibility)　　　④ 효과성(effectiveness)

### PLUS

| | |
|---|---|
| 능률성(Efficiency) | 한정된 보건의료자원으로 최대한의 보건의료서비스를 제공할 수 있도록 유도하는 보건행정의 가치(능률이란 최소의 비용과 노력, 시간으로 최대의 성과, 산출) |
| 효과성(Effectiveness) | 의도하거나 기대한 것, 소망스러운 상태, 정책목표 달성의 정도 |
| 접근성(Accessibility) | 보건행정의 형평성과 효과성을 높일 수 있는 유용한 수단, 지리적 시간적 경제적 접근 |
| 대응성(Responsiveness) | 국민의 요구에 부응하는 보건행정의 가치 |

**10** 보건행정의 이념 중 정책목표 달성의 정도를 의미하는 것은? 20 경남

① 효과성　　　　　② 형평성
③ 능률성　　　　　④ 대응성

### PLUS

| | |
|---|---|
| 형평성(Equity) | 같은 상황에 있는 사람에게 유사한 수준의 대우를 하는 것 |
| 능률성(Efficiency) | 한정된 보건의료자원으로 최대한의 보건의료서비스를 제공할 수 있도록 유도하는 보건행정의 가치(능률이란 최소의 비용과 노력, 시간으로 최대의 성과, 산출) |
| 효과성(Effectiveness) | 의도하거나 기대한 것, 소망스러운 상태, 정책목표 달성의 정도 |
| 대응성(Responsiveness) | 국민의 요구에 부응하는 보건행정의 가치 |

**정답** 09 ① 10 ①

**11** 다음 중 보건행정의 이념에 해당하지 않는 것은? 20 충북

① 효과성 ② 대응성
③ 강제성 ④ 민주성

PLUS

| 효과성(Effectiveness) | 의도하거나 기대한 것, 소망스러운 상태, 정책목표 달성의 정도 |
|---|---|
| 대응성(Responsiveness) | 국민의 요구에 부응하는 보건행정의 가치 |
| 민주성 및 참여성 | • 현대 복지국가에서 모든 정책의 가장 기본적인 정책의 성공 여부의 기준<br>• 참여의 정도에 따라 보건의료서비스의 질이 좌우될 수도 있다. |

**12** 다음 설명에 해당하는 보건행정의 목적은 무엇인가? 21 경기

> • 의도하거나 기대한 것과 같은 소망스러운 상태가 나타나는 성향
> • 정책목표달성의 정도를 의미

① 형평성 ② 능률성
③ 효과성 ④ 대응성

PLUS

| 형평성(Equity) | 같은 상황에 있는 사람에게 유사한 수준의 대우를 하는 것 |
|---|---|
| 능률성(Efficiency) | 한정된 보건의료자원으로 최대한의 보건의료서비스를 제공할 수 있도록 유도하는 보건행정의 가치(능률이란 최소의 비용과 노력, 시간으로 최대의 성과, 산출) |
| 효과성(Effectiveness) | 의도하거나 기대한 것, 소망스러운 상태, 정책목표 달성의 정도 |
| 대응성(Responsiveness) | 국민의 요구에 부응하는 보건행정의 가치 |

정답 11 ③ 12 ③

**13** 다음의 설명에 해당하는 보건행정의 목적은? 18 인천

- 의도하거나 기대한 것과 같은 소망스러운 상태가 나타나는 성향
- 미리 설정된 정책목표의 달성 정도

① 대응성          ② 참여성
③ 효율성          ④ 효과성

**PLUS**

| | |
|---|---|
| **능률성(Efficiency)** | 한정된 보건의료자원으로 최대한의 보건의료서비스를 제공할 수 있도록 유도하는 보건행정의 가치(능률이란 최소의 비용과 노력, 시간으로 최대의 성과, 산출) |
| **대응성(Responsiveness)** | 국민의 요구에 부응하는 보건행정의 가치 |
| **민주성 및 참여성** | • 현대 복지국가에서 모든 정책의 가장 기본적인 정책의 성공 여부의 기준<br>• 참여의 정도에 따라 보건의료서비스의 질이 좌우될 수도 있다. |

**14** 보건행정 이념 중 효과성에 대한 설명으로 옳은 것은? 18 호남권

① 미리 설정된 목표의 달성 정도
② 투입 대비 산출의 비율
③ 국민의 요구에 부응하는 정도
④ 같은 상황에 있는 사람에게 유사한 수준의 대우를 하는 것

**14**

| 내 용 | 보건행정<br>이념의 가치 |
|---|---|
| 미리 설정된 목표의 달성 정도 | ① 효과적 |
| 투입 대비 산출의 비율 | ② 능률성 |
| 국민의 요구에 부응하는 정도 | ③ 대응성 |
| 같은 상황에 있는 사람에게 유사한 수준의 대우를 하는 것 | ④ 형평성 |

**15** 보건행정의 이념에 대한 설명으로 옳지 않은 것은? 18 강원

① 효과성은 행정활동 집행 후 목표달성의 정도를 의미한다.
② 능률성은 제한된 자원과 수단을 사용하여 산출의 극대화를 기하는 것을 의미한다.
③ 민주성은 국민의 요구에 부응하는 보건행정을 수행하였는가를 보는 것이다.
④ 형평성은 사회의 여러 상이한 집단과 개인 간의 가치배분과 관련하여 정책의 효과나 편익이 모든 사람에게 공정하게 배분되어 있는가를 분석하는 기준을 의미한다.

**15**
국민의 요구에 부응하는 보건행정을 수행하였는가를 보는 것은 대응성이다. 민주성은 국민의 참여 확대 및 여론을 충실하게 반영하며 집행에 있어서도 국민의 의사를 고려하는 것이다.

**제3절** **보건행정의 범위**

**01** 다음 중 현대적인 보건행정의 과정을 순서대로 바르게 나열한 것은?

20 강원

① 기획 – 정책결정 – 목표설정 – 조직화 – 동기부여 – 통제 – 환류
② 목표설정 – 기획 – 정책결정 – 동기부여 – 조직화 – 통제 – 환류
③ 목표설정 – 정책결정 – 기획 – 조직화 – 동기부여 – 통제 – 환류
④ 정책결정 – 기획 – 목표설정 – 동기부여 – 조직화 – 통제 - 환류

**PLUS**

| 목표설정 | 가장 창조적인 과정이며 미래의 바람직한 상태를 설정하는 과정 |
|---|---|
| 정책결정 | 설정된 목표를 달성하기 위해 바람직한 대안을 결정하는 과정 |
| 기획 | 목표와 정책을 보다 구체화하여 그것을 달성하기 위한 구체적인 세부 활동계획을 수립하는 과정 |
| 조직화 | 조직을 구조적으로 편성하고 분업체계를 확립하거나 인적·물적 자원을 동원하고 효율적으로 관리하는 과정 |
| 동기부여 | 조직이 계획대로 움직일 수 있도록 필요한 유인을 제공하고 규제하는 과정으로서 인간성을 존중하고 적극성과 창의성을 높이는 과정 |
| 통제(평가) | 동기·유인·자극 등이 주어진다고 하여 모든 목표나 방안이 달성되는 것은 아니므로 실적과 성과를 목표 또는 기준과 비교하면서 심사·평가하는 과정 |
| 환류 | 성과를 심사·평가하여 계획이나 기준대로 이루어지고 있지 않은 경우 시정 조치하는 과정 |

**02** 귤릭(Güick)이 제시한 POSDCoRB 중 목표를 달성하기 위한 집행전략을 수립하는 단계는? 20 복지부

① 기획(Planning)                ② 조직(Organizing)
③ 인사(Staffing)                 ④ 지휘(Directing)
⑤ 조정(Coordinating)

**PLUS**

귤릭의 POSDCoRB

| 기획(Planning) | 정해진 목표나 정책의 합리적 운용을 위한 사전준비활동과 집행전략 |
|---|---|
| 조직(Organizing) | 인적·물적 자원 및 구조를 편제하는 과정 |
| 인사(Staffing) | 조직 내 인력을 임용·배치·관리하는 활동 |
| 지휘(Directing) | 목표달성을 위한 지침을 내리는 과정 |
| 조정(Coordinating) | 행동통일을 이룩하도록 집단적 활력을 결집시키는 활동 |
| 보고(Reporting) | 보고하고 보고받는 과정 |
| 예산(Budgeting) | 예산을 편성·관리·통제하는 제반활동 |

정답 01 ③ 02 ①

**03** 귈릭(Güick)의 7단계 관리과정(POSDCoRB)에 해당하지 않는 것은?

21 서울

① 인사(Staffing)       ② 지휘(Directing)

③ 통제(Controlling)       ④ 예산(Budgeting)

**04** 다음 중 귈릭(Güick)이 제시한 행정과정에 포함되지 않는 것은?

21 경기7급

① Organizing       ② Budgeting

③ Programing       ④ Staffing

**05** 에머슨이 제시한 보건행정의 범위에 포함되지 않는 것은? 18 강원

① 만성병 관리       ② 전염병 관리

③ 보건간호       ④ 보건통계

---

**PLUS**

WHO와 에머슨의 보건행정 범위 비교

| WHO | 에머슨(Emerson) |
|---|---|
| • 보건관련 기록 보존 | • 보건통계 |
| • 보건교육 | • 보건교육 |
| • 환경위생 | • 환경위생 |
| • 감염병 관리 | • 감염병 관리 |
| • 모자보건 | • 모자보건 |
| • 의료 | • 만성병 관리 |
| • 보건간호 | • 보건검사실 운영 |

---

**06** 에머슨(Emerson)의 보건행정 범위에 해당하지 않는 것은? 18 대구

① 보건통계       ② 보건교육

③ 만성병 관리       ④ 보건간호

해설

**06**

| 내 용 | 보건행정의 범위 |
|---|---|
| ④ 보건간호 | WHO |

정답   03 ③   04 ③
05 ③   06 ④

**07** 다음 중 WHO 보건행정 범위에 해당하지 않는 것은? 19 경기

① 보건통계　　　　　② 환경위생
③ 만성병 관리　　　　④ 보건교육

**08** 세계보건기구(WHO)와 에머슨(Emerson)의 보건행정 범위에 모두 포함되는 것은? 19 서울(7급)

① 보건검사실 운영　　② 보건교육
③ 만성병 관리　　　　④ 보건간호

**09** 에머슨(Emerson)의 보건행정 범위에 포함되지 않는 것은? 20 경북

① 보건시설 운영　　　② 전염병 관리
③ 만성병 관리　　　　④ 보건검사실 운영

**10** WHO의 보건행정범위에 해당하지 않는 것은? 20 강원

① 보건관련 기록 보존　② 환경위생
③ 전염병관리　　　　　④ 만성병관리

**11** 세계보건기구(WHO)가 제시한 보건행정의 범위에 해당하는 것으로만 바르게 묶은 것은? 22 지방직

① 보건관련 기록의 보존, 급·만성감염병 관리, 보건기획 및 평가
② 감염병 관리, 모자보건, 보건간호
③ 의료서비스 제공, 보건시설의 운영, 보건간호
④ 의료서비스 제공, 보건기록의 보존, 영·유아보건

해설

**07**

| 내 용 | 보건행정의 범위 |
|---|---|
| ③ 만성병 관리 | 에머슨 (Emerson) |

**08**

| 내 용 | 보건행정의 범위 |
|---|---|
| ① 보건검사실 운영 | 에머슨 (Emerson) |
| ③ 만성병 관리 | 에머슨 (Emerson) |
| ④ 보건간호 | WHO |

**09**

| 내 용 | 보건행정의 범위 |
|---|---|
| ① 보건시설의 운영 | WHO |

**10**
WHO 보건행정범위
• 보건관련 기록 보존
• 보건교육
• 환경위생
• 감염병 관리
• 모자보건
• 의료
• 보건간호

**11**
WHO 보건행정범위
• 보건관련 기록 보존
• 보건교육
• 환경위생
• 감염병 관리
• 모자보건
• 의료
• 보건간호

정답　07 ③　08 ②
　　　09 ①　10 ④　11 ②

**12** 보건행정의 기초기술로서 인구의 파악 및 장래인구 추계 등을 통해 인구 집단의 특성을 파악하는 것은? 20 강원

① 생태학적 기술
② 역학적 기술
③ 의학적 기술
④ 환경보건학적 기술

해설

**PLUS**

1. **보건행정의 기술적 원칙(기초기술)**
   - 생태학적 접근법: 인구의 파악 및 장래인구 추계 등 인구의 수적 파악과 인구집단에 대한 생태학적인 특성을 파악하여야 한다. 기초자료와 정치·문화·경제·사회·역사 적인 여건들을 생태학적으로 분석한다.
   - 역학적 접근법: 질병발생의 숙주, 환경, 병인의 상호관계를 규명하여 보건행정활동에 적용할 수 있는 기초자료가 마련되어야 한다.
   - 의학적 접근법: 의학은 질병에 대한 자연과학적인 규명과 치료를 기본으로 하는 것으로 보건사업수행에 의학적 접근이 필수불가결하다.
   - 환경보건학적 접근법: 질병발생요인을 외적 또는 환경적 요인을 중심으로 연구하는 학문으로 보건행정의 기초가 된다.

2. **보건행정의 운영원리**

| | |
|---|---|
| **관리과정**<br>(Management Process) | 관리란 미리 정해진 목표를 달성하기 위하여 인적·물적 자원을 활용하여 공식조직체 내에서 행해지는 과정의 상호작용의 집합이다. |
| **의사결정과정**<br>(Decision making Process) | 의사결정은 여러 대안들 중에 선택하는 것으로 일반적으로 동작이며 끊임없이 계속되는 중요한 과정이다. |
| **기획과정**<br>(Planning Process) | 기획이란 행동하기 전에 무엇을 어떻게 해야 하는지를 결정하는 것이며, 미래를 예측하는 것이다. 기획과정은 전제를 세우고 예측을 하며, 목표를 설정 또는 재설정하고 구체적인 행동계획을 전개하는 과정을 거친다. |
| **조직과정**<br>(Organizing Process) | 조직이란 일정한 환경에서 특정한 목표를 달성하기 위한 분업체계라고 정의할 수 있다. 조직과정이란 공동의 목표를 달성하기 위하여 업무를 분담하는 과정이다. |
| **수행과정**<br>(Executing Process) | 수행과정은 주로 조직 내에서 행동을 실제 추진하는 과정으로 인간지향적이며 조직의 인적자원을 다루는 데 필요한 활동을 포함한다. |
| **통제과정**<br>(Controlling Process) | 통제과정은 조직활동을 감시하는 데 초점을 두고, 조직의 활동 결과를 측정하는 기준을 결정하며, 이러한 평가기법과 변화가 필요할 때 수정·보완하는 활동을 포함한다. 미국공중보건협회는 평가를 설정된 목표를 달성함에 있어서 그 성공의 가치나 정도를 파악하는 수단이라고 하였다. |

정답 12 ①

**13** 보건행정의 운영원리 중 조직활동을 감시하는데 초점을 두고, 조직의 활동결과를 측정하는 기준을 결정하는 과정은? 21 부산

① 통제과정　　　　　　　② 조직과정
③ 관리과정　　　　　　　④ 의사결정과정

해설

**14** 관리 과정을 기획, 조직, 지휘, 통제로 분류하였을 때 〈보기〉의 특징에 해당하는 단계는? 21 서울

> • 목표를 설정하고 이를 달성하기 위한 과정을 결정한다.
> • 관련 자료를 수집 및 분석하여 문제점을 파악한다.
> • 실현가능성, 형평성, 효과성 등을 고려하여 대안을 평가하며, 경제적 합리성, 정치적 합리성 등을 고려하여 최종 대안을 선택한다.

① 기획　　　　　　　　② 조직
③ 지휘　　　　　　　　④ 통제

---

**PLUS**

페이욜(Fayol)의 POCCC

| | |
|---|---|
| 기획(Planning) | 조직의 목표설정과 행동방안을 결정하는 과정 |
| 조직(Organizing) | 목표와 행동방안을 효과적으로 수행하도록 조직화하는 과정 |
| 지휘(Commanding) | 조직원들에게 영향력을 행사하고 지휘하는 과정 |
| 조정(Coordinating) | 조직원들이 행동을 결집할 수 있도록 조정하는 과정 |
| 통제(Controlling) | 업무의 표준을 정하고 그에 따라 평가 및 환류(feedback)하는 과정 |

## 제1절 서양역사

**01** 17세기 런던의 사망통계를 시행하여 '사망표에 관한 자연적, 정치적 제 관찰'을 저술한 사람은? 18 경기

① John Graunt
② Phillppe Pinel
③ Edwin Chadwick
④ Sydenham

**02** 보건행정의 역사상 고대기의 내용이 아닌 것은? 18 경남

① 히포크라테스 전집 편찬
② 갈레누스의 'hygiene(위생)' 용어 최초 사용
③ 함무라비법전에 의료에 대한 기록
④ 최초의 검역소 설치

**03** 최초의 검역법 제정의 계기가 된 질병과 역사적 시기의 연결이 옳은 것은? 19 경기

① 중세기 - 페스트
② 중세기 - 콜레라
③ 여명기 - 디프테리아
④ 여명기 - 폐결핵

**04** 보건행정의 역사상 세균학시대로 불리며 최초의 사회보험법이 제정된 시기는 언제인가? 20 호남권

① 요람기  ② 발전기
③ 확립기  ④ 고대기

> **PLUS**
>
> 확립기는 1850년~1900년의 시기로 이 시기에 파스퇴르, 코흐 등의 학자가 여러 질병의 원인인 세균을 발견하고 백신을 개발하여 세균학의 시대, 예방의학의 시대로 불리며 이 시기에 독일의 비스마르크에 의해 세계 최초의 사회보험인 노동자질병보호법(1883년)이 제정되었다.

**05** 다음 중 공중보건의 역사상 시기가 가장 빠른 것은? 20 인천

① 라마치니는 이탈리아 의사로 직업병에 관해 집대성한 『De Morbis Artificum Diatriba』를 발간하여 산업보건에 이바지하였다.
② 필립 피넬은 정신병원에 수용된 정신병 환자를 쇠사슬로부터 해방시키고 정신병환자의 처우 개선에 힘썼다.
③ 시드넘은 유행병 발생의 자연사를 기록하였다.
④ 에드윈 채드윅은 '노동자 계층의 위생상태보고서'라는 보고서를 작성하여 위생개혁의 긴요성, 지역 공중보건 활동의 중요성, 이를 위한 중앙·지방을 일괄하는 보건행정의 기구 확립의 중요성 등을 주장하였다.

> **PLUS**
>
> | 라마치니,<br>중상주의(1700년) | 직업병 저서 「일하는 사람들의 질병」를 발간하였다. |
> |---|---|
> | 필립 피넬<br>계몽주의(1789년) | 정신병원에 수용된 정신병 환자의 처우개선, 쇠사슬로부터 해방 |
> | 시드넘(시덴함)<br>중상주의(1600년대) | 유행병 발생의 자연사를 기록 |
> | 에드윈 채드윅<br>산업혁명<br>(1837~1838년) | 열병의 참상 조사 'Fever Report' → 1842년 보건정책 조사위원회 설치(공중위생감독 및 각종 위생조사) → '노동자 계층의 위생상태보고서(1842)' 작성 |
> | '노동자계층의<br>위생상태보고서(1842) | 보고서에 제시된 위생개혁의 긴요성, 지역 공중보건 활동의 중요성, 이를 위한 중앙·지방을 일괄하는 보건행정의 기구 확립의 중요성 등 제시 |

**정답** 04 ③  05 ③

**06** 공중보건의 역사상 공중목욕탕과 급수·하수시설이 처음 존재했던 시기는 언제인가? 21 강원

① 고대기
② 중세기
③ 여명기
④ 확립기

**해설**

**06**
고대 이집트 시대에 배수와 물대기를 위한 도랑 등이 있었고, 고대 로마에는 하수도, 공동목욕탕, 급수, 기타 보건 시설이 있었다.

PART
**01**

**07** 보건행정 역사상 가장 먼저 있었던 사건은? 21 경북

① 영국에서 최초로 공중보건법을 제정하였다
② 피넬은 정신병원에 수용된 환자들을 쇠사슬로부터 해방시켰다.
③ 시드넘은 유행 발생의 자연사를 연구하였다.
④ 채드윅은 노동자 계층의 위생상태를 알리는 보고서를 발표하였다.

**PLUS**

| | | |
|---|---|---|
| 채드윅(E. Chadwick) | • 런던의 열병보고서<br>• 채드윅의 보고 결과로서 1848년에 세계에서 최초의 공중보건법(Public Health Act)을 제정하였다. 이 법에 근거하여 세계 최초로 중앙정부부에 공중보건국과 지방보건국이 설치되었다. | 산업혁명, 1837-1838 |
| 필립 피넬(P. Pinel) | • 정신병원에 수용된 정신병 환자의 처우개선에 힘썼으며 정신병환자를 쇠사슬로부터 해방(듀크(영국, 1796)가 새로운 정신병 치료법을 도입) | 계몽주의, 1789년 |
| 시드넘(시덴함 Sydenham, 영국, 1624~1689) | • 유행병 발생의 자연사를 기록<br>• 유행병의 원인에 대하여는 여전히 장기설을 믿었다. | 중상주의, 1600년대 |
| 에드윈 채드윅 (Edwin Chadwick 영국, 1800~1890) | • 열병보고서<br>• 이를 계기로 1842년 공중위생감독 및 각종 위생조사를 위한 보건정책 조사위원회가 설치 | 산업혁명, 1837~1838년 |

**08** 다음 중 보건행정의 역사로 옳지 않은 것은? 21 울산

① 1935년 미국 세계최초 사회보장법
② 1975년 UNEP 설립
③ 1948년 WHO 창립
④ 1978년 일차 보건의료회의

**08**
1973년 국제연합환경계획(UNEP: United Nations Environment Program)을 설립하였다.

**정답** 06 ① 07 ③ 08 ②

**09** 〈보기〉에서 설명하는 학자는? 21 서울7급

> 〈보기〉
> 독일의 병리학자로 슐레지엔 지역에서 유행한 발진티푸스에 대한 연구보고서를 통해 질병의 원인은 세균에 있지만 질병의 확산과 개인의 감수성은 위생행정의 미비, 주거 환경, 작업 환경, 식생활 환경 등과 같은 사회경제적 요인에 의해 결정된다고 보았다. 또한 경제적 불평등과 봉건적 정치체계 등에 대한 혁명적 사회개혁의 필요성을 강조하였다.

① L. Pasteur(파스퇴르)
② R. Virchow(비르효)
③ J. Graunt(그라운트)
④ G. Fracastoro (프라카스토로)

## 제2절 우리나라 역사

**01** 다음 중 조선시대 보건기관으로 옳지 않은 것은? 18 경남

① 혜민서
② 활인서
③ 제위보
④ 전의감

**02** 조선시대 전의감에 대한 설명으로 옳은 것은? 18 충북

① 왕실의료를 담당한 의료기관
② 왕실과 일반 의료의 행정을 담당
③ 예조산하에서 의약 업무를 담당
④ 구료업무를 담당

**03** 조선시대 향약의 수납과 병자들의 구료를 담당했던 기관은? 18 충남

① 제생원
② 제위보
③ 전의감
④ 활인서

> **PLUS**
>
> | 제생원 | 조선시대 | 향약(鄕藥)의 수납과 병자들의 구료(救療)업무를 담당 |
> | --- | --- | --- |
> | 제위보 | 고려시대 | 구료기관으로 무의탁 환자 및 빈민의 구호와 치료 |
> | 전의감 | 조선시대 | 일반 의료행정 및 의과고사를 담당 |
> | 활인서 | 조선시대 | 감염병환자의 치료 및 구호를 담당 |

---

**해설**

**09**
비르효(Virchow R. 1821~1902)는 병리학의 기초를 이루는 많은 업적을 남긴 의학자로 병리학의 아버지로 불린다. 그는 1847년 발진티푸스가 창궐한 실레지아 지방을 방문한 후 질병의 예방은 개인에 대한 치료만으로는 이루어질 수 없으며 사회의 근본적인 변혁이 필요함을 강조하여 사회의학을 창시하였다. 그는 사회적 변혁은 거대한 규모의 의학이라고 하였다.
※ 출처: 대한예방의학회 예방의학과 공중보건학(제4판), 계축문화사 2021. P.571.

**01**
제위보는 고려시대 구료기관이다.

**02**
전의감은 조선시대 왕실 및 사여(賜與)의약을 담당하였고 의학교육 및 의과취재 등의 일반 의료행정을 담당하였다.

> **구료업무**
> • 빈민·행려자의 구호와 질병의 치료를 목적으로 실시되었던 의료제도이다.
> • 고려시대에는 시약구료(施藥救療)의 사업을 병행한 기관으로 제위보(濟危寶)·동서대비원(東西大悲院)·혜민국(惠民局) 등을 두어 서민들의 구료사업을 담당하게 하였다.

**정답** 09 ② / 01 ③
02 ② 03 ①

**04** 보건복지부 조직의 변천과정으로 옳은 것은? 18 호남권

① 보건부 – 사회부 – 보건복지부 – 보건사회부 – 보건복지가족부 –
   보건복지부
② 사회부 – 보건부 – 보건사회부 – 보건복지부 – 보건복지가족부 –
   보건복지부
③ 보건부 – 사회부 – 보건사회부 – 보건복지부 – 보건복지가족부 –
   보건복지부
④ 사회부 – 보건부 – 보건복지부 – 보건사회부 – 보건복지가족부 –
   보건복지부

**05** 우리나라 보건행정기관을 연대순으로 바르게 나열한 것은? 18 울산

| ㄱ. 약부(藥部) | ㄴ. 약전(藥典) |
| ㄷ. 태의감 | ㄹ. 내의원 |
| ㅁ. 위생국 | |

① ㄱ – ㄴ – ㄷ – ㄹ – ㅁ
② ㄴ – ㄱ – ㄷ – ㄹ – ㅁ
③ ㄷ – ㄱ – ㄴ – ㄹ – ㅁ
④ ㄱ – ㄷ – ㄴ – ㄹ – ㅁ

**PLUS**

| 보건행정 | 백제 | 통일신라 | 고려 | 조선 | 조선말(근대) |
|---|---|---|---|---|---|
| | 약부 | 약전 | 태의감 | 내의원<br>전의감 | 위생국<br>(1894년) |

**06** 우리나라의 보건행정기관 중 조선시대 의료행정을 담당한 기관은?

19 경남, 부산

① 활인서    ② 혜민서
③ 전의감    ④ 내의원

**해설**

**04**
근세 이후 보건행정 조직의 변천
: 위생국(1894) → 경찰국 위생과(1910) → 위생국(1945) → 보건후생부(1946) → 사회부(1948) → 보건부(1949) → 보건사회부(1955) → 보건복지부(1994) → 보건복지가족부(2008) → 보건복지부(2010)

**06**
① 활인서 – 전염병 담당
② 혜민서 – 서민의료
④ 내의원 – 왕실의료

**정답** 04 ② 05 ① 06 ③

**07** 우리나라 보건행정의 역사로 옳은 것은? 19 인천

① 백제 - 제생원에서 서민의 질병치료와 대민업무를 관장하였다.
② 통일신라 - 내의원에서는 왕실의 의료를 담당하였다.
③ 고려시대 - 전의감에서는 일반 의료행정 및 의과고시를 담당하였다.
④ 조선시대 - 혜민서에서는 의약과 일반서민의 치료 사업을 담당하였다.

**PLUS**

| | | |
|---|---|---|
| 제생원 | 조선시대 | 태종(1392년)때 서민의 질병치료와 대민 업무를 관장, 1406년에 의녀제도를 양성 |
| 내의원 | 조선시대 | 왕실의 의료 |
| 전의감 | 조선시대 | 일반 의료행정 및 의과고사를 담당 |
| 혜민서 | 조선시대 | 의약과 일반서민의 치료 사업을 담당 |
| 활인서 | 조선시대 | 전염병환자의 치료 및 구호를 담당 |

**08** 〈보기〉에서 설명하는 조선시대 의료기관으로 가장 옳은 것은? 19 서울7급

〈보기〉
• 무의무탁한 환자들의 병치료와 보호를 위한 자선의료기관이었다.
• 주로 감염병환자를 대상으로 하였다.
• 조선 건국 초기에는 대비원이라고 하였다

① 제위보                  ② 전의감
③ 혜민서                  ④ 활인서

**08**
조선시대 활인서는 병자들을 돌보고 특히 전염병 질환업무를 맡았다. 고려시대 동서대비원이 조선 초기 동서대비원의 이름을 그대로 사용하다 동서활인원, 동서활인서로 변경되었다.

**09** 조선시대 의료행정과 의과고시를 담당했던 기관은? 20 경기

① 내의원                  ② 혜민서
③ 전의감                  ④ 제생원

**PLUS**

| | | |
|---|---|---|
| 내의원 | 조선시대 | 임금의 약을 맡은 정3품 관서 |
| 혜민서 | 조선시대 | 의약의 수납과 서민들의 구료사업을 담당 |
| 전의감 | 조선시대 | 왕실의 내용(內用) 및 사여(賜與) 의약을 담당하였고 한편으로는 의학교육과 의과취재 등의 사무를 맡아보았다. |
| 제생원 | 조선시대 | 향약(鄕藥)의 수납과 병자들의 구료(救療)업무를 담당 |

정답 07 ④  08 ④  09 ③

**10** 왕실의 내용(內用) 및 사여(賜與) 의약을 담당하며 의학교육과 의과취재 등의 일반 의료행정을 수행한 조선시대 중앙의료기관은? 20 서울

① 내의원          ② 전의감

③ 활인서          ④ 혜민서

**11** 우리나라의 보건행정 역사에 대한 설명으로 옳지 않은 것은? 20 충북

① 백제 – 의박사는 의학을 담당하고 채약사는 약초와 관련된 업무를 담당하였다.

② 통일신라 – 내공봉의사가 왕실의 질병을 진료하였다.

③ 고려 – 구제도감은 무의탁 환자 및 빈민의 구호와 치료를 담당한 상 설구료기관이었다.

④ 조선 – 치종청에서 종기 등 외부질환의 치료를 담당하였다.

> **PLUS**
>
> | 구제도감 | 고려시대 | 유행병 치료를 목적으로 설치된 임시기관 |
> |---|---|---|

**12** 우리나라의 보건행정 역사상 통일신라의 보건행정기관과 관장업무의 연결이 옳은 것은? 21 경기

① 약전– 의료행정을 담당하였다.

② 시의 – 약물취급과 의약업무를 총괄하였다.

③ 활인서 – 감염병환자의 치료 및 구호를 담당하였다.

④ 동서대비원 – 의약제공 및 감염병 사망자의 처리를 담당하였다.

> **PLUS**
>
> | 약전 | 통일신라시대 | 의료행정 담당 |
> |---|---|---|
> | 시의 | 고구려 | 왕실치료 담당 |
> | 활인서 | 조선시대 | 조선시대 감염병 환자의 치료 및 구호를 담당 |
> | 동서대비원 | 고려시대 | 의약제공 및 감염병 사망자의 처리를 담당 |
>
> **통일신라 시대**
> • 비교적 잘 짜인 의료제도를 갖추고 있었다.
> • 약전: 의료행정을 담당하는 기관으로 공봉의사가 직접의료에 종사
> • 내공봉의사: 왕실의 질병을 진료하는 시의
> • 공봉복사: 약전에 소속되어 있으면서 백제의 주금사와 같이 금주로써 질병을 예방하는 무주술사
> • 국의, 승의: 의료기관 소속 직명이 아니며 당시의 명의를 일컫는 용어

**13** 고려시대 보건행정 기관과 그 역할을 옳게 짝지은 것은? 22 서울

① 혜민서 - 서민의 구료사업을 담당
② 활인서 - 감염병 환자의 치료 및 구호를 담당
③ 제위보 - 서민의 구료사업을 담당
④ 약전 - 의료행정을 담당

**PLUS**

| 혜민서 | 조선시대 | 서민의 구료사업을 담당 |
|---|---|---|
| 활인서 | 조선시대 | 감염병 환자의 치료 및 구호를 담당 |
| 제위보 | 고려시대 | 무의탁 환자 및 빈민 구호와 치료를 통해 서민을 위한 구료사업을 담당 |
| 약전 | 통일신라시대 | 의료행정 담당 |

**14** 시대별 서민의 전염병 구료를 담당했던 기관을 바르게 연결한 것은?

24 지방

|  | 고려시대 | 조선시대 |
|---|---|---|
| ① | 상약국 | 약전 |
| ② | 전의감 | 태의감 |
| ③ | 혜민서 | 혜민국 |
| ④ | 동서대비원 | 활인서 |

**PLUS**

| 동서대비원 | 고려 | • 빈민구료, 의·식 공급, 의약 제공<br>• 감염병 담당했던 보건의료기관 |
|---|---|---|
| 동서활인서(원) | 조선 | • 빈민구제, 먹거리와 약제 제공<br>• 감염병 환자의 치료 및 입원기능 |
| 상약국 | 고려 | 왕실의료와 어약 담당, 국왕을 비롯한 궁중의 질병을 치료 |
| 약전 | 신라 | 의료행정을 담당하는 기관으로 공봉의사가 직접의료에 종사 |
| 전의감 | 조선 | • 왕실의 의약과 일반 의료 행정을 담당<br>• 과거시험 |
| 태의감 | 고려 | 고려의 대표적인 중앙 의료기관으로, 의약과 치료의 일을 담당한 의약 관청 |
| 혜민서 | 조선 | 일반 의약과 일반 서민 치료를 담당한 관청 |
| 혜민국 | 고려 | • 일반 서민의 의료를 담당<br>• 백성이 필요로 하는 약의 조제 및 판매 |

해설

**13**
① 혜민서: 조선시대 서민의 구료사업을 담당
② 활인서: 조선시대 감염병 환자의 치료 및 구호를 담당
③ 제위보: 고려시대 구료기관으로 무의학 환자 및 빈민 구호와 치료를 통해 서민을 위한 구료사업을 담당
④ 약전: 통일신라시대 의료행정 담당

정답 13 ③ 14 ④

## 제3절 보건관련국제기구

해설

**01** WHO와 관련된 내용으로 옳지 않은 것은? 18 전남

① 1948년 4월 7일에 발족했다.
② 우리나라는 1974년 65번째로 가입하였다.
③ 북한은 1973년 138번째로 가입하였다.
④ 세계보건총회가 최고의사결정기구이다.

**01**
우리나라는 1949년에 65번째로 WHO에 가입하였다.

**02** 우리나라가 WHO에 가입한 연도는? 18 강원

① 1948년　　　　　　② 1949년
③ 1950년　　　　　　④ 1953년

**03** 다음 중 WHO의 주요사업이 아닌 것은? 18 강원

① 보건교육사업　　　② 말라리아사업
③ 모자보건사업　　　④ 국가보건사업

**03**
WHO 주요 보건사업
• 결핵관리사업
• 모자보건사업
• 영양개선사업
• 환경위생사업
• 보건교육사업
• 성병·AIDS사업

**04** WHO에 대한 설명으로 옳지 않은 것은? 18 호남권

① WHO는 1948년 4월 7일에 발족하였다.
② 우리나라는 1959년에 65번째로 가입하였다.
③ 북한은 1973년에 138번째로 가입하였다.
④ 우리나라는 서태평양 지역사무소에 소속되어있다.

**04**
우리나라는 1949년에 65번째로 가입하였다.

**05** 보건분야의 국제기구로서 인구 및 가족계획을 설립목적으로 하는 가구는? 18 울산

① UNFPA　　　　　② UNICEF
③ UNDP　　　　　　④ UNITAID

**05**
① UNFPA(유인인구기금)의 설립목적은 인구 및 가족계획이다.
② UNICEF(유엔아동기금): 아동의 보건 및 복지 향상
③ UNDP(유엔개발계획): 개발도상국의 경제·사회개발 지원
④ UNITAID(국제의약품구매가구): 3대 질병(에이즈, 결핵, 말라리아)에 대한 국제사회의 지원

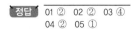

정답　01 ② 02 ② 03 ④
　　　04 ② 05 ①

**06** WHO 지역사무소와 위치의 연결이 옳지 않은 것은? 19 경남

① 범미주 지역사무소 - 미국 워싱턴 D.C
② 동남아시아 지역사무소 - 인도 뉴델리
③ 서태평양 지역사무소 - 중국 상하이
④ 유럽 지역사무소 - 덴마크 코펜하겐

> **PLUS**
>
> **WHO의 6개 지역사무소**
> • 동지중해 지역(Eastern Mediterranean Region): 이집트 카이로
> • 동남아시아 지역(South-East Asia Region): 인도 뉴델리
> • 서태평양 지역(Western Pacific Region): 필리핀 마닐라
> • 범미주 지역(Region of the Americas): 미국 워싱턴 D.C.
> • 유럽 지역(European Region): 덴마크 코펜하겐
> • 아프리카 지역(African Region): 콩고 브라자빌

**07** 세계보건기구(WHO)의 주요보건사업에 해당하지 않는 것은? 19 경북

① 결핵관리사업　　　　② 말라리아사업
③ 콜레라사업　　　　　④ 성병·에이즈사업

**08** 세계보건기구에 대한 설명으로 옳지 않은 것은? 20 경기

① 1948년에 발족하였다.
② 본부는 스위스 제네바에 있다.
③ 우리나라의 법정분담금은 보건복지부에서 관리한다.
④ 우리나라는 동남아시아 지역에 소속되어 있다.

**09** 다음 중 WHO의 주요 보건사업에 해당하지 않는 것은? 20 부산

① 환경위생사업　　　　② 영양개선사업
③ 말라리아사업　　　　④ 만성병사업

---

해설

**07**
WHO 주요 보건사업
• 결핵관리사업
• 모자보건사업
• 영양개선사업
• 환경위생사업
• 보건교육사업
• 성병·AIDS사업

**08**
우리나라는 서태평양지역에 소속되어 있다.

정답　06 ③　07 ③
　　　08 ④　09 ④

**10** 세계보건기구의 지역사무소 개수와 우리나라가 속해있는 지역사무소로 옳은 것은? 20 강원

① 5개, 동남아시아 지역사무소
② 6개, 서태평양 지역사무소
③ 5개, 서태평양 지역사무소
④ 6개, 동남아시아 지역사무소

**11** 다음 중 세계보건기구에 대한 설명으로 옳지 않은 것은? 20 인천

① 우리나라는 1949년 8월에 가입하였다.
② 우리나라는 서태평양 지역사무소에 소속되어 있다.
③ 세계보건기구의 본부는 미국 워싱턴DC에 위치해 있다.
④ 세계보건기구 회원국의 법정분담금은 보건복지부에서 관리한다.

**12** 코로나바이러스감염증 – 19와 같이 세계적으로 대유행하는 감염병이 발생 했을 때, 환자가 발생한 국가가 신속하게 신고하여야 하는 국제기구는? 20 충남

① 세계무역기구(WTO)  ② 국제노동기구(ILO)
③ 경제협력개발기구(OECD)  ④ 세계보건기구(WHO)

**13** WHO 지역사무소와 설치국가 연결이 옳은 것은? 21 경기7급

① 서태평양 지역사무소 – 베트남
② 유럽 지역 – 프랑스
③ 범미주 지역 – 멕시코
④ 동남아시아 지역 – 인도

PLUS
**WHO의 6개 지역사무소**
• 동지중해 지역(Eastern Mediterranean Region): 이집트 카이로
• 동남아시아 지역(South-East Asia Region): 인도 뉴델리
• 서태평양 지역(Western Pacific Region): 필리핀 마닐라
• 범미주 지역(Region of the Americas): 미국 워싱턴 D.C.
• 유럽 지역(European Region): 덴마크 코펜하겐
• 아프리카 지역(African Region): 콩고 브라자빌

해설

**10**
• 동남아시아 지역South-Eael Asia Region): 인도 뉴델리 → 1973년 북한 138번째로 가입
• 서태평양 지역(Western Pacific Region): 필리핀 마닐라 → 1949년 우리나라 65번째로 가입

**11**
세계보건기구의 본부는 스위스 제네바에 위치해 있다. 우리나라의 WHO에 대한 지원은 법정분담금 및 자발적 기여금이 있으며 법정분담금은 외교통상부의 국제기구 분담금 예산에 편성되어 납부되었다가 2006년부터 보건복지부로 이관되었다. 우리나라는 자발적 기여금 지원을 통해 개발도상국의 지역보건체계개발 등 보건사업을 지원하고 있다.

**12**
국제적으로 심각한 영향을 미치는 질병의 발생 가능성이 높을 경우 회원국은 24시간 이내에 평가를 거쳐 세계보건기구(WHO)에 신고하여야 한다.

정답 ────
10 ②  11 ③
12 ④  13 ④

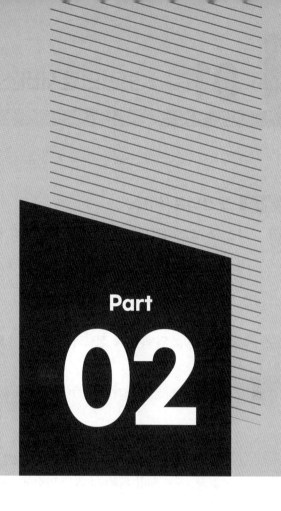

Part

# 02

# 보건의료의 체계와 자원

## 제1절 보건의료서비스

**01** 다음 중 보건의료서비스의 사회경제적 특징으로 옳지 않은 것은? 18 경남

① 수요의 예측성
② 외부효과
③ 정보의 비대칭성
④ 가치재

**02** 보건의료서비스의 특성 중 정보의 비대칭성이 발생하는 이유로 옳지 않은 것은? 18 경기

① 관련 정보에 접근하거나 이를 획득하는데 상당한 비용이 소요될 수 있다.
② 적절한 서비스를 택하지 못하면 생명의 위험이 나타날 수 있다.
③ 서비스 내용이 복잡하고 기술적인 정보를 내포하고 있다.
④ 의료공급자는 항상 의료수요자의 안전하고 선한 대리인의 역할을 한다.

**03** 외부효과에 대한 설명으로 옳지 않은 것은? 18 충북

① 한 사람의 질병예방이나 질병치료가 주변의 많은 사람들에게 영향을 주는 것을 의미한다.
② 적절한 보건의료서비스를 통하여 건강을 보호하면 질병의 파급효과를 줄이게 되며, 그 혜택은 사회 전체에 돌아가게 된다.
③ 공유자원을 시장기능에 맡겨두면 이를 남용하여 자원이 고갈되는 결과를 초래하는 현상이다.
④ 외부효과는 부정적인 결과를 나타내는 경우도 있다.

> **PLUS**
>
> **공유지의 비극**
> 공유자원을 시장기능에 맡겨두면 이를 남용하여 자원이 고갈되는 결과를 초래하는 현상이다. 공유지(Common Pool Resource)의 비극은 '지하자원, 초원, 공기, 호수에 있는 고기와 같이 공동체의 모두가 사용해야 할 자원은 사적 이익을 주장하는 시장의 기능에 맡겨 두면 이를 당세대에서 남용하여 자원이 고갈될 위험이 있다'는 내용을 담고 있다. 따라서 이는 시장실패의 요인이 되며 이러한 자원에 대해서는 국가의 관여가 필요하다. 아니면 이해당사자가 모여 일정한 합의를 통해 이용권을 제한하는 제도를 형성해야 한다는 내용이다.

### 해설

**01**
보건의료서비스는 수요의 예측 불가능성의 특징이 있다.

**02**
보건의료 부문은 여기저기 돌아다니면서 정보를 얻을 수도 없으며, 폐쇄시장이기 때문에 공급자 위주의 시장일 수밖에 없다. 따라서 전문가 지배가 존재하여 공급유인수요가 창출되기도 한다. 의료공급자가 의료수요자의 완전한 대리인 역할을 하는 선의의 공급자가 되어 환자의 건강 상태 및 경제 상태 등을 모두 고려한 최적의 의료를 반드시 공급하지는 않는다. 또한 공급자가 수요자를 위해 최선을 다하도록 지휘·감독하는 것도 어렵고 행위를 정확히 관찰할 수도 없다. 따라서 의료수요자와 공급자와의 관계는 지극히 불리한 행위를 정확히 관찰할 수도 없다. 그러므로 정보의 비대칭으로 인해 의료공급자의 성실과 능력과 책임의식이 중요하다.

**정답** 01 ① 02 ④ 03 ③

**04** 보건의료서비스에 대한 정부의 역할로 적절하지 않은 것은? 18 대전

① 재정지원자
② 공급자에 대한 규제자
③ 보건의료서비스 제공자
④ 피보험자

**05** 보건의료서비스의 사회경제적 특성에 대한 내용으로 옳지 않은 것은?

19 호남권

① 외부효과 – 감염병 예방은 다른 사람에게도 영향을 미친다.
② 공급과 수요의 시간적 불일치 – 의료인 중에서도 특히 의사는 의료 공급 인력으로 양성되기까지 오랜 시간이 소요된다.
③ 정보의 비대칭성 – 소비자마다 알고 있거나 확인할 수 있는 정보의 내용에 차이가 있다.
④ 수요의 불확실성 – 언제 어떤 질병이나 사고가 발생할지 예측할 수 없다.

> **PLUS**
>
> | 정보의 비대칭성 (소비자의무지) | • 소비자와 공급자 사이의 정보 비대칭<br>• 건강상태에 대한 무지, 제공되는 보건의료서비스의 내용에 대한 무지, 가격정보에 대한 무지, 치료결과에 대한 무지<br>• 소비자의 무지가 존재하기 때문에 발생한다. |
> |---|---|
> | 공급자 | • 공급자의 도덕적 해이가 발생한다.<br>• 공급에 의한 유인수요가 발생한다. |
> | 대책 | 동의서 법적 의무화 |
> | 세이의 법칙 | "공급이 수요를 창출한다(Supply creates its own demand)." |
> | 뢰머의 법칙 | "공급된 병상은 채워지기 마련이다(Beds supplied are filled)." |

**06** 외부효과로 인해 국가가 개입하는 사례로 적절하지 않은 것은? 19 부산

① 금연정책
② 예방접종
③ 의학기술의 발전
④ 동의서 법적 의무화

---

**🔖 해설**

**04**
보건의료서비스에 대한 국가의 역할
• 보건의료공급자에 대한 규제자 (Regulator)
• 국민에 대한 정보제공자(Source of information)
• 보건의료서비스 제공자(Provider of Health Service)
• 재정지원자(Financing)
• 보험자로서의 역할(Organizer of Provider of Insurance Mechanism)

PART
02

**06**
동의서 법적 의무화는 정보의 비대칭으로 발생할 수 있는 공급자의 도덕적 해이, 의사유인수요의 문제에 대한 대책으로 시행되는 제도이다.

**정답** 04 ④  05 ③  06 ④

**07** 보건의료서비스 사회·경제적 특징으로 옳지 않은 것은? 19 부산

① 소비자는 보건의료에 대한 지식이 결여되어 있다.
② 보건의료는 수요측정이 가능하다.
③ 공급에 독점성이 있다.
④ 보건의료는 인력중심의 서비스이다.

**08** 보건의료서비스의 사회경제적 특징인 정보의 비대칭성으로 인한 결과로 옳은 것은? 19 인천

① 외부효과가 발생한다.
② 의사에 의한 유인수요가 발생한다.
③ 공급자의 독점성이 형성된다.
④ 의료보험의 필요성이 강조된다.

**PLUS**

| 외부효과 | 공급자의 이익이나 손해와는 관계없이 타인(소비자나 여타 사회구성원)에게 이익을 주거나 손해를 주는 것을 말한다. 이는 정보의 비대칭 때문에 발생하는 것이 아니고 건강에 영향을 미치는 다양한 요인의 특성이다. |
|---|---|
| 공급자의 독점성이 형성 | 보건의료서비스는 국가 면허를 가진 한정된 사람에게만 주어짐으로써 생산부문의 독점이 형성된다. |
| 의료보험의 필요성이 강조 | 수요의 불확실성과 불규칙성에 집단적으로 대응하기 위한 경제적 수단으로 의료보험을 갖게 되며 보험을 통하여 미래의 불확실한 큰 소실을 현재의 확실한 적은 손실로 대체한다. |

**09** 보건의료에 대한 국가개입의 정당성을 설명한 것으로 가장 옳지 않은 것은? 19 서울7급

① 의료의 사유재적 성격
② 의료의 외부효과성
③ 질병과 치료의 불확실성
④ 의료정보의 비대칭성

**10** 보건의료서비스 시장에서 국가는 여러 가지 역할을 수행해야 한다. 국가의 역할 중 〈보기〉에서 설명하고 있는 내용으로 가장 옳은 것은? 19 서울(7급)

〈보기〉

위험(질병 등)이 발생할 가능성이 높은 사람들만 보험에 가입하거나, 보험자 측에서 위험 발생도가 낮은 사람만 선택적으로 보험에 가입시키는 역선택(adverse selection)이 발생하면 보험은 성립되지 못한다. 보험 가입집단의 크기가 클수록 역선택의 문제는 자연적으로 해결된다. 결국 국가가 전국민을 상대로 강제적 보험을 실시하면 역선택의 문제에 가장 효율적으로 대처 할 수 있다.

① 보험자로서의 역할(Organizer)
② 재정지원자로서의 역할(Financing)
③ 규제자로서의 역할(Regulator)
④ 보건의료서비스 제공자로서의 역할(Provider of Health Service)

**PLUS**

| 보험자로서의 역할 (Organizer or Provider of Insurance Mechanism) | 국민보건서비스(NHS) 국가들의 보험자 | 정부 |
| | 사회보험(민간보험) 국가들의 보험자 | 보험관리운영의 주체 |
| | 우리나라의 보험자 | 국민건강보험공단 |
| | 국가가 전 국민을 상대로 강제적 보험을 실시하면 역선택 문제에 대처할 수 있다. | |

**11** 보건의료서비스에 대한 정부의 역할 중 규제자로서의 역할에 해당하는 내용은? 19 충남

① 정부가 의료기관 인증제도를 시행하고 인증결과를 홈페이지에 공개한다.
② 공급자인 생산자의 자격에 대해 면허제도를 실시하고 면허를 가진 자에게 법적 독점권을 부여한다.
③ 의료취약지역에 공공병원을 건립하거나 무의촌 지역에 공중보건의를 파견한다.
④ 영국, 스웨덴, 캐나다 등은 조세를 통해 의료비를 조달한다.

해설

**12** 다음에서 설명하는 보건의료서비스의 사회·경제적 특징은 무엇인가?

19 충남

• 보건의료서비스의 소비를 통해 국민 개인뿐만 아니라 국가 전체에도 장기적 편익을 가져다준다.
• 적절한 보건의료서비스를 통하여 건강을 보호한다는 것은 질병의 파급효과를 줄이게 되며 그 혜택은 당사자뿐만 아니라 그 가족 혹은 사회전체에 돌아간다.

① 공공재                          ② 우량재
③ 열등재                          ④ 보완재

**PLUS**

| | 교육, 주택, 의료 등 |
|---|---|
| 우량재 (Merit Goods, 가치재) | 소비를 통해 국민 개인뿐만 아니라 국가 전체에도 장기적 편익을 가져다 주는 재화이며, 민간부문에서의 생산량이 이윤극대화 논리에 따라 사회적인 최적의 수준에 미치지 못하여 정부가 직접 공급에 개입하는 재화를 말한다(교육, 주택, 의료 등). 적절한 보건의료서비스를 통하여 건강을 보호한다는 것은 질병의 파급효과를 줄이게 되며 그 혜택은 당사자뿐만 아니라 그 가족 혹은 사회전체에 돌아가기 때문에 우량재적 성격을 지닌다. |

**13** 의과대학 설립에 대한 규제 등을 통해 국가가 공급자 자격을 규정하여 관리하는 것과 관련된 보건의료서비스의 특징은 무엇인가? 20 부산

① 외부효과                       ② 수요의 불확실성
③ 정보의 비대칭성                 ④ 공급의 법적 독점성

**13**

**공급의 독점성**

보건의료서비스는 국가면허를 가진 한정된 사람에게만 주어짐으로써 생산부문의 독점이 형성된다. 공급의 독점권이 형성되기 때문에 외과대학의 신설이나 의과대학의 정원 등을 시장기능에 맡길 수 없고, 국가에 의한 공급자 자격을 규정하여 관리한다.

정답 12 ② 13 ④

**14** '공급된 병상은 채워지기 마련이다'라는 표현으로 대표되며, 보건의료 부문에서 발생하는 공급에 의한 수요창출을 나타내는 용어는? 20 서울7급

① 도덕적 해이
② 역선택
③ 뢰머(Roemer)의 법칙
④ 우량재

**PLUS**

| 정보의 비대칭성 (소비자의무지) | • 소비자와 공급자 사이의 정보 비대칭<br>• 건강상태에 대한 무지, 제공되는 보건의료서비스의 내용에 대한 무지, 가격정보에 대한 무지, 치료결과에 대한 무지<br>• 소비자의 무지가 존재하기 때문에 발생한다. |
|---|---|
| 공급자 | • 공급자의 도덕적 해이가 발생한다.<br>• 공급에 의한 유인수요가 발생한다. |
| 대책 | 동의서 법적 의무화 |
| 세이의 법칙 | "공급이 수요를 창출한다(Supply creates its own demand)." |
| 뢰머의 법칙 | "공급된 병상은 채워지기 마련이다(Beds supplied are filled)." |

**15** 코로나바이러스감염증-19 유행을 막기 위해 사회적 거리두기 캠페인을 시행하고 있는 것은 보건의료서비스의 사회경제적 특성 중 무엇과 관련있는가? 20 경남

① 공공재
② 투자재
③ 예측불가능성
④ 외부효과

**PLUS**

| 외부효과 | • 공급자의 이익이나 손해와는 관계없이 타인(소비자나 여타 사회구성원)에게 이익을 주거나 손해를 주는 것을 말한다.<br>• 감염성 질환에 대한 예방 및 치료는 감염병 감염경로를 차단하므로 예방접종을 받지 않은 다른 사람들에게도 큰 영향을 미친다. 총인구 중 상당비율의 사람들이 특정질환에 대한 면역력을 가지면 다른 사람들도 감염될 위험이 적기 때문이다<br>• 공중보건사업은 대부분 외부효과를 가진다. 그러므로 생산 및 소비는 순수하게 시장기능에만 맡겨놓을 수 없고 정부의 개입이 필요하다.<br>예 전염병 유행, 예방접종, 간접흡연, 공해유발 사업 |
|---|---|

**16** 감염병의 유행을 차단하기 위해 정부가 적극적으로 예방접종사업을 실시하는 것과 관련 있는 보건의료서비스의 특징은 무엇인가? 20 대구

① 정보의 비대칭성      ② 외부효과

③ 수요의 불확실성      ④ 비탄력성

**17** 다음 중 보건의료서비스의 사회경제적 특징에 대한 설명으로 옳지 않은 것은? 20 울산

① 보건의료서비스는 소비재면서 투자재이다.

② 조류독감 확산 방지를 위한 공중보건학적 조치들은 공공재적 성격을 가진다.

③ 전염병 유행, 예방접종, 간접흡연, 공해유발 사업, 의사유인수요 등은 대표적인 외부효과의 예이다.

④ 보건의료서비스는 인간의 생존에 필수적이며, 인간이 인간다운 생활을 하기 위해 반드시 향유해야 하는 재화로서 우량재적 성격을 가진다.

**18** 보건의료서비스의 사회경제적 특징으로 옳지 않은 것은? 20 충북

① 우량재

② 개별적 수요의 예측가능성

③ 수요와 공급의 비탄력성

④ 정보의 비대칭성

해설

**17**
전염병 유행, 예방접종 간접흡연, 공해유발 사업은 외부효과의 예이고 의사유인수요는 정보의 비대칭성으로 인해 나타나는 현상이다.

**18**
개인적인 수준에서 질병의 발생 여부 및 시점, 그로 인한 진료의 결과 및 진료비의 발생규모 등은 대부분 예측이 불가능하다. 질병이 발생하더라도 개인 또는 가계 경제에 막대한 영향을 미칠 비용도 미리 예측할 수 없다.

정답   16 ②   17 ③   18 ②

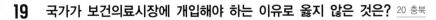

**19** **국가가 보건의료시장에 개입해야 하는 이유로 옳지 않은 것은?** 20 충북

① 시장실패로 인한 문제점 극복을 위해 정부가 규제정책과 추진정책 실시한다.

② 건강은 생존권적 기본권의 하나로 국가가 보장할 책임이 있다.

③ 건강의 영향요인은 주로 개인적 요인에 의해 영향을 받는다.

④ 보건의료의 잠재적 유효성이 매우 크다.

**PLUS**

**보건의료에 대한 국가개입의 필요성**

| | | |
|---|---|---|
| 보건의료서비스에 대한 국가의 개입 | 시장실패 (Market Failure) | 건강은 공공재적 성격을 가지고 있기 때문에 정부가 개입하지 않고 시장경쟁의 상태를 유지하면 구매력을 가진 사람만 이용하여 시장기능이 실패하게 된다. 자유로운 시장기구가 자원의 효율적 배분을 실현하지 못하는 현상으로 보건의료서비스의 사회·경제적 특성으로 인한 시장실패가 발생한다. 시장실패로 인한 문제점 극복을 위해 정부가 규제정책과 촉진정책을 실시해야 한다. |
| | 건강의 총체적 특성 | 보건의료의 잠재적 유효성이 매우 크다. |
| | 다차원적인 건강영향요인 | 건강은 정치적·경제적·사회적·물리적·문화적·개인적 요인에 의해 영향을 받으며 빈부격차 등의 사회적 요인이 계급 간의 건강불평등에 직접적으로 영향을 미친다. 또한 환경오염 및 공해 등은 개인이 통제 불가능하기 때문에 건강의 유지와 보호, 질환의 회복 등에 필요한 사회적 지원의 역할이 중요하다. |
| | 건강권의 대두 | 건강은 생존권적 기본권의 하나로 국가가 보장할 책임이 있다. |

**20** **다음 중 보건의료서비스의 사회경제적 특성으로 옳은 것은?** 21 경북

① 정보의 대칭성
② 공급자의 무지
③ 외부효과
④ 지위재

**20**
보건의료서비스의 사회경제적 특성
• 소비자의 무지(정보의 비대칭)
• 수요의 불확실성
• 치료의 불확실성
• 외부효과
• 우량재(가치재)
• 공공재
• 공급의 독점성
• 비탄력성
• 수요와 공급의 일치
• 수요와 공급의 시간적 불일치
• 소비재 요소와 투자재 요소의 혼재

**정답** 19 ③ 20 ③

**21** 〈보기〉에서 설명하는 보건의료의 사회경제적 특성으로 가장 옳은 것은?

21 서울

해설

> 〈보기〉
> 국가는 모든 국민들에게 지불 용의와 능력에 관계없이 기본적인 보건의료를 제공함으로써 국민들의 건강권을 보장해야 한다.

① 정보의 비대칭성　　　　② 외부효과
③ 공급의 독점성　　　　　④ 가치재

**PLUS**

| | 교육, 주택, 의료 등 |
|---|---|
| 우량재<br>(Merit<br>Goods,<br>가치재) | • 인간의 생존에 필수적이며, 인간이 인간다운 생활을 하기 위해 반드시 향유해야 하는 재화를 의미하는데, 의식주와 기초교육이 대표적이다.<br>• 소비를 통해 국민, 개인뿐만 아니라 국가 전체에도 장기적 편익을 가져다주는 재화이며, 민간부문에서의 생산량이 이윤극대화 논리에 따라 사회적인 최적의 수준에 미치지 못하여 정부가 직접 공급에 개입하는 재화를 말한다(교육, 주택, 의료 등). 적절한 보건의료서비스를 통하여 건강을 보호한다는 것은 질병의 파급효과를 줄이게 되며 그 혜택은 당사자뿐만 아니라 그 가족 혹은 사회전체에 돌아가기 때문에 우량재적 성격을 지닌다.<br>• 우량재의 공급을 시장에 맡겨두면 구매능력이 없는 계층은 소외되어 인간다운 생활이 불가능하기 때문에 사회정의와 형평성의 실현을 위해 정부가 적극적으로 개입해야 한다. |

**22** 보건의료서비스 특성 중 건강보험제도 도입의 근거가 되는 것은? 21 울산

① 외부효과　　　　　　　② 치료의 불확실성
③ 지식의 비대칭성　　　　④ 수요의 불확실성

**PLUS**

① 외부효과: 공급자의 이익이나 손해와는 관계없이 타인(소비자나 여타 사회구성원)에게 이익을 주거나 손해를 주는 것을 말한다. **예** 감염병 유행, 예방에 의한 유행병 차단
② 치료의 불확실성: 질병발생 이후 치료절차와 치료결과의 예측이 명확하지 않다. 치료 결과의 불확실성으로 인해 환자들에게는 의료서비스의 질적·양적 향상에 대한 욕구가 존재한다.
③ 지식의 비대칭성: 의료시장은 소비자와 공급자 간의 정보가 불균등하게 분포되어 있어 소비자의 무지가 존재한다. 건강상태에 대한 무지, 제공되는 보건의료서비스의 내용에 대한 무지, 가격정보에 대한 무지, 치료결과에 대한 무지가 있다. 제공되는 서비스의 종류나 범위의 선택에서 소비자는 공급자인 의료인에게 의존할 수밖에 없다. **예** 의사에 의한 유인수요 발생
④ 수요의 불확실성: 개인적인 수준에서 질병의 발생 여부 및 시점, 그로 인한 진료의 결과 및 진료비의 발생규모 등은 대부분 예측이 불가능하다. 질병이 발생하더라도 개인 또는 가계경제에 막대한 영향을 미칠 비용도 미리 예측할 수 없다. 이러한 수요의 불확실성과 불규칙성에 집단적으로 대응하기 위한 경제적 수단으로 의료보험을 갖게 되며 보험을 통하여 미래의 불확실한 큰 손실을 현재의 확실한 적은 손실로 대체한다.

정답 21 ④　22 ④

## 23 다음에 해당하는 보건의료서비스의 사회경제적 특성은? 24 기출

> 의료공급자가 수요자의 선한 대리인의 역할을 하지 않아서 나타나는 현상

① 공급의 독점
② 의사의 유인수요
③ 치료의 불확실성
④ 소비재와 투자재의 혼재

### PLUS

| | |
|---|---|
| 보건의료 소비자의 무지(정보의 비대칭) 17. 대구 17. 경북·광주 24기출 | • 보건의료서비스의 제공에는 소비자 무지가 존재한다. 병이 났을 때 어떤 종류의 병이며, 어떤 치료를 받아야 하는지에 대한 지식이 보건의료서비스의 공급자에게 편중되어 있다. 그렇기 때문에 제공되는 서비스의 종류나 범위의 선택에서 소비자는 공급자인 의료인에게 크게 의존할 수밖에 없다. <br> • 소비자 무지는 의사가 환자의 의료 수요를 유발하는 직접적 원인이 되기도 하며, 따라서 보건의료부문에 '공급이 수요를 창출한다'는 고전 경제학에서의 Say's Law(세이의 법칙)이 적용되는 기틀이 되기도 한다. |
| 치료의 불확실성 | • 치료 결과의 불확실성이다. <br> • 양질의 보건의료서비스에 대한 국민의 욕구는 치료의 불확실성에서 비롯되는 것으로써 정부나 민간 의료기관으로 하여금 규제나 통제 혹은 의료기관 간의 규제적 경쟁을 통하여 질적인 측면에서 적절한 대응을 하도록 유도해야 한다. <br> • 치료의 불확실성과 관련하여 공급자인 의료 제공자가 명심해야 할 사항은 의료인은 환자에게 치료결과의 불확실성에 관하여 정확히 인지시켜야 할 의무가 있다는 것이다. |
| 공급의 법적 독점 (경쟁제한) | • 다른 재화와는 달리 보건의료서비스는 그 생산권이 한정된 면허권자에게만 주어짐으로써 생산 부문에서 독점이 형성되어 있다. <br> • 생명을 다루는 서비스이기 때문에 일정 수준 이상의 자격과 훈련 기간을 습득한 사람들만이 서비스 제공을 할 수 있게 하는 것이 의사를 비롯한 의료 인력 면허제의 본질이다. <br> • 이러한 면허제에 입각한 공급자 자격의 제한은 법이 인정하는 독점이기 때문에 법적 독점이라 고도 하며, 보건의료부문에 경쟁 시장이 존재하기 어려운 제도적 원인이 된다. |
| 소비적 요소와 투자적 요소의 혼재 | 보건의료의 이용 그 자체가 소비 행위이며, 이 소비 행위로 인하여 사람이 건강해지면 근로능력이 향상되고 생산성이 높아져 보건의료는 한편으로 투자적 요소가 되는 것이다. 그러므로 보건의료는 소비적 요소와 투자적 요소가 같이 존재한다. |

**제2절** **보건의료서비스의 질 관리**

**01** 의료의 질 평가 접근 방법 중 구조평가에 해당하는 것은? 18 강원

① 면허제도
② 만족도
③ 이용도조사
④ 동료심사

**02** 도나베디언의 질 평가 모형과 사례가 가장 옳게 연결된 것은? 18 서울

① 구조 - 의무기록 조사
② 구조 - 환자만족도 조사
③ 과정 - 동료검토
④ 결과 - 의료이용량 조사(utilization review)

**03** 보건의료서비스의 질 평가에서 과정적 접근방법으로 옳은 것은? 18 부산

① 신임제도
② 고객만족도 조사
③ 면허증제도
④ 임상진료지침

**04** 보건의료서비스의 질을 평가할 때 과정적 측면에 해당하지 않는 것을 모두 고른 것은? 18 인천

| 가. 보수교육 | 나. 면허제도 |
|---|---|
| 다. 임상진료지침 | 라. 자격부여제도 |
| 마. 사망률 평가 | |

① 가, 다
② 나, 라
③ 마
④ 나, 라, 마

---

**해설**

**01**

| 지표 | 의료의 질 평가 |
|---|---|
| ① 면허제도 | 구조평가 |
| ② 만족도 | 결과평가 |
| ③ 이용도조사 ④ 동료심사 | 과정평가 |

**02**

| 지표 | 의료의 질 평가 |
|---|---|
| ① 면허제도 | 구조평가 |
| ②환자만족도 조사 | 결과평가 |
| ③ 의무기록 조사 동료검토(동료심사(PPO)와 같은 것) ④ 의료이용량 조사(utilization review) | 과정평가 |

**03**

| 지표 | 의료의 질 평가 |
|---|---|
| ① 신임제도 ③ 면허증제도 | 구조평가 |
| ②고객만족도 조사 | 결과평가 |
| ④ 임상진료지침 | 과정평가 |

**04**

| 지표 | 의료의 질 평가 |
|---|---|
| 나. 면허제도 라. 자격부여제도 | 구조평가 |
| 가. 보수교육 다. 임상진료지침 | 과정평가 |
| 마. 사망률 평가 | 결과평가 |

**정답** 01 ① 02 ③
03 ④ 04 ④

**05** 도나베디안의 의료의 질평가 내용 중 과정평가에 해당하지 않는 제도는?

19 경기

① 신임제도  ② 의료이용도 조사
③ 보수교육  ④ 임상진료지침

**06** 의료의 질 평가 중 내부·외부 평가와 같은 단계에 시행될 수 있는 활동은?

19 부산

① 신임제도  ② 면허제도
③ 의료이용도 조사  ④ 신체기능 상태

┌─ PLUS ─────────────────────────────────────┐

| 내부·외부평가 | • 과정적 평가<br>• 내부평가는 의료기관이 자발적으로 관리하는 활동이며, 외부평가는 전문가협회, 교육기관, 법적기구, 연구 집단 등 기관 외부에 있는 단체들이 평가자가 된다.<br>※ 출처: 보건행정학교재편찬위원회, 보건행정학, 에듀팩토리 2018. p.71. |
| --- | --- |

└────────────────────────────────────────────┘

**07** 질 평가의 (ㄱ) 구조적 측면, (ㄴ) 결과적 측면의 연결이 옳은 것은? 19 인천

| | (ㄱ) | (ㄴ) |
| --- | --- | --- |
| ① | 동료심사 | 보수교육 |
| ② | 면허제도 | 의료이용도 조사 |
| ③ | 자격증 발급제 | 환자만족도 조사 |
| ④ | 의무기록조사 | 회복률 평가 |

┌─ PLUS ─────────────────────────────────────┐

| 지표 | 의료의 질 평가 |
| --- | --- |
| 면허제도<br>자격증 발급제 | 구조평가 |
| 동료심사<br>보수교육<br>의료이용도 조사<br>의무기록조사 | 과정평가 |
| 환자만족도 조사<br>회복률 평가 | 결과평가 |

└────────────────────────────────────────────┘

**해설**

**05**

| 지표 | 의료의 질 평가 |
| --- | --- |
| ① 신임제도 | 구조평가 |
| ② 의료이용도 조사<br>③ 보수교육<br>④ 임상진료지침 | 과정평가 |

**06**

| 지표 | 의료의 질 평가 |
| --- | --- |
| ① 신임제도<br>② 면허제도 | 구조평가 |
| ③ 의료이용도 조사 | 과정평가 |
| ④ 신체기능 상태 | 결과평가 |

PART

**02**

**정답** 05 ① 06 ③ 07 ③

**08** 도나베디안(Donabedian)은 보건의료서비스 생산을 구조, 과정, 결과의 3가지 측면에서 접근방법을 제안하였다. 도나베디안(Donabedian)이 제안한 보건의료서비스의 질 평가 접근방법 중 과정적 접근으로 옳은 것은? 19 서울(7급)

① 신임제도　　　　② 면허제도
③ 진료결과 평가　　④ 의료이용도 조사

**해설**

**08**

| 지표 | 의료의 질 평가 |
|---|---|
| ① 신임제도 ② 면허제도 | 구조평가 |
| ③ 진료결과 평가 | 결과평가 |
| ④ 의료이용도 조사 | 과정평가 |

**09** Donabedian의 보건의료서비스 질 관리 중 구조적 평가에 해당하는 것은? 19 경북

| 가. 신임제도 | 나. 임상진료지침 |
|---|---|
| 다. 자격증 또는 면허제도 | 라 의료기관인증제도 |

① 가, 나, 다　　② 나, 다, 라
③ 가, 나, 라　　④ 가, 다, 라

**09**

| 지표 | 의료의 질 평가 |
|---|---|
| 가. 신임제도 다. 자격증 또는 면허제도 라. 의료기관인증제도 | 구조평가 |
| 나. 임상진료지침 | 과정평가 |

**10** Donabedian의 의료의 질 평가 중 구조평가에 해당하는 것은? 20 호남권

① 면허제도　　　② 의료이용도조사
③ 환자 만족도　　④ 동료심사

**10**

| 지표 | 의료의 질 평가 |
|---|---|
| ① 면허제도 | 구조평가 |
| ② 의료이용도 조사 ④ 동료심사 | 과정평가 |
| ③ 환자 만족도 | 결과평가 |

**11** 보건의료서비스 질 관리 방법 중 의료기관에서 환자 입원의 타당성, 재원기간의 적절성, 과잉·과소진료 여부를 평가하는 접근법은? 20 서울7급

① 구조적 접근　　② 과정적 접근
③ 결과적 접근　　④ 간접규제

**11**

| 구조평가 | 보건의료 인력, 장비, 시설, 재정 정책 등 |
|---|---|
| 과정평가 | 보건의료서비스가 제공되는 과정에 대한 평가 |
| 결과평가 | 서비스 제공이후 결과 평가(효과성, 회복률, 만족도 등) |

**정답** 08 ④　09 ④
10 ①　11 ②

**12** 의료의 질 평가를 위한 접근 중 과정평가에 해당하는 것은? 20 대전

① 의료기관 신임제도

② 의무기록조사

③ 만족도조사

④ 면허 및 자격증 발급 실태 평가

**13** 의료의 질 평가를 위한 접근 방법 중 구조(structure) 측면에 중점을 두는 제도는? 21 경기

① 면허제도　　　　　② 의료이용도 조사

③ 임상진료지침　　　④ 의료감사

**14** 의료서비스의 질 평가과정 중 구조평가에 해당하는 것은 무엇인가?

① 의료이용도조사

② 투입된 시설, 장비, 인력의 적절성

③ 환자 만족도

④ 의무기록조사

**15** 의료서비스의 질 관리 접근방법 중 과정적인 질 관리에 해당하지 않는 것은? 21 경기7급

① 의료인에 대한 면허제도 실시와 일정 수준 이상의 자격을 갖추도록 한다.

② 의료서비스의 적정수준과 강도, 비용으로 제공되었는지를 조사한다.

③ 진료행위가 설정된 지침에 따라 수행되었는지 검토한다.

④ 신의료기술이나 신지식 등 보건의료전문인들이 시대에 뒤떨어지지 않게 하기 위해 보수교육을 실시한다.

---

**해설**

**12**

| 지표 | 의료의 질 평가 |
|---|---|
| ① 의료기관 신임제도<br>④ 면허 및 자격증 발급 실태 평가 | 구조평가 |
| ② 의무기록조사 | 과정평가 |
| ③ 만족도조사 | 결과평가 |

**13**

| 지표 | 의료의 질 평가 |
|---|---|
| ① 면허제도 | 구조평가 |
| ② 의료이용도 조사<br>③ 임상진료지침<br>④ 의료감사 | 과정평가 |

**15**

의료인에 대한 면허제도 실시와 일정 수준 이상의 자격을 갖추도록 한다. → 구조적인 질관리

### [제3절] 우리나라의 질 관리 정책

**01** 의료의 질과 환자 안전수준을 제고하기 위해 의료기관을 대상으로 각종 평가업무를 수행하는 기관은? 18 경기

① 의료기관진흥원
② 의료기관평가인증원
③ 건강보험심사평가원
④ 한국보건산업진흥원

**02** 우리나라 의료기관 인증제도에 대한 설명으로 가장 옳지 않은 것은? 18 서울

① 의료기관 인증제는 모든 의료기관을 대상으로 하고 있으며, 모든 의료기관은 3년마다 의무적으로 인증신청을 하여야한다.
② 요양병원은 의무적으로 인증신청을 하도록 의료법에 명시되어 있다.
③ 상급종합병원으로 지정받고자 하는 병원급 의료기관은 인증을 받아야 한다.
④ 전문병원으로 지정받고자 하는 병원급 의료기관은 인증을 받아야 한다.

**03** 의료기관 인증제도에 대한 설명으로 옳지 않은 것은? 18 제주

① 인증등급은 인증, 조건부인증, 불인증으로 구분한다.
② 인증의 유효기간은 3년이다.
③ 조건부인증의 유효기간은 1년이다.
④ 조건부인증을 받은 의료기관의 장은 유효기간 내에 보건복지부령으로 정하는 바에 따라 재인증을 받아야 한다.

> **PLUS**
>
> 의료기관 인증기준 및 방법(의료법 제58조의3)
> ① 의료기관 인증기준은 다음 각 호의 사항을 포함하여야 한다.
>   1. 환자의 권리와 안전
>   2. 의료기관의 의료서비스 질 향상 활동
>   3. 의료서비스의 제공과정 및 성과
>   4. 의료기관의 조직·인력관리 및 운영
>   5. 환자 만족도
> ② 보건복지부장관은 인증을 신청한 의료기관에 대하여 제1항에 따른 인증기준의 충족 여부를 평가하여야 한다. ③ 보건복지부장관은 제2항에 따라 평가한 결과와 인증등급을 지체 없이 해당 의료기관의 장에게 통보하여야 한다.

---

**해설**

**01**
의료기관평가인증원: 의료기관 인증제도 및 의료기관을 대상으로 실시하는 각종 평가 업무를 통합·수행하여 의료의 질과 환자안전 수준을 제고함으로써 국민 건강의 유지·증진에 기여하기 위하여 설립되었다.

**02**
의료기관 인증제도는 병원급 의료기관을 대상으로 자율신청에 의해 시행하고 있으며, 인증기간은 4년이다.
※ "③ 상급종합병원으로 지정받고자 하는 종합병원급 의료기관은 인증을 받아야 한다."로 수정해야 맞는 내용이다. 이 문제에 대해 ③도 오답으로 인정해달라는 이의제기가 있었으나 인정되지 않았다. ③의 설명에 오류점은 있으나 문제의 포인트는 "인증제도"에 대한 설명으로 옳지 않은 것을 찾는 것이다. 그러한 부분을 생각한다면 오류가 있어도 정답을 선택하는데 어려움은 없어야 한다.

**03**
인증의 유효기간은 4년으로 한다.

---

④ 인증등급은 인증, 조건부인증 및 불인증으로 구분한다.
⑤ 인증의 유효기간은 4년으로 한다. 다만 조건부인증의 경우에는 유효기간을 1년으로 한다.
⑥ 조건부인증을 받은 의료기관의 장은 유효기간 내에 보건복지부령으로 정하는 바에 따라 재인증을 받아야 한다.
⑦ 제1항에 따른 인증기준의 세부 내용은 보건복지부장관이 정한다.

**04** 우리나라의 의료기관 인증제도에 대한 설명으로 옳은 것은? 18 대구

① 의료기관의 장은 인증을 받고자 하는 경우 자율적으로 신청할 수 있다.
② 인증등급은 인증, 조건부인증으로 구분한다.
③ 필수항목에서 '하'가 1개 이상이면 조건부인증에 해당한다.
④ 인증등급에 이의가 있는 의료기관은 통보받은 날로부터 지체 없이 인증등급 이의신청을 해야 한다.

**04**
① 병원급 의료기관은 인증을 받고자 하는 시기를 정하여 자율적으로 인증조사를 신청할 수 있다.
② 인증등급은 인증, 조건부인증, 불인증으로 구분한다.
③ 필수항목에서 '하'가 1개 이상이면 불인증에 해당한다.
④ 인증등급에 이의가 있는 의료기관은 통보받은 날로부터 30일 이내에 인증등급 이의신청을 할 수 있다.

**05** 의료기관 평가인증제도에 대한 내용으로 옳지 않은 것은? 19 대구

① 종합병원급 의료기관의 자율신청에 의해 조사를 시행한다.
② 인증등급은 인증, 조건부 인증, 불인증의 3개 등급으로 분류된다.
③ 인증의 유효기간은 4년이다.
④ 필수항목에서 '하'가 1개 이상인 경우 불인증에 해당된다.

**05**
의료기관 평가인증제도는 '병원급' 의료기관의 자율신청에 의해 조사를 시행한다.

**06** 의료기관이 보건의료서비스 제공과정에서 의료의 질 향상을 위해 자발적·지속적으로 노력하도록 의료기관 인증제도를 시행하고 있다. 우리나라 「의료법」상 의료기관 인증기준의 내용으로 가장 옳지 않은 것은? 19 서울7급

① 의료인의 권리와 안전
② 의료기관의 의료서비스 질 향상 활동
③ 의료서비스의 제공과정 및 성과
④ 의료기관의 조직·인력관리 및 운영

**06**
「의료법」상 의료기관 인증기준의 내용으로 포함되어야 할 사항
• 환자의 권리와 안전
• 의료기관의 의료서비스 질 향상 활동
• 의료서비스의 제공과정 및 성과
• 의료기관의 조직인력의 관리 및 운영
• 환자의 만족도

**정답** 04 ① 05 ① 06 ①

**07** 의료기관 인증기준의 평가영역에 해당하지 않는 것은? 19 울산

① 기본가치체계　　　　　　② 환자진료체계

③ 성과관리체계　　　　　　④ 의료전달체계

---

**PLUS**

**의료기관인증기준의 평가영역**

| 기본가치체계 | 환자 안전 보장활동 |
|---|---|
| 환자진료체계 | 진료전달체계와 평가, 환자진료, 의약품관리, 수술 및 마취진정관리, 환자권리존중 및 보호 |
| 조직관리체계 | 질 향상 및 환자안전활동, 감염관리, 경영 및 조직운영, 인적자원관리, 시설 및 환경관리, 의료정보/의무기록 관리 |
| 성과관리체계 | 성과관리 |

---

**08** 다음 중 의료기관 인증기준에 해당하지 않는 것은? 20 경기

① 의료기관 조직인력의 관리 및 운영

② 환자의 권리와 안전

③ 의료기관의 재무건전성

④ 의료서비스의 제공과정 및 성과

---

**PLUS**

| 의료기관 인증기준 「의료법」 제58조3 | • 환자의 권리와 안전<br>• 의료기관의 의료서비스 질 향상 활동<br>• 의료서비스의 제공과정 및 성과<br>• 의료기관의 조직인력의 관리 및 운영<br>• 환자의 만족도 |
|---|---|

---

**09** 다음 중 의료기관 인증제도에 대한 설명으로 옳지 않은 것은? 20 대구

① 조사 및 평가 결과에 따라 인증, 조건부인증, 불인증의 3개 등급으로 분류된다.

② 인증기준 평가영역은 3개의 영역으로 구분된다.

③ 의료기관이 모든 의료서비스 제공 과정에서 환자의 안전보장과 적정수준의 질을 달성하여 필수항목에 '하'가 없어야 인증등급을 받을 수 있다.

④ 필수항목에서 '하'가 1개 이상이면 불인증 판정을 받는다.

의료기관 인증평가제도

| 인증기준 | • 평가영역: 4개 영역(기본가치, 환자진료, 지원체계, 성과관리체계)<br>• 「의료법」 제58조3(의료기관 인증기준 및 방법 등)의 1항의 사항 포함<br> – 환자의 권리와 안전<br> – 의료기관의 의료서비스 질 향상 활동<br> – 의료서비스의 제공과정 및 성과<br> – 의료기관의 조직인력의 관리 및 운영<br> – 환자의 만족도 |
|---|---|
| 인증등급 | 의료기관에 대한 조사 및 평가 결과에 따라 인증, 조건부 인증, 불인증의 3개 등급으로 분류한다. |
| 인증 | 해당 의료기관이 모든 의료서비스제공 과정에서 환자의 안전보장과 적정수준의 질을 달성하였음을 의미(인증유효기간: 4년) – 필수항목에서 '하'가 없음 |
| 조건부인증 | 질 향상을 위해 노력하였으나 일부 영역 에서 인증수준에는 다소 못 미치는 기관으로서 향후 부분적 노력을 통해 인증을 받을 수 있는 가능성이 있음을 의미(유효기간 1년) – 필수항목에서 '하'가 없으면서 조사항목 평균점수가 인증과 불인증에 해당하지 않는 모든 경우 |
| 불인증 | 기준 충족률이 60% 미만인('하') 영역이 1개 이상 있는 경우 – 필수항목에서 '하' 1개 이상 |

**10** 의료기관의 시설, 구조, 인력, 서비스 등을 평가하여 의료기관으로 하여금 환자안전과 의료의 질 향상을 위한 자발적이고 지속적인 노력을 유도하여 의료소비자에게 양질의 의료서비스를 제공하기 위해서 현재 우리나라에서 시행하고 있는 제도는 무엇인가? 21 강원

① 심사평가제도
② 의료기관 인증제도
③ 요양기관심사제도
④ 평원표준화심사제도

**11** 우리나라의 의료기관 인증제도에 대한 설명으로 옳지 않은 것은? 21 경기

① 의료기관 조건부 인증의 유효기간은 2년이다.
② 의료기관 인증제도는 보건복지부가 주관한다.
③ 의료기관 인증기준에 의료서비스 제공과정 및 성과를 포함한다.
④ 의료기관 인증기준에 의료서비스 질 향상 활동을 포함한다.

**12** 다음 중 의료기관 인증기준에 포함되어야 하는 항목이 아닌 것은? 21 경남

① 환자의 권리와 안전
② 의료기관의 질 향상 활동
③ 의료기관의 조직인력의 관리 및 운영
④ 의료기관의 조직인력의 만족도

**해설**

**10**
의료기관 인증제도는 의료기관으로 하여금 환자안전과 의료의 질 향상을 위한 자발적이고 지속적인 노력을 유도하여 의료소비자에게 양질의 의료서비스를 제공하기 위한 제도이다. 인증제는 순위를 정하는 상대평가와는 달리, 의료기관의 인증기준 충족 여부를 조사하는 절대평가의 성격을 가진 제도로, 공표된 인증조사 기준의 일정수준을 달성한 의료기관에 대하여 4년간 유효한 인증마크를 부여하는 제도이다.

**정답** 10 ② 11 ① 12 ④

해설

PLUS

| 「의료법」 제58조3 (의료기관 인증기준 및 방법 등)의 1항의 사항 포함 | • 환자의 권리와 안전<br>• 의료기관의 의료서비스 질 향상 활동<br>• 의료서비스의 제공과정 및 성과<br>• 의료기관의 조직인력의 관리 및 운영<br>• 환자의 만족도 |
|---|---|

**13** 의료기관인증제도에 대한 설명으로 옳지 않은 것은? 21 경기7급

① 환자의 권리와 안전에 관한 사항을 포함하여야 한다.
② 인증등급은 인증, 조건부인증, 불안증으로 분류한다.
③ 인증의 유효기간은 3년이다.
④ 요양병원의 인증은 법으로 정하고 있다.

**14** 「의료법」상 의료기관 인증기준 및 방법에 대한 설명으로 가장 옳지 않은 것은? 22 서울

① 인증기준에 환자의 권리와 안전, 환자 만족도 등을 포함한다.
② 인증등급은 인증, 조건부인증 및 불인증으로 구분한다.
③ 인증의 유효기간은 5년이며, 조건부인증의 유효기간은 1년이다.
④ 조건부인증은 유효기간 내에 보건복지부령에 따라 재인증을 받아야 한다.

**15** 「의료법」상 의료기관 인증제도에 대한 설명으로 옳은 것은? 23 보건직

① 의료기관의 인증신청은 의무적이다.
② 의료기관인증위원회의 위원장은 보건복지부차관이다.
③ 인증의 유효기간은 3년이며, 조건부인증의 유효기간은 1년이다.
④ 의료기관 인증 평가 결과에 대한 이의신청은 평가 결과를 통보받은 날부터 90일 이내에 하여야 한다.

**13**
인증의 유효기간은 4년이다.

**15**
① 병원급 의료기관은 인증을 받고자 하는 시기를 정하여 자율적으로 인증조사를 신청할 수 있다.
③ 인증의 유효기간은 4년으로 한다. 다만 조건부인증의 경우에는 유효기간을 1년으로 한다.
④ 인증등급에 이의가 있는 의료기관은 통보받은 날로부터 30일 이내에 인증등급 이의 신청을 할 수 있다

정답 13 ③ 14 ③ 15 ②

제1절 **보건의료체계의 이해**

**01** 보건의료체계의 하부구성요소와 내용의 연결이 옳지 않은 것은? <u>18 경북</u>

① 보건의료자원 – 시설, 인력, 안경
② 보건의료서비스 제공 – 1차 의료, 기술
③ 보건의료조직 – NGO, 국방부, 고용노동부
④ 보건의료관리 – 규제, 독재적 지도력, 의사결정

**02** WHO가 제시한 보건의료체계의 하부구성요소에 해당하는 것은? <u>18 부산</u>

| | |
|---|---|
| ㄱ. 보건의료교육 | ㄴ. 보건의료조직 |
| ㄷ. 보건의료관리 | ㄹ. 보건의료재정 |
| ㅁ. 보건의료서비스 제공 | ㅂ. 물리적·사회적 환경 |

① ㄱ, ㄴ, ㄷ, ㄹ　　② ㄴ, ㄷ, ㄹ, ㅁ
③ ㄱ, ㄹ, ㅁ, ㅂ　　④ ㄴ, ㄹ, ㅁ, ㅂ

**PLUS**
보건의료체계의 하부구성요소
보건의료자원, 보건의료조직, 보건의료관리, 보건의료재정, 보건의료서비스 제공

**03** 보건의료자원에 해당하지 않는 것으로 가장 옳은 것은? <u>20 서울</u>

① 보건의료인력　　② 보건의료시설
③ 보건의료지식　　④ 건강보험재정

**해설**

**01**
① 보건의료자원 – 시설 인력, 장비 및 물자, 지식 및 기술 / 안경은 보건의료 장비 및 물자에 해당한다.
② 보건의료서비스 제공 – 1차, 2차, 3차 의료서비스 제공 / 기술은 보건의료 자원에 해당
③ 보건의료조직 – 중앙정부, 의료보험조직, 기타정부기관, 자발적 민간단체(NGO), 민간부문. 국방부와 고용노동부는 기타정부기관으로서 국방부는 군인의 건강관리, 고용노동부는 근로자의 건강관리를 담당하고 있다.
④ 보건의료관리 – 리더십, 의사결정, 규제 / 독재적 지도력은 민주적 리더십, 참여적 리더십과 함께 지도력의 유형 중 하나이다.

**03**
보건의료자원: 보건의료인력, 보건의료시설, 보건의료장비 및 물자, 보건의료지식 및 기술

**정답** 01 ② 02 ② 03 ④

**04** 다음 중 보건의료체계의 하부구성요소 중 공공재원이 해당되는 요소는 무엇인가? 21 강원

① 보건의료자원　　　　　　② 보건의료조직
③ 보건의료서비스　　　　　④ 보건의료재정

**PLUS**

보건의료체계의 하부구성요소

| 보건의료자원 | 시설 인력, 장비 및 물자, 지식 및 기술 |
|---|---|
| 보건의료서비스 제공 | • 건강증진, 예방, 치료, 재활, 심한 불구나 치료불가능한 환자에 대한 사회 의학적 서비스<br>• 1차, 2차, 3차 의료서비스 제공 |
| 보건의료조직 | 중앙정부, 의료보험조직, 기타정부기관, 자발적 민간단체(NGO), 민간부문 |
| 보건의료재정 | 공공재원, 민간의료비, 건강보험료, 지역사회재원(기부나 자원봉사), 외국의 원조 등 |
| 보건의료관리 | 리더십, 의사결정(기획, 실행, 감시 및 평가, 정보지원 등), 규제 |

**05** 다음 중 보건의료자원의 종류에 포함되지 않는 것은? 21 경남

① 보건의료인력　　　　　　② 보건의료지식
③ 보건의료재정　　　　　　④ 보건의료시설

**05**
보건의료자원: 보건의료인력, 보건의료시설, 보건의료장비 및 물자, 보건의료지식 및 기술

**06** 다음 중 보건의료체계의 하부 구성요소의 내용으로 옳지 않은 것은? 21 부산

① 보건의료자원 – 인력, 시설, 재정
② 보건의료서비스 제공 – 1차, 2차, 3차 의료서비스
③ 보건의료조직 – 중앙정부, 민간부문
④ 보건의료관리 – 리더십, 의사결정, 규제

**06**
재정은 보건의료자원에 포함되지 않고 보건의료체계 하부구성요소로 분류한다.

**정답** 04 ④　05 ③　06 ①

**07** 세계보건기구 모델 (Kleczkowski 등, 1984)에서 국가보건의료체계의 하부구조를 형성하는 주요 구성 요소에 해당하지 않는 것은? 22 서울

① 자원의 조직적 배치　　② 의료 이용자 행태
③ 보건의료자원 개발　　　④ 보건의료서비스의 제공

해설

**PLUS**

보건의료체계의 하부구성요소

| 보건의료자원 | 시설 인력, 장비 및 물자, 지식 및 기술 |
|---|---|
| 보건의료서비스 제공 | • 건강증진, 예방, 치료, 재활, 심한 불구나 치료불가능한 환자에 대한 사회 의학적 서비스<br>• 1차, 2차, 3차 의료서비스 제공 |
| 보건의료조직 | 중앙정부, 의료보험조직, 기타정부기관, 자발적 민간단체(NGO), 민간부문 |
| 보건의료재정 | 공공재원, 민간의료비, 건강보험료, 지역사회재원(기부나 자원봉사), 외국의 원조 등 |
| 보건의료관리 | 리더십, 의사결정(기획, 실행, 감시 및 평가, 정보지원 등), 규제 |

PART

**02**

**08** 클레츠코프스키(Kleczkowski)의 국가 보건의료체계 모형에서 '보건의료자원'에 해당하는 것은? 24 지방

① 의사결정과 규제　　　② 보건의료시설과 장비
③ 공공재원과 외국원조　④ 건강보험조직과 비정부기관

**PLUS**

보건의료체계의 구성요소를 설명하는 대표적인 모형은 클레츠코브스키 등(Bogdan M. Kleczkowski, Milton I.Roemer & Albert Van Werff, 1984)이 제안하였다.

보건의료체계의 하부구성요소

| 보건의료자원 | 시설 인력, 장비 및 물자, 지식 및 기술 |
|---|---|
| 보건의료서비스 제공 | • 건강증진, 예방, 치료, 재활, 심한 불구나 치료불가능한 환자에 대한 사회 의학적 서비스<br>• 1차, 2차, 3차 의료서비스 제공 |
| 보건의료조직 | 중앙정부, 의료보험조직, 기타정부기관, 자발적 민간단체(NGO), 민간부문 |
| 보건의료재정 | 공공재원, 민간의료비, 건강보험료, 지역사회재원(기부나 자원봉사), 외국의 원조 등 |
| 보건의료관리 | 리더십, 의사결정(기획, 실행, 감시 및 평가, 정보지원 등), 규제 |

**09** 의료보장을 위한 재원조달 방법 중 '공공재원 및 준공공재원'이 아닌 것은? 24 지방

① 기부금
② 국가부채
③ 사회보험료
④ 소비세수입

해설

---

**PLUS**

**의료 보장을 위한 재원조달 방법**

1. 공공재원 및 준공공재원

| 일반조세 | 상거래이윤부과조세, 소득세, 재산세 등 |
|---|---|
| 부채 | 국내 혹은 외국에서 빌린 돈 |
| 소비세수입 | 담배나 주류의 판매에서 얻어지는 세수 |
| 사회보험 | 근로자나 고용주에게 임금의 일정률을 보험료로 강제해 조달 |
| 복권 | |

2. 민간재원

| 고용주부담 | 고용주가 보건의료비의 상당부분을 부담하는 현상<br>우리나라는 직장 건강보험의 50%를 납부 |
|---|---|
| 민간건강보험 | |
| 기부금 | 다양한 기부 형태, 특수장비 시설, 소모품 약품 등의 지원 포함 |
| 진료비본인부담 | 일부부담(본인부담정액제, 본인부담 정률제, 진료비 상한제 등) 본인전액 부담 |

---

**보건의료체계의 유형**

**01** 뢰머(Roemer)가 제시한 고도로 산업화되어 있는 나라의 보건의료체계는? 18 충북

① 자유기업형
② 복지국가형
③ 사회주의국가형
④ 개발도상국형

**01**
뢰머(M. Roemer)의 1976년 보건의료체계 분류에서 자유기업형은 고도로 산업화되어 있는 나라에서 주로 볼 수 있는 유형으로 보건의료비는 개인의 책임이며 정부의 최소 개입을 특성으로 한다. 민간의료보험 활발하게 활용되고, 의료시설의 대부분이 민간주도이다.

**02** 테리스(Terris)의 보건의료체계 유형에 해당하지 않는 것은? 18 경기

① 복지지향형
② 공적부조형
③ 의료보험형
④ 국민보건서비스형

**02**
테리스(Terris)는 보건의료체계를 공적부조형, 의료보험형, 국민보건서비스형으로 구분하였다.

**03** 뢰머(Roemer)의 매트릭스형 보건의료체계 종류에 해당하지 않는 것은?

18 경북

① 공적부조형
② 사회주의계획형
③ 포괄적 보장형
④ 자유기업형

**04** 테리스(Terris)가 분류한 보건의료체계의 유형으로 옳은 것은? 18 대구

① 자유방임형, 사회보장형, 사회주의형
② 국민보건서비스형, 사회보험형, 소비자주권형
③ 공적부조형, 의료보험형, 국민보건서비스형
④ 사회보험형, 복지지향형, 자유기업형

**05** 존 프라이(John Fry)의 보건의료체계 유형에 대한 설명으로 옳지 않은 것은? 19 전북12월

① 자유방임형, 사회보장형, 사회주의형으로 구분된다.
② 자유방임형은 의료서비스의 제공과 이용에 있어서 정부의 통제나 최소화되고, 민간부문에 의하여 자율적으로 이루어지는 형태이다.
③ 사회보장형은 개인의 자유를 존중하지만 정부가 보건의료를 국민전체에게 제공하여 국가가 국민의 건강을 책임지는 의료전달체계이다.
④ 사회주의형은 공공재로서의 보건의료개념을 구현하는 유형이다.

**06** 프라이(J. Fry)의 보건의료체계 유형 중 다음과 같은 특징을 가진 유형은? 18 부산

- 예방을 중요시하는 경향
- 자유경쟁으로 인한 자원낭비 방지
- 공공재로서의 보건의료개념의 구현
- 의료이용과 의료비의 통제 가능

① 자유방임형
② 사회보장형
③ 사회주의형
④ 복지지향형

---

**해설**

**03**
뢰머의 매트릭스형에서 정치적 차원에 따른 분류는 자유기업형, 복지지향형, 포괄적보장형, 사회주의계획형이다.

**04**
① 자유방임형, 사회보장형, 사회주의형 – John Fry
② 국민보건서비스형, 사회보험형, 소비자주권형 – OECD

**05**
사회주의는 모든 재화나 서비스가 국유이며 사적 소유를 부정하기 때문에 공공재라는 개념이 없다.

**06**
- 존 프라이(John Fry)의 보건의료체계 유형은 자유방임형, 사회보장형, 사회주의형으로 분류된다.
- 사회보장형은 개인의 자유를 존중하지만 정부가 보건의료를 국민전체에게 제공하여 국가가 국민의 건강을 책임지는 의료전달체계로, 보건의료는 사회 공유물로 여겨진다. 정부 및 사회주도에 의한 보건의료체계로 재원조달은 세금이나 의료보험으로, 의료시설은 정부와 민간에서 공급된다.

**정답** 03 ① 04 ③
05 ④ 06 ②

> **PLUS**
>
> **사회보장형의 장점**
> - 보건의료서비스의 균등한 이용을 보장하여 사회적 형평성이 높음
> - 의료이용과 의료비의 통제 가능
> - 예방을 중요시하는 경향
> - 자유경쟁으로 인한 자원낭비 방지
> - 공공재로서의 보건의료개념의 구현

**07 뢰머(Roemer)의 보건의료계 유형에 대한 설명으로 옳지 않은 것은?**

19 대구

① 자유기업형은 정부의 개입이 최소화되고 의료시설의 대부분이 민간에 의해 주도된다.
② 복지국가형은 보건의료서비스의 보편적 수혜를 기본요건으로 하며 보건의료서비스는 사회보험이나 조세에 의해 제공된다.
③ 사회주의국가형은 모든 보건의료인이 국가에 고용되고 보건의료시설도 국유화되어있다.
④ 저개발국가형은 대부분 근로자중심의 사회보험제도를 도입한다.

**08 보건의료체계의 여러 유형 중 우리나라의 의료체계에 해당하는 유형 및 방식으로 옳지 않은 것은?** 19 충남

① 프라이(Fry) - 자유방임형
② 경쟁과 규제에 따른 유형 - 경쟁위주형
③ OECD 보건의료체계유형 - 국가보건서비스형
④ 진료보수 지불방식 - 행위별수가제

> **PLUS**
>
> **우리나라 보건의료체계 유형**
>
> | OECD 보건의료체계 | 국가보건서비스형, 사회보험형, 사회주의형 중 사회보험형 |
> |---|---|
> | 프라이(Fry) 보건의료체계 | 자유방임형, 사회보장형, 사회주의형 중 자유방임형 |
> | 뢰머(Roemer) 보건의료체계 | 자유기업형, 복지지향형, 포괄적보장형, 사회주의형 중 복지지향형 |
> | 경쟁과 규제에 따른 유형 | 경쟁위주형, 경쟁과 정부규제 혼합형, 국가규제형 중 경쟁위주형 |

**07**
뢰머의 보건의료체계 유형 중 저개발국가형은 경제적 낙후로 인해 인구의 대부분이 보건의료비의 지출능력이 없는 아시아 및 아프리카 저개발국가의 보건의료체계이다. 전문보건의료인과 보건의료시설의 부족 및 지역적 편중이 크고 국민의 낮은 소득수준으로 전통의료나 민간의료에 의존하는 경향이 크다. 보건의료는 공적부조의 차원에서 다루어진다. 대부분 근로자중심의 사회보험제도를 도입하는 유형은 개발도상국형이다.

**09** 〈보기〉에서 설명하는 보건의료체계로 가장 옳은 것은? 20 서울

> 〈보기〉
> • 건강권의 개념이 보편화되어 있는 국가에서 채택하고 있는 유형이다.
> • 보건의료서비스 수혜자는 전체 국민이다.
> • 모든 보건의료서비스는 무료이며 재원은 조세에서 조달된다.

① 공적부조형
② 복지국가형
③ 의료보험형
④ 국민보건서비스형

**10** 뢰머(Roemer)의 보건의료체계 분류(1991)상 독일이 해당하는 유형은?

20 대구

① 산업화된 부국, 자유기업형
② 산업화된 부국, 복지지향형
③ 자원이 풍부한 나라, 복지지향형
④ 자원이 풍부한 나라, 포괄적보장형

**PLUS**

| 경제수준 (국민 1인당 GNP) | 정치적 요소(보건의료체계, 정책 시장개입정도) | | | |
|---|---|---|---|---|
| | 시장지향형 (Entrepreneurial & Permissive) | 복지지향형 (Welfare Oriented) | 전 국민 포괄형 (Comprehensive) | 중앙계획형 (Socialist & Centrally Planned) |
| 선진국 (산업화된부국) | 미국 | 독일, 캐나다, 일본, 노르웨이 | 영국, 뉴질랜드 | 구소련, 구동구권 |
| 개발도상국 | 태국, 필리핀, 남아프리카공화국 | 브라질, 이집트, 말레이시아 | 이스라엘, 니카라과 | 쿠바, 북한 |
| 극빈국 | 가나, 방글라데시, 네팔 | 인도, 미얀마 | 스리랑카, 탄자니아 | 중국(개혁·개방 전), 베트남 |
| 자원이 풍부한 나라 | | 리비아, 가봉 | 쿠웨이트, 사우디아라비아 | |

※ 1980년대 중반을 기준으로 선진국은 5,000달러 이상 개발도상국은 500~5,000달러, 극빈국은 500달러 이하, 자원이 풍부한 나라는 5,000달러 또는 10,000달러 이상의 나라들로 구분한다. 자원이 풍부한 나라는 매우 부유하나 선진국처럼 산업화되어 있지 않고 단지 석유 등의 천연자원 때문에 부자가 된 나라들로 빈부격차가 심하고 보건의료는 기본적으로 국가가 포괄적으로 보장해 주는 국가이다.

**해설**

**09**
OECD의 보건의료체계 유형 중 국민보건서비스형(베버리지형): 정부의 조세수입을 재원으로 전 국민에게 거의 무료의 보건 의료서비스 제공하는 유형으로 보건의료기관은 국가의 소유이다. 영국, 뉴질랜드, 이탈리아 등이 해당된다.

PART 02

**정답** 09 ④ 10 ②

**11** 뢰머(M. Roemer)의 국가보건의료체계 분류에 따를 때, 북한이 속하는 유형은? 22 지방직

① 복지지향형　　　　② 시장지향형
③ 중앙계획형　　　　④ 개발도상국형

**11**
• 뢰머의 국가보건의료체계 유형 매트릭스상 북한은 정치적 요소로 분류할 땐 중앙계획에 해당하고 경제수준으로는 개발도상국에 해당한다.
• 1976년 뢰머의 보건의료체계 분류에서는 자유기업형, 복지국가형, 저개발국형, 개발도상국형, 사회주의국가형으로 분류하였으며 북한은 사회주의국가형에 포함된다.

---

**제3절** 보건의료전달체계

**01** 의료전달체계의 목적이 아닌 것은? 23 보건직

① 건강보험의 재정 안정 도모
② 의료자원의 효율적 이용
③ 고급화된 의료서비스 제공 촉진
④ 지역 및 의료기관 간의 균형적인 발전 도모

**01**
③ 고급화된 의료서비스 제공 → 국민의료비의 상승원인

보건의료전달체계의 목적
• 의료자원의 효율성 도모
• 지역 간 의료기관의 균형적인 발전
• 국민의료비 억제
• 보험재정의 안정 도모

---

**제4절** 우리나라 보건의료체계

**01** 보건의료전달체계에 대한 설명으로 옳은 것은? 20 경기

① 감염병 위험으로부터 건강을 지키기 위해 필요 이상 과도한 투자가 필요하다.
② 도슨은 1차 의료와 2차 의료로 구분하여 단계화 방안을 제시하였다.
③ 종합병원의 환자집중은 자원의 효율적 활용을 가능하게 한다.
④ 우리나라 의원급 의료기관은 병실과 고가장비 보유가 가능하다.

**01**
① 감염병 위험으로부터 건강을 지키기 위한 투자가 필요하지만 필요 이상 과도한 투자는 옳지 않다.
② 도슨은 지역화 모델에서 인구규모와 지리적 특성을 고려하여 일정한 지리적 범위를 1차 의료, 2차 의료, 3차 의료 수준으로 계층화하여 보건의료서비스제공과 행정관리 단위로 구획을 나누었다.
③ 종합병원의 환자집중은 자원의 효율적 활용을 저해한다.

**PLUS**

**도슨의 지역화모델(1991)**

| 도슨 보고서 | 보건의료서비스 제공체계의 개념 | |
|---|---|---|
| | 1차 의료센터 | • 다양한 예방과 치료서비스 제공<br>• 가정방문서비스<br>• 주로 작은 규모의 마을 대상 서비스 제공 |
| | 2차 의료센터 | • 1차보다 전문적 서비스<br>• 대도시에 설치<br>• 1차 의료센터와의 연계체계를 갖추어 운영 |
| | 교육병원 | • 의과대학을 보유한 병원<br>• 2차 의료센터 기능까지 겸함 |
| | 부가적 서비스 | 결핵, 정신질환, 간질, 특수 감염설 질환 등을 다루는 서비스 제공기관으로 1차, 2차 의료센터와의 연계체계를 갖추어 운영 |

**정답** 11 ③ / 01 ③ / 01 ④

해설

## 제1절 보건의료자원의 이해

**01** 보건의료자원의 개발에서 의사들의 지리적 분포가 의료 필요에 상응하게 이루어지도록 하는 요소는 무엇인가? 20 경북

① 질적 수준　　　　　　② 양적 공급
③ 분포　　　　　　　　④ 효율성

**PLUS**

**보건의료자원 개발의 평가요소**

| | |
|---|---|
| 양적 공급 | • 필요한 의료서비스제공에 요구되는 의료자원의 양적 공급에 관한 과제<br>• 흔히 인구당 자원의 양으로 표시한다. |
| 질적 수준 | • 의료인력의 주요 기능 수행능력과 기술 및 지식 수준, 시설의 규모와 적정 시설 구비 정도<br>• 최근에는 건강수준이나 삶의 질 부작용 등의 결과를 질적 수준의 지표로 삼는 경향이 있다. |
| 분포 | • 인력자원의 지리적·직종 간 전문과목별 분포나 시설지원의 지리적·기능별·규모별 분포가 주민의 의료 필요에 상응하게 분포되어 있는가에 대한 과제 |
| 효율성 | • 개발된 의료자원으로 의료서비스를 얼마나 산출해 낼 수 있는가<br>• 일정한 의료서비스를 생산하기 위하여 얼마나 많은 자원이 필요한가에 대한 과제<br>• 때로는 의료자원을 개발하는데 다른 지원이 얼마나 필요한 가를 의미하기도 한다. |
| 적합성 | • 공급된 의료서비스의 역량이 대상주민의 의료필요에 얼마나 적합한가에 관한 과제 |
| 계획 | • 장래에 필요한 보건의료자원의 종류와 양을 얼마나 체계적이고 정확하게 예측하고 계획하는가 하는 문제이다. |
| 통합성 | 보건의료자원의 개발에 있어서 중요 요소인 계획 실행, 관리 등이 보건의료서비스의 개발과 얼마나 통합적으로 이루어지는가 하는 문제이다. |

**02** 다음에서 설명하는 보건의료자원에 대한 평가요소는? 22 지방직

> 2019년 우리나라 병상수는 인구 1,000명당 12.4병상으로 OECD 회원국 평균 4.4병상에 비해 약 2.8배 많았다.

① 효율성(efficiency)　　　　② 통합성(integration)
③ 양적 공급(quantity)　　　　④ 분포(distribution coverage)

정답　01 ③　02 ③

**03** 다음에서 설명하는 보건의료자원의 평가요소는? 24 지방직

> 제공된 보건의료자원이 이용자의 요구에 부합하는 보건의료서비스를 생산할
> 수 있는가를 평가한다.

① 적합성(relevance)
② 계획성(planning)
③ 양적 공급(quantity)
④ 질적 수준(quality)

**PLUS**

**보건의료자원 개발의 평가요소**

| 양적 공급 | • 필요한 의료서비스제공에 요구되는 의료자원의 양적 공급에 관한 과제<br>• 흔히 인구당 자원의 양으로 표시한다. |
|---|---|
| 질적 수준 | • 의료인력의 주요 기능 수행능력과 기술 및 지식 수준, 시설의 규모와 적정 시설<br>구비 정도<br>• 최근에는 건강수준이나 삶의 질 부작용 등의 결과를 질적 수준의 지표로 삼는<br>경향이 있다. |
| 분포 | • 인력자원의 지리적 · 직종 간 전문과목별 분포나 시설지원의 지리적 · 기능별 ·<br>규모별 분포가 주민의 의료 필요에 상응하게 분포되어 있는가에 대한 과제 |
| 효율성 | • 개발된 의료자원으로 의료서비스를 얼마나 산출 해 낼 수 있는가 또는 일정한<br>의료서비스를 생산하기 위하여 얼마나 많은 자원이 필요한가에 대한 과제<br>• 때로는 의료자원을 개발하는데 다른 지원이 얼마나 필요한 가를 의미하기도 한다. |
| 적합성 | • 공급된 의료서비스의 역량이 대상주민의 의료필요에 얼마나 적합한가에 관한<br>과제 |
| 계획 | • 장래에 필요한 보건의료자원의 종류와 양을 얼마나 체계적이고 정확하게 예측<br>하고 계획하는가 하는 문제이다. |
| 통합성 | • 보건의료자원의 개발에 있어서 중요 요소인 계획 실행, 관리 등이 보건의료서<br>비스의 개발과 얼마나 통합적으로 이루어지는가 하는 문제이다. |

---

**제2절** **보건의료자원의 종류**

**01** 「의료기사 등에 관한 법률」에 따른 의료기사로 옳지 않은 것은? 18 강원

① 임상병리사
② 영양사
③ 방사선사
④ 치과위생사

**02** 보건의료인에 대한 설명 중 가장 옳지 않은 것은? 18 서울

① 응급구조사가 되려는 사람은 보건복지부장관의 면허를 받아야 한다.

② 치과기공사가 되려는 사람은 보건복지부장관의 면허를 받아야 한다.

③ 보건교육사가 되려는 사람은 보건복지부장관의 자격증을 교부받아야 한다.

④ 간호조무사가 되려는 사람은 보건복지부장관의 자격인정을 받아야 한다.

**PLUS**

응급구조사는 보건복지부의 자격인정에 해당한다.

| 보건복지부장관의 면허취득 | • 「의료법」: 의사, 치과의사, 한의사, 간호사, 조산사<br>• 「의료기사 등에 관한 법률」: 임상병리사, 방사선사, 물리치료사, 작업치료사, 치과기공사, 치과위생사, 안경사, 보건의료정보관리사<br>• 「약사법」: 약사, 한약사<br>• 「국민영양관리법」: 영양사<br>• 「공중위생관리법」: 위생사 |
|---|---|
| 자격인정 | • 보건복지부장관의 자격인정: 전문의, 치과의사전문의, 한의사전문의, 전문간호사, 응급구조사, 보건교육사, 간호조무사<br>• 시·도지사의 자격인정: 안마사 |

**03** 보건의료인력과 그 법적 근거의 연결이 옳은 것은? 18 인천

① 의사, 약사 – 의료법

② 한의사, 조산사 – 의료법

③ 임상병리사, 간호사 – 의료기사 등에 관한 법률

④ 작업치료사, 위생사 – 의료기사 등에 관한 법률

**04** 「의료기사 등에 관한 법률」상 의료기사의 종류가 아닌 것은? 19 서울

① 방사선사  ② 작업치료사

③ 보건의료정보관리사  ④ 치과위생사

---

해설

**03**
① 의사 – 의료법/약사 – 약사법
③ 임상병리사 – 의료기사 등에 관한 법률/간호사 – 의료법
④ 작업치료사 – 의료기사 등에 관한 법률/위생사 – 공중위생관리법

**04**
「의료기사 등에 관한 법률」에 의한 의료기사는 임상병리사, 방사선사, 물리치료사, 작업치료사, 치과기공사, 치과위생사이다. 보건의료정보관리사와 안경사는 「의료기사 등에 관한 법률에서 명시하는 보건의료인이며 의료기사에 해당하지는 않는다.

**정답** 02 ①  03 ②  04 ③

**05** 「보건의료인력지원법」에 따른 보건의료인력에 해당하지 않는 것은?

20 경기

① 요양보호사　　　　② 안경사
③ 영양사　　　　　　④ 위생사

PLUS

| 「보건의료인력지원법」 | "보건의료인력"이란 다음 각 목의 면허·자격 등을 취득한 사람을 말한다.<br>가. 「의료법」에 따른 의료인 및 간호조무사<br>나. 「약사법」에 따른 약사 및 한약사<br>다. 「의료기사 등에 관한 법률」에 따른 의료기사, 보건의료정보관리사 및 안경사<br>라. 「응급의료에 관한 법률」에 따른 응급구조사<br>마. 「국민영양관리법」에 따른 영양사 등 보건의료 관계 법령에서 정하는 바에 따라 면허 자격 등을 취득한 사람으로서 대통령령으로 정하는 사람<br>　1. 「국민영양관리법」에 따른 영양사<br>　2. 「공중위생관리법」에 따른 위생사<br>　3. 「국민건강증진법」에 따른 보건교육사 |
|---|---|

**06** 〈보기〉에서 「의료법」에 따른 의료인을 모두 고른 것은? 20 서울7급

| | |
|---|---|
| ㄱ. 약사 | ㄴ. 조산사 |
| ㄷ. 임상병리사 | ㄹ. 치과의사 |
| ㅁ. 간호사 | ㅂ. 치과기공사 |
| ㅅ. 영양사 | ㅇ. 방사선사 |

① ㄱ, ㄴ, ㅂ　　　　② ㄴ, ㄹ, ㅁ
③ ㄷ, ㅁ, ㅇ　　　　④ ㄹ, ㅁ, ㅅ

PLUS

| 보건의료인력의 분류 「보건의료인력지원법」 | • 「의료법」에 의한 의료인: 의사, 치과의사, 한의사, 간호사, 간호조무사<br>• 「의료기사 등에 관한 법률」에 의한 의료기사: 임상병리사, 방사선사, 물리치료사, 작업치료사, 치과기공사, 치과 위생사<br>• 「의료기사 등에 관한 법률」: 보건의료정보관리사, 안경사<br>• 「약사법」: 약사 및 한약사<br>• 「응급의료에 관한 법률」: 응급구조사<br>• 「의료법」: 간호조무사<br>• 「국민영양관리법」: 영양사<br>• 「공중위생관리법」: 위생사<br>• 「국민건강증진법」: 보건교육사 |
|---|---|

**07** 다음 중 「의료법」에 의한 의료인으로 옳은 것은? 21 경남

① 의사, 약사, 한의사
② 의사, 간호사, 조무사
③ 의사, 치과의사, 조산사
④ 의사, 한의사, 방사선사

**08** 「의료기사 등에 관한 법률」상 의료기사에 해당하지 않는 것은? 22 지방직

① 작업치료사　　　　② 치과기공사
③ 안경사　　　　　　④ 치과위생사

**09** 「의료법」에 따른 의료법인에 대한 설명으로 옳은 것은? 20 경기

① 의료법인을 설립하려는 자는 시·도지사의 허가를 받아야 한다.
② 의료법인을 설립하려는 자는 보건복지부장관의 허가를 받아야 한다.
③ 의료법인이 재산을 처분하거나 정관을 변경하려면 보건복지부장관의 허가를 받아야 한다.
④ 의료법인은 그 법인이 개설하려는 의료기관에 필요한 시설이나 시설을 갖추는 데에 필요한 자금을 보유할 필요가 없다.

> ┌─ PLUS ─
> | 「의료법」 제48조(설립 허가 등) | 1. 제33조 제2항에 따른 의료법인을 설립하려는 자는 대통령령으로 정하는 바에 따라 정관과 그 밖의 서류를 갖추어 그 법인의 주된 사무소의 소재지를 관할하는 시·도지사의 허가를 받아야 한다.
> 2. 의료법인은 그 법인이 개설하는 의료기관에 필요한 시설이나 시설을 갖추는 데에 필요한 자금을 보유하여야 한다.
> 3. 의료법인이 재산을 처분하거나 정관을 변경하려면 시·도지사의 허가를 받아야 한다.
> 4. 이 법에 따른 의료법인이 아니면 의료법인이나 이와 비슷한 명칭을 사용할 수 없다.

**해설**

**07**
의료인이란 의사, 치과의사, 한의사, 간호사, 조산사로 「의료법」에 근거하고 있다.

**08**
- 안경사는 「의료기사 등에 관한 법률」에 따른 보건의료인력이지만 의료기사에 해당하지는 않는다.
- 보건의료인력의 분류(「보건의료인력지원법」)
  - 「의료법」에 의한 의료인: 의사, 치과의사, 한의사, 간호사, 조산사
  - 「의료기사 등에 관한 법률」에 의한 의료기사: 임상병리사, 방사선사, 물리치료사, 작업치료사, 치과기공사, 치과 위생사
  - 「의료기사 등에 관한 법률」: 보건의료정보관리사, 안경사
  - 「약사법」: 약사 및 한약사
  - 「응급의료에 관한 법률」: 응급구조사
  - 「의료법」: 간호조무사
  - 「국민영양관리법」: 영양사
  - 「공중위생관리법」: 위생사
  - 「국민건강증진법」: 보건교육사

**정답** 07 ③　08 ③　09 ①

**10** 「보건의료인력지원법」에서 규정한 보건의료인력에 해당하지 않는 것은?

22 서울

① 「의료법」에 따른 의료인 및 간호조무사
② 「국민건강증진법」에 따른 보건교육사
③ 「응급의료에 관한 법률」에 따른 응급구조사
④ 「의료기사 등에 관한 법률」에 따른 의료기사, 보건의료정보관리사 및 안경사

---

**PLUS**

| | |
|---|---|
| "보건의료인력"이란 | 가. 「의료법」에 따른 의료인 및 간호조무사<br>나. 「약사법」에 따른 약사 및 한약사<br>다. 「의료기사 등에 관한 법률」에 따른 의료기사, 보건의료정보관리사 및 안경사<br>라. 「응급의료에 관한 법률」에 따른 응급구조사<br>마. 「국민영양관리법」에 따른 영양사 등 보건의료 관계 법령에서 정하는 바에 따라 면허·자격 등을 취득한 사람으로서 대통령령으로 정하는 사람<br>4. "보건의료기관 종사자"란 제3호의 보건의료인력 외의 사람으로서 보건의료기관에서 보건의료서비스 외의 업무에 종사하는 사람을 말한다. |
| 보건의료인력(법 시행령 제2조)<br>「보건의료인력지원법」 제2조제3호마목에서 "대통령령으로 정하는 사람"이란 | 다음 각 호의 면허 또는 자격을 취득한 사람을 말한다.<br>1. 「국민영양관리법」에 따른 영양사<br>2. 「공중위생관리법」에 따른 위생사<br>3. 「국민건강증진법」에 따른 보건교육사 |

해설

**10**

※ 시험당시 가답안은 ② 보건교육사였으나 법 시행령에 보건교육사가 명시되어 있으며 이에 대한 이의제기가 받아들여져서 최종정답은 "없음"으로 처리되었다.

**정답** 10 없음

**11** 「의료법」에 다른 의사면허 취소사유에 해당하지 않는 것은? 18 호남권

① 피성년후견인·피한정후견인이 된 경우

② 3회 이상 자격 정지 처분을 받은 경우

③ 면허를 대여한 경우

④ 진료기록을 허위로 작성한 경우

**해설**

**11**
진료기록을 허위로 작성한 경우는 면허 정지사유에 해당한다.

PART
02

> **PLUS**
>
> | 의료인 면허<br>취소(의료법<br>제65조) | 보건복지부장관은 의료인이 다음 각 호의 어느 하나에 해당할 경우에는 그 면허를 취소할 수 있다. 다만 ①의 경우에는 면허를 취소하여야 한다.<br>① 법 제8조 결격사유의 어느 하나에 해당하게 된 경우(정신질환자, 마약·대마·향정신성의약품 중독자, 피성년후견인, 피한정후견인, 의료 관련 법령을 위반하여 금고 이상의 형을 선고 받고 그 형의 집행이 종료되지 아니하였거나 집행을 받지 아니하기로 확정되지 아니한 자)<br>② 자격 정지 처분 기간 중에 의료행위를 하거나 3회 이상 자격 정지 처분을 받은 경우<br>③ 제11조 제1항에(보건복지부장관은 보건의료 사책에 필요하다고 인정하면 의사, 조산사, 간호사 면허를 내줄 때 3년 이내의 기간을 정하여 특정 지역이나 특정 업무에 종사할 것을 면허의 조건으로 붙일 수 있다.) 따른 면허 조건을 이행하지 아니한 경우<br>④ 면허를 대여한 경우<br>⑤ 의료인과 의료기관의 장의 의무(일회용 주사 의료용품 재사용 금지)를 위반하여 사람의 생명 또는 신체에 중대한 위해를 발생하게 한 경우 |
> |---|---|

**12** 〈보기〉의 운영기준을 준수해야 하는 기관은? 18 서울

> • 의사는 연평균 1일 입원환자 80명까지는 2명, 80명 초과 입원환자는 매 40명마다 1명이 근무하여야 함(한의사 포함)
> • 간호사는 연평균 1일 입원환자 6명마다 1명이 근무하여야 함
> • 간호조무사는 간호사 정원의 2/3 범위에서 근무 가능함

① 요양원　　　　　　　② 병원

③ 한방병원　　　　　　④ 요양병원

**정답** 11 ④　12 ④

| **의료기관에 두는 의료인의 정원(「의료법 시행규칙」 제38조)** | • 의사<br>– 종합병원, 병원, 의원: 연평균 1일 입원환자를 20명으로 나눈 수. 외래환자 3명은 입원환자 1명으로 환산함<br>– 치과병원, 한방병원: 추가하는 진료과목당 1명<br>– 요양병원: 연평균 1일 입원환자 80명까지는 2명으로 하되 80명을 초과하는 입원환자는 매 40명마다 1명을 기준으로 함. 외래환자 3명은 입원환자 1명으로 환산함<br>• 간호사(치과의료기관의 경우 치과위생사 또는 간호사)<br>– 종합병원, 병원, 치과병원, 의원, 치과의원, 한의원: 연 평균 1일 입원환자를 2.5명으로 나눈 수. 외래환자 12명은 입원환자 1명으로 환산함<br>– 한방병원: 연평균 1일 입원환자를 5명으로 나눈 수. 외래환자 12명은 입원환자 1명으로 환산함<br>– 요양병원: 연평균 1일 입원환자 6명마다 1명을 기준으로 함(간호조무사는 간호사 정원의 3분의 2 범위 내에서 둘 수 있음). 외래환자 12명은 입원환자 1명으로 환산함 |

**13** 「의료법」에 따라 요양병원에 입원할 수 있는 사람을 모두 고른 것은?

18 교육청

| ㄱ. 만성질환자 | ㄴ. 노인성 치매환자 |
|---|---|
| ㄷ. 정신질환자 | ㄹ. 감염병환자 |

① ㄱ, ㄴ
② ㄱ, ㄷ
③ ㄴ, ㄹ
④ ㄷ, ㄹ

| **「의료법 시행규칙」 제36조(요양병원의 운영)** | ① 법 제36조제3호에 따른 요양병원의 입원 대상은 다음 각 호의 어느 하나에 해당하는 자로서 주로 요양이 필요한 자로 한다.<br>1. 노인성 질환자<br>2. 만성질환자<br>3. 외과적 수술 후 또는 상해 후 회복기간에 있는 자<br>② 제1항에도 불구하고 「감염병의 예방 및 관리에 관한 법률」 제41조 제1항에 따라 질병관리청장이 고시한 감염병에 걸린 같은 법 제2조제13호부터 제15호까지에 따른 감염병환자, 감염병의사환자 또는 병원체보유자(이하 "감염병환자등"이라 한다) 및 같은 법 제42조제1항 각 호의 어느 하나에 해당하는 감염병환자등은 요양병원의 입원 대상으로 하지 아니한다.<br>③ 제1항에도 불구하고 「정신건강증진 및 정신질환자 복지서비스 지원에 관한 법률」 제3조제1호에 따른 정신질환자(노인성 치매환자는 제외한다)는 같은 법 제3조제5호에 따른 정신의료기관 외의 요양병원 입원 대상으로 하지 아니한다. |

**해설**

**13**
만성질환자와 노인성 치매환자는 요양병원 입원 대상이다. 노인성 치매환자를 제외한 정신질환자는 정신의료기관 외의 요양병원의 입원 대상으로 하지 않는다.

**정답** 13 ①

**14** 「의료법」에 따른 간호사의 업무로 옳지 않은 것은? 20 인천

① 의료와 보건지도

② 간호판단 및 요양을 위한 간호

③ 간호 요구자에 대한 교육·상담

④ 간호조무사가 수행하는 업무보조에 대한 지도

> **PLUS**
>
> | 간호사<br>(의료법<br>제2조) | 가. 환자의 간호요구에 대한 관찰, 자료수집, 간호판단 및 요양을 위한 간호<br>나. 의사, 치과의사, 한의사의 지도하에 시행하는 진료의 보조<br>다. 간호 요구자에 대한 교육·상담 및 건강증진을 위한 활동의 기획과 수행,<br>    그 밖의 대통령령으로 정하는 보건활동<br>라. 간호조무사가 수행하는 가목부터 다목 까지의 업무보조에 대한 지도 |
> |---|---|

**15** 「의료법」의 규정 상 병원과 종합병원의 병상 기준으로 옳은 것은? 21 경남

① 20병상, 70병상　　② 30병상, 80병상

③ 30병상, 100병상　　④ 50병상, 100병상

> **PLUS**
>
> | 병원<br>(법 제3조의 2) | 병원·치과병원·한방병원 및 요양병원은 30개 이상의 병상(병원·한방병원<br>만 해당한다) 또는 요양병상(요양병원만 해당하며, 장기입원이 필요한 환자를<br>대상으로 의료행위를 하기 위하여 설치한 병상을 말한다)을 갖추어야 한다. |
> |---|---|
> | 종합병원(법<br>제3조의 3) | 100개 이상의 병상을 갖추고 100병상 이상 300병상 이하인 경우 7개 진료과<br>목, 300 병상 초과하는 경우 9개 이상의 진료과목을 갖추고 진료과목마다 전<br>속하는 전문의를 두어야 한다. |
> | 상급종합병원 | • 종합병원 중에서 중증질환에 대하여 난이도가 높은 의료행위를 전문적으로<br>  하는 종합병원을 상급종합병원으로 지정할 수 있다.<br>• 보건복지부령으로 정하는 20개 이상의 진료과목을 갖추고 각 진료과목마다<br>  전속하는 전문의를 두어야 한다. |

**16** 「의료법」에 따른 의료기관에 대한 설명으로 옳은 것은? 20 경북

① 병원은 20개 이상 100개 이하의 병상을 보유하여야 한다.

② 상급종합병원은 종합병원 중에서 보건복지부장관이 지정한다.

③ 종합병원은 중증질환에 대하여 난이도가 높은 의료행위를 전문적으로 하는 병원이다.

④ 조산원은 간호사가 조산과 임산부 및 신생아를 대상으로 보건활동과 교육·상담을 하는 의료기관이다.

해설

> **PLUS**
>
> | 병원<br>(법 제3조의 2) | 병원·치과병원·한방병원 및 요양병원은 30개 이상의 병상(병원·한방병원만 해당한다) 또는 요양병상(요양병원만 해당하며, 상기입원이 필요한 환자를 대상으로 의료행위를 하기 위하여 설치한 병상을 말한다)을 갖추어야 한다. |
> |---|---|
> | 종합병원(법 제3조의 3) | 100개 이상의 병상을 갖추고 100병상 이상 300병상 이하인 경우 7개 진료과목, 300 병상 초과하는 경우 9개 이상의 진료과목을 갖추고 진료과목마다 전속하는 전문의를 두어야 한다. |
> | 상급종합병원 | • 종합병원 중에서 중증질환에 대하여 난이도가 높은 의료행위를 전문적으로 하는 종합병원을 상급종합병원으로 지정할 수 있다.<br>• 보건복지부령으로 정하는 20개 이상의 진료과목을 갖추고 각 진료과목마다 전속하는 전문의를 두어야 한다. |

**17** 「의료법」상 우리나라 보건의료기관 시설과 인력 기준에 대한 설명으로 가장 옳은 것은? 20 서울

① 상급종합병원은 9개 이상의 진료과목이 개설되어야 한다.

② 치과병원과 요양병원은 30병상 이상의 입원시설이 필요하다

③ 100병상을 초과하는 종합병원에는 반드시 치과가 포함되어야 한다.

④ 종합병원에 설치되는 필수진료과목에는 전속하는 전문의가 있어야 한다.

**18** 「의료법」에 따라 한의사를 두어 한의과 진료과목을 추가로 운영할 수 없는 병원은? 21 서울7급

① 종합병원
② 정신병원
③ 치과병원
④ 병원

해설

**PLUS**

| 진료과목 등 (의료법 제43조) | • 병원·치과병원 또는 종합병원은 한의사를 두어 한의과 진료과목을 추가로 설치·운영할 수 있다.<br>• 한방병원 또는 치과병원은 의사를 두어 외과 진료과목을 추가로 설치·운영할 수 있다.<br>• 병원·한방병원·요양병원 또는 정신병원은 치과의사를 두어 치과 진료과목을 추가로 설치·운영할 수 있다<br>• 제1항부터 제3항까지의 규정에 따라 추가로 진료과목을 설치·운영하는 경우에는 보건복지부령으로 정하는 바에 따라 진료에 필요한 시설·장비를 갖추어야 한다.<br>• 제1항부터 제3항까지의 규정에 따라 추가로 설치한 진료과목을 포함한 의료기관의 진료과목은 보건복지부령으로 정하는 바에 따라 표시하여야 한다. 다만, 치과의 진료과목은 종합병원과 제77조제2항에 따라 보건복지부령으로 정하는 치과병원에 한하여 표시할 수 있 |
|---|---|

**19** 「의료법」상 의사와 한의사 모두가 개설할 수 있는 의료기관은? 24 지방직

① 병원
② 요양병원
③ 종합병원
④ 한방병원

**PLUS**

| 의료기관개설 해당자 (의료법 제33조) | 의사는 종합 병원·병원·요양병원·정신병원 또는 의원을, 치과의사는 치과병원 또는 치과의원을, 한의사는 한방병원·요양병원또는 한의원을, 조산사는 조산원만을 개설할 수 있다.<br>1. 의사,치과의사,한의사 또는 조산사<br>2. 국가나 지방자치단체<br>3. 의료업을 목적으로 설립된 법인(이하" 의료법인"이라 한다)<br>4. 「민법」이나 특별법에 따라 설립된 비영리법인<br>5. 「공공기관의 운영에 관한 법률」에 따른 준정부기관, 「지방의료원의 설립 및 운영에 관한 법률」에 따른 지방의료원, 「한국보훈복지의료공단법」에 따른 한국보훈복지의료공단 |
|---|---|

**정답** 18 ② 19 ②

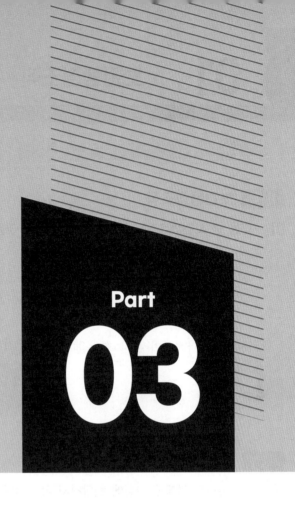

Part

# 03

# 보건의료조직

### 제1절 보건행정조직

**01** 다음 중 보건의료조직 특징으로 옳지 않은 것은? 19 호남권

① 다양한 목표를 가진다.

② 업무수행상 다양한 직종의 상호의존성이 강하다.

③ 군대조직과 같은 수직체계의 조직이어서 통제와 조정이 잘 이루어진다.

④ 자본집약적이며 투자 회수율이 낮은 편이다.

### 제2절 중앙보건행정조직

**01** 보건복지부 직제 중 4실에 해당하지 않는 것은? 18 제주

① 기획조정실　　　　　② 보건의료정책실

③ 건강정책실　　　　　④ 인구정책실

**02** 다음 중 보건복지부 소속기관에 해당하지 않는 것은? 19 경남

① 국립춘천병원

② 근로복지공단

③ 국립재활원

④ 건강보험분쟁조정위원회사무국

---

**해설**

**01**

• 보건의료조직은 통제와 조정의 어려움이 존재한다.

• 의료조직은 응급성, 위기관리의 특성 등으로 인해 군대조직과 같은 일사분란한 수직체계가 오래전부터 존재하였다. 또한 병원은 공식적 명령계통 외에 수평적 협력관계가 동시에 존재 하는 매트릭스 조직이기 때문에 병원조직의 구성원들은 전문인들의 특성인 고도의 자율성을 추구하고 민주지향적이다.

**01**

| | |
|---|---|
| 4실 | 기획조정실, 보건의료정책실, 사회복지정책실, 인구정책실 |
| 6국 | 건강보험정책국, 건강정책국, 보건산업정책국, 장애인정책국, 연금정책국, 사회보장위원회사무국 |

**02**

근로복지공단은 고용노동부 산하 공공기관이다.

**정답** 01 ③ / 01 ③ 02 ②

**03** 다음 중 보건복지부의 소속기관을 모두 고른 것은? 20 서울

> ㄱ. 국립재활원　　　　　　　ㄴ. 국립암센터
> ㄷ. 국립중앙의료원　　　　　ㄹ. 건강보험분쟁조정위원회 사무국

① ㄱ, ㄷ　　　　　　　　② ㄱ, ㄹ
③ ㄴ, ㄷ　　　　　　　　④ ㄴ, ㄹ

**04** 보건복지부 6국으로 올바른 것은? 18 경기

① 인구정책국　　　　　　　② 보건의료정책국
③ 사회복지정책국　　　　　④ 사회보장위위원회 사무국

**05** 우리나라의 보건행정조직에 대한 설명으로 옳은 것은? 18 경기

① 보건복지부직제에 노인정책국이 있다.
② 보건복지부직제에 장애인정책국이 있다.
③ 보건복지부는 보건소 인력에 대한 인사권이 있다.
④ 보건복지부는 보건소사업에 대한 예산권한이 있다.

**06** 국립중앙의료원에서 수행하는 주요기능에 해당하지 않는 것은? 18 경기

① 노인성 질환 예방 및 관리
② 국제보건의료 관련 국내외 협력
③ 장기기증 지원 및 이식관리
④ 공공보건의료에 관한 임상진료지침 개발

---

**해설**

**03**

| 보건복지부 소속기관 |
| --- |
| • 국립정신건강센터, 국립나주병원, 국립부곡병원, 국립춘천병원, 국립공주병원, 국립소록도병원, 국립재활원<br>• 국립장기조직혈액관리원, 오송생명과학단지지원센터, 국립망향의동산관리원, 건강보험분쟁조정위원회사무국, 첨단재생의료 및 첨단바이오의약품심의위원회 |

**04**

| | |
| --- | --- |
| 4실 | 기획조정실, 보건의료정책실, 사회복지정책실, 인구정책실 |
| 6국 | 건강보험정책국, 건강정책국, 보건산업정책국, 장애인정책국, 연금정책국, 사회보장위원회사무국 |

**05**

| | |
| --- | --- |
| 4실 | 기획조정실, 보건의료정책실, 사회복지정책실, 인구정책실 |
| 6국 | 건강보험정책국, 건강정책국, 보건산업정책국, 장애인정책국, 연금정책국, 사회보장위원회사무국 |

**정답** 03 ② 04 ④
05 ② 06 ③

```
PLUS
┌─────────┬─────────────────────────────────────────────────────────────────┐
│         │ 1. 공공보건의료에 관한 임상진료지침의 개발 및 보급              │
│         │ 2. 노인성질환의 예방 및 관리                                    │
│         │ 3. 희귀난치질환 등 국가가 특별히 관리할 필요가 있다고 인정되는 질병에 대한 관리 │
│         │ 4. 감염병 및 비감염병 또는 재난으로 인한 환자의 진료 등의 예방과 관리 │
│  주요    │ 5. 남북의 보건의료 협력과 국제 보건의료 관련 국내외 협력        │
│  사업    │ 6. 민간 및 공공보건의료기관에 대한 기술 지원                    │
│ (법5조)  │ 7. 진료 및 의학계, 한방진료 및 한의학계 관련 연구              │
│         │ 8. 전공의의 수련 및 의료인력의 훈련                             │
│         │ 10. 「응급의료에 관한 법률」 제25조에 따른 응급의료에 관한 각종 사업의 지원 │
│         │ 11. 「모자보건법」 제10조의6에 따른 고위험 임산부 및 미숙아등의 의료지원에 필요한 각종 사업의 지원 │
│         │ 12. 「공공보건의료에 관한 법률」 제21조에 따른 공공보건의료에 관한 각종 업무의 지원 │
│         │ 13. 그 밖에 공공보건의료에 관하여 보건복지부장관이 위탁하는 사업 │
└─────────┴─────────────────────────────────────────────────────────────────┘
```

**07** 보건복지부 소속기관에 해당하는 것은? 18 호남권

┌─────────────────────────────────────────────────────┐
│ ㄱ. 국립재활원              ㄴ. 국립중앙의료원        │
│ ㄷ. 국립정신건강센터        ㄹ. 보건환경연구원        │
└─────────────────────────────────────────────────────┘

① ㄱ, ㄴ                    ② ㄱ, ㄷ
③ ㄴ, ㄷ                    ④ ㄴ, ㄹ

**08** 보건복지부 직제 중 4실에 해당하지 않는 것은? 18 제주

① 기획조정실
② 보건의료정책실
③ 건강정책실
④ 인구정책실

**09** 다음 중 보건복지부 소속기관에 해당하지 않는 것은? 19 경남

① 국립춘천병원
② 근로복지공단
③ 국립재활원
④ 건강보험분쟁조정위원회사무국

**10** 국립장기조직혈액관리원을 운영하는 기관은? 19 제주

① 국립중앙의료원
② 보건복지부
③ 국민건강보험공단
④ 한국보건의료연구원

**11** 다음 중 보건복지부의 소속기관을 모두 고른 것은? 20 서울

┌─────────────────────────┐
│ ㄱ. 국립재활원              │
│ ㄴ. 국립암센터              │
│ ㄷ. 국립중앙의료원          │
│ ㄹ. 건강보험분쟁조정위원회 사무국 │
└─────────────────────────┘

① ㄱ, ㄷ      ② ㄱ, ㄹ
③ ㄴ, ㄷ      ④ ㄴ, ㄹ

**12** 다음 중 보건복지부 소속기관에 해당하는 것은? 20 대전

┌─────────────────────────┐
│ ㉠ 국립정신건강센터   ㉡ 국립중앙의료원 │
│ ㉢ 국립재활원        ㉣ 국립암센터    │
└─────────────────────────┘

① ㉠, ㉡      ② ㉠, ㉢
③ ㉡, ㉢      ④ ㉡, ㉣

**해설**

**09**
근로복지공단은 고용노동부 산하 공공기관이다.

| 4실 | 기획조정실, 보건의료정책실, 사회복지정책실, 인구정책실 |
|---|---|
| 6국 | 건강보험정책국, 건강정책국, 보건산업정책국, 장애인정책국, 연금정책국, 사회보장위원회사무국 |

PART **03**

**10**
장기이식관리센터(KONOS)는 장기 등 이식에 관한 사항을 적정하게 관리하는 업무를 수행하는 기관으로 질병관리본부 소속이었으나 2020년 질병관리본부가 질병관리청으로 승격 되면서 명칭이 "국립장기조직혈액원"으로 변경되고 보건복지부 소속으로 바뀌었다.

**11**

| 보건복지부 소속기관 |
|---|

- 국립정신건강센터, 국립나주병원, 국립부곡병원, 국립춘천병원, 국립공주병원, 국립소록도병원, 국립재활원
- 국립장기조직혈액관리원, 오송생명과학단지지원센터, 국립망향의동산관리원, 건강보험분쟁조정위원회사무국, 첨단재생의료 및 첨단바이오의약품심의위원회

**정답** 09 ② 10 ②
11 ② 12 ②

**13** 다음 중 보건복지부 산하 공공기관을 모두 고른 것은? 19 대전

| ㄱ. 국민건강보험공단 | ㄴ. 국민연금공단 |
| ㄷ. 근로복지공단 | ㄹ. 한국산업인력공단 |

① ㄱ, ㄴ
② ㄱ, ㄴ, ㄷ
③ ㄱ, ㄷ, ㄹ
④ ㄱ, ㄴ, ㄷ, ㄹ

**PLUS**

| 소속 기관 | • 국립정신건강센터, 국립나주병원, 국립부곡병원, 국립춘천병원, 국립공주병원, 국립소록도병원, 국립재활원<br>• 국립장기조직혈액관리원, 오송생명과학단지지원센터, 국립망향의동산관리원, 건강보험분쟁조정위원회사무국, 첨단재생의료 및 첨단바이오의약품심의위원회 |
|---|---|
| 산하 공공 기관 | 국민건강보험공단, 국민연금공단, 건강보험심사평가원, 한국보건산업진흥원, 한국노인인력개발원, 한국사회보장정보원, 한국보건복지인재원, 국립암센터, 대한적십자사, 한국보건의료인국가시험원, 한국장애인개발원, 한국국제보건의료재단, 한국사회복지협의회, 국립중앙의료원, 한국보육진흥원, 한국건강증진개발원, 한국의료분쟁조정중재원, 한국보건의료연구원, 오송첨단의료산업진흥재단, 대구경북첨단의료산업진흥재단, 한국장기조직기증원, 한국한의약진흥원, 의료기관평가인증원 국가생명윤리정책원, 한국공공조직은행, 아동권리보장원, 한국자활복지개발원 (재)한국보건의료정보원 |

**14** 보건복지부 산하 공공기관이 아닌 것은? 23 지방직

① 한국장애인개발원
② 한국노인인력개발원
③ 한국사회보장정보원
④ 한국보건사회연구원

**PLUS**

| 소속 기관 | • 국립정신건강센터, 국립나주병원, 국립부곡병원, 국립춘천병원, 국립공주병원, 국립소록도병원, 국립재활원<br>• 국립장기조직혈액관리원, 오송생명과학단지지원센터, 국립망향의동산관리원, 건강보험분쟁조정위원회사무국, 첨단재생의료 및 첨단바이오의약품심의위원회 |
|---|---|
| 산하 공공 기관 | 국민건강보험공단, 국민연금공단, 건강보험심사평가원, 한국보건산업진흥원, 한국노인인력개발원, 한국사회보장정보원, 한국보건복지인재원, 국립암센터, 대한적십자사, 한국보건의료인국가시험원, 한국장애인개발원, 한국국제보건의료재단, 한국사회복지협의회, 국립중앙의료원, 한국보육진흥원, 한국건강증진개발원, 한국의료분쟁조정중재원, 한국보건의료연구원, 오송첨단의료산업진흥재단, 대구경북첨단의료산업진흥재단, 한국장기조직기증원, 한국한의약진흥원, 의료기관평가인증원 국가생명윤리정책원, 한국공공조직은행, 아동권리보장원, 한국자활복지개발원 (재)한국보건의료정보원 |

**해설**

**13**
근로복지공단, 한국산업인력공단은 고용노동부 산하기관이다.

**14**
④ 한국보건사회연구원 → 한국보건의료연구원

정답 13 ① 14 ④

**15** 다음 중 질병관리청의 하부조직 및 소속기관으로 옳지 않은 것은? 17 서울

① 감염병정책국
② 국립재활원
③ 국립검역소
④ 국립결핵병원

해설

PART

03

| PLUS | | |
|---|---|---|
| 질병관리<br>청조직 | 질병관리청<br>직무 | 질병관리청은 방역·검역 등 감염병에 관한 사무 및 각종 질병에 관한 조사·시험·연구에 관한 사무를 관장한다. |
| | 소속기관 | • 질병관리청장의 관장 사무를 지원하기 위하여 질병관리청장 소속으로 국립보건연구원 및 질병대응센터를 둔다.<br>• 질병관리청장의 관장 사무를 지원하기 위하여 질병관리청장 소속의 책임운영기관으로 국립마산병원 및 국립목포병원을 둔다. |
| | 하부조직 | • 질병관리청에 운영지원과·감염병정책국·감염병위기대응국·감염병진단분석국·의료안전예방국 및 만성질환관리국을 둔다.<br>• 청장 밑에 대변인, 종합상황실장 및 위기대응분석관 각 1명을 두고, 차장 밑에 기획조정관 및 감사담당관 각 1명을 둔다. |
| | 국립검역소 | 감염병의 국내외 전파 방지를 위한 검역·방역에 관한 사무를 분장하기 위하여 질병대응센터 소속으로 국립검역소를 둔다 |
| | 국립결핵병원 | 국립마산병원 및 국립목포병원은 결핵환자의 진료·연구 결핵전문가 양성 및 결핵관리요원의 교육·훈련에 관한 업무를 관장한다. |

**16** 다음 중 질병관리청의 소속기관에 해당하지 않는 곳은? 17 대전

① 질병대응센터
② 국립마산병원
③ 건강보험심사평가원
④ 국립보건연구원

**17** 질병대응센터와 국립검역소, 국립보건연구원 등이 소속되어 있는 기관은? 20 충남

① 보건복지부
② 질병관리청
③ 행정안전부
④ 국무총리

정답 15 ② 16 ③ 17 ②

> **PLUS**
>
> | 질병관리청<br>조직 | 질병관리청<br>직무 | • 질병관리청은 방역·검역 등 감염병에 관한 사무 및 각종 질병에 관한 조사·시험·연구에 관한 사무를 관장한다. |
> |---|---|---|
> | | 소속기관 | • 질병관리청장의 관장 사무를 지원하기 위하여 질병관리청장 소속으로 국립보건연구원 및 질병대응센터를 둔다.<br>• 질병관리청장의 관장 사무를 지원하기 위하여 질병관리청장 소속의 책임운영기관으로 국립마산병원 및 국립목포병원을 둔다. |
> | | 하부조직 | • 질병관리청에 운영지원과·감염병정책국·감염병위기대응국·감염병진단분석국·의료안전예방국 및 만성질환관리국을 둔다.<br>• 청장 밑에 대변인, 종합상황실장 및 위기대응분석관 각 1명을 두고, 차장 밑에 기획조정관 및 감사담당관 각 1명을 둔다. |
> | | 국립검역소 | • 감염병의 국내외 전파 방지를 위한 검역·방역에 관한 사무를 분장하기 위하여 질병대응센터 소속으로 국립검역소를 둔다. |
> | | 국립결핵병원 | • 국립마산병원 및 국립목포병원은 결핵환자의 진료·연구 결핵전문가 양성 및 결핵관리요원의 교육·훈련에 관한 업무를 관장한다. |

**18** 다음 중 질병관리청의 핵심사업에 해당하지 않는 것은? 21 경기7급

① 국가금연정책 지원을 위한 조사 및 흡연 폐해 연구
② 공공보건의료에 관한 임상진료지침의 개발 및 보급
③ 신종 및 해외 유입 감염병에 대한 선제적 위기 대응 체계 강화
④ 만성질환 예방과 건강행태 개선을 위한 건강통계 생산 및 근거 정보 지원

**18**
공공보건의료에 관한 임상진료지침의 개발 및 보급 → 국립중앙의료원의 주요 사업

> **PLUS**
>
> **질병관리청 핵심사업**
>
> | 질병관리청<br>핵심사업 | 감염병으로부터<br>국민보호 및<br>안전사회 구현 | • 신종 및 해외 유입 감염병에 대한 선제적 위기 대응체계 강화<br>• 결핵, 인플루엔자, 매개체 감염병 등 철저한 감염병 관리 예방<br>• 국가예방접종 지원 확대 및 이상 반응 감시 등 안전관리<br>• 고위험병원체 안전 관리를 통한 생물 안전 보장<br>• 의료감염 관리 및 항생제 내성 예방 |
> |---|---|---|
> | | 효율적<br>만성질환<br>관리로 국민<br>질병부담 감소 | • 만성질환 예방과 건강행태 개선을 위한 건강통계 생산 및 근거 정보 지원<br>• 고혈압, 당뇨병 등 심뇌혈관질환, 알레르기질환 등 만성질환 예방관리<br>• 국가 금연정책 지원을 위한 조사 및 흡연 폐해 연구<br>• 국가관리 대상 희귀질환 지정 지원<br>• 장기기증자 등 예우 지원 강화와 생명 나눔 인식 제고<br>• 미세먼지 건강 영향 감시, 취약계층 보호 대책 마련<br>• 기후변화(폭염 한파 등) 건강 피해 예방 |
> | | 보건 의료 R&D<br>및 연구 인프라<br>강화로 질병<br>극복 | • 감염병 R&D를 선도하는 컨트롤 타워<br>• 건강수명연장을 위한 만성질환 연구 강화<br>• 보건 의료 연구 자원 공유·개방<br>• 4차 산업혁명 대비 첨단 의료 연구 강화 |

**19** COVID-19와 같은 신종 및 해외 유입 감염병에 대한 선제적 대응, 효율적 만성질환 관리, 보건 의료 R&D 및 연구 인프라 강화가 주된 업무인 보건행정 조직은? 22 서울

① 국립재활원      ② 질병관리청
③ 국립검역소      ④ 한국보건산업진흥원

**19**
질병관리청은 국민보건위생향상 등을 위한 감염병, 만성 질환, 희귀 난치성 질환 및 손상 질환에 관한 방역 조사·검역·시험·연구업무 및 장기이식관리에 관한 업무를 관장하는 대한민국 보건복지부의 외청이다.

**20** 질병관리청장 소속기관으로 옳은 것은? 24 지방

① 국립재활원
② 국립보건연구원
③ 국립정신건강센터
④ 오송생명과학단지지원센터

**PLUS**

| | | |
|---|---|---|
| 제2조 (소속기관) | 국립보건연구원 및 질병대응센터 | • 질병관리청장의 관장 사무를 지원 |
| | 국립마산병원 및 국립목포병원 | • 질병관리청장 소속의 책임운영기관 <br>• 질병관리청장의 관장 사무를 지원 |
| 제4조 (하부조직) | • 질병관리청에 운영지원과·감염병정책국·감염병위기대응국·감염병진단분석국·의료안전예방국 및 만성질환관리국을 둔다. <br>• 청장 밑에 대변인, 종합상황실장 및 위기대응분석관 각 1명을 두고, 차장 밑에 기획조정관 및 감사담당관 각 1명을 둔다. | |

## 제3절 지방보건행정조직

**01** 보건진료소의 설치근거가 되는 법은? 18 충북

① 지역보건법
② 보건의료기본법
③ 공공보건의료에 관한 법률
④ 농어촌 등 보건의료를 위한 특별조치법

**01**
보건진료소의 설치의 근거 법령은 「농어촌 등 보건의료를 위한 특별조치법」이다.

**02** 「지역보건법」에서 보건소의 업무가 아닌 것은? 18 충북

① 보건에 관한 실험
② 감염병의 예방 및 관리
③ 건강보험에 관한 교육훈련
④ 약사에 관한 사항

**PLUS**

보건소의 가능 및 업무(「지역보건법」 제11조, 지역보건법 시행령 제9조 세부사항)

| | |
|---|---|
| ① 건강 친화적인 지역사회 여건의 조성 | |
| ② 지역보건의료정책의 기획 조사·연구 및 평가 | • 지역보건의료계획 등 보건의료 및 건강증진에 관한 중장기계획 및 실행계획의 수립·시행 및 평가에 관한 사항<br>• 지역사회 건강실태조사 등 보건의료 및 건강증진에 관한 조사·연구에 관한 사항<br>• 보건에 관한 실험 또는 검사에 관한 사항 |
| ③ 보건의료인 및 보건의료기관 등에 대한 지도·관리·육성과 국민보건 향상을 위한 지도·관리 | • 의료인 의료기관에 대한 지도 등에 관한 사항<br>• 의료기사 보건의료정보관리사 및 안경사에 대한 지도 등에 관한 사항<br>• 응급의료에 관한 사항<br>• 공중보건의사, 보건진료 전담공무원 및 보건진료소에 대한 지도 등에 관한사항<br>• 약사에 관한 사항과 마약 항 정신성의약품의 관리에 관한 사항<br>• 공중위생 및 식품위생에 관한 사항 |
| ④ 보건의료 관련기관·단체, 학교, 직장 등과의 협력체계 구축 | |
| ⑤ 지역주민의 건강증진 및 질병예방·관리를 위한 다음 각 목의 지역보건의료서비스의 제공 | • 국민건강증진·구강건강·영양관리사업 및 보건교육<br>• 감염병의 예방 및 관리<br>• 모성과 영유아의 건강유지·증진<br>• 여성·노인·장애인 등 보건의료 취약계층의 건강유지·증진<br>• 정신건강증진 및 생명존중에 관한 사항 |
| ⑥ 지역주민에 대한 진료, 건강검진 및 만성질환 등의 질병관리에 관한 사항<br>⑦ 가정 및 사회복지시설 등을 방문하여 행하는 보건의료사업<br>⑧ 난임의 예방 및 관리 | |

**정답** 02 ③

**03** 보건소장에 대한 설명으로 옳은 것은? 18 강원

① 보건소장은 보건복지부장관의 지휘・감독을 받는다.

② 보건소장은 반드시 의사 면허가 있는 사람 중에서 임용한다.

③ 보건소장은 관할 보건지소, 건강생활지원센터의 직원 및 업무에 대해 지도・감독한다.

④ 보건소장은 보건진료소의 직원 및 업무에 대하여는 지도・감독의 권한이 없다.

---

**PLUS**

| 보건소장<br>「지역보건법<br>시행령」<br>13조 | ① 보건소에 보건소장(보건의료원의 경우에는 원장을 말한다. 이하 같다) 1명을 두되 의사 면허가 있는 사람 중에서 보건소장을 임용한다. 다만, 의사 면허가 있는 사람 중에서 임용하기 어려운 경우에는 「지방공무원 임용령」 별표 1에 따른 보건・식품・위생・의료기술・의무・약무・간호・보건진료 (이하 '보건 등' 이라 한다) 직렬의 공무원을 보건소장으로 임용할 수 있다.<br>② 제1항 단서에 따라 보건등 직렬의 공무원을 보건소장으로 임용하려는 경우에 해당 보건소에서 실제로 보건등과 관련된 업무를 하는 보건등 직렬의 공무원으로서 보건소장으로 임용되기 이전 최근 5년 이상 보건등의 업무와 관련하여 근무한 경험이 있는 사람 중에서 임용하여야 한다.<br>③ 보건소장은 시장・군수・구청장의 지휘・감독을 받아 보건소의 업무를 관장하고 소속 공무원을 지휘・감독하며, 관할 보건지소 건강생활지원센터 및 「농어촌 등 보건의료를 위한 특별조치법」 제2조 제4호에 따른 보건진료소(이하 "보건진료소"라 한다)의 직원 및 업무에 대하여 지도・감독한다. |
| --- | --- |

---

**04** 다음 중 「지역보건법」에 의해 설치되는 보건의료기관이 아닌 것은? 18 경남

① 보건소    ② 보건의료원

③ 보건진료소    ④ 보건지소

---

**해설**

**03**
① 보건소장은 시장・군수・구청장의 지휘・감독을 받는다.
② 보건소장은 의사 면허가 있는 사람 중에서 보건소장을 임용한다. 다만, 의사 면허가 있는 사람 중에서 임용하기 어려운 경우에는 보건식품위생 의료기술 의무・약무・간호・보건진료 직렬의 공무원을 보건소장으로 임용할 수 있다.
④ 보건소장은 보건진료소의 직원 및 업무에 대하여 지도・감독한다.

**04**
보건진료소는 「농어촌 등 보건의료를 위한 특별조치법」에 의해 설치된다.

정답 ━━ 03 ③  04 ③

**05** 다음 중 공중보건의사가 배치되어 있지 않는 곳은? 18 경기

① 보건지소
② 국공립병원
③ 보건진료소
④ 교정시설

**05**
교정시설 : 수용자들의 권익보호와 교정교육, 직업훈련 등 사회적응 능력의 배양을 통하여 건전한 사회복귀를 도모하고자 설치·운영하는 시설을 말한다. → 교도소, 구치소, 소년원 등

| PLUS | | |
|---|---|---|
| 공중보건의사의 배치기관 및 배치시설 「농특법」 제5조의2 | | 보건복지부장관 또는 시·도지사가 공중보건의사를 배치할 수 있는 기관 또는 시설<br>1. 보건소 또는 보건지소<br>2. 공공병원<br>3. 공공보건의료연구기관<br>4. 공중보건사업의 위탁사업을 수행하는 기관 또는 단체<br>5. 공중보건의사의 배치가 필요한 기관 또는 시설(대통령령으로 정하는 기관 또는 시설) |
| | 대통령령으로 정하는 기관 또는 시설 | 법 시행령 제6조의2(공중보건의사의 배치기관 또는 사설)<br>1. 병원선 및 이동진료반<br>2. 군지역 및 의사확보가 어려운 중소도시의 민간병원 중 정부의 지원을 받는 병원(보건복지부장관이 정하는 병원)<br>3. 그 밖에 사회복지시설, 교정시설 내의 의료시설, 응급의료에 관련된 기관 또는 단체 등 |

**06** 「지역보건법」에 의거하여 국가와 서울시는 지역사회 건강실태 조사를 실시하고 있다. 이에 대한 설명으로 가장 옳지 않은 것은? 18 서울

① 지방자치단체의 장은 매년 보건소를 통해 조사를 실시한다.
② 조사 항목에는 건강검진, 예방접종 등 질병 예방에 관한 내용이 포함된다.
③ 일반적으로 표본조사이지만, 필요 시 전수조사를 실시할 수 있다.
④ 건강검진은 실측을 통해 통상 2년에 1회 실시하나, 사무직이 아닐 경우 1년에 1회 실시한다.

**06**
건강검진은 「국민건강보험법」에 의해 시행된다.

| | |
|---|---|
| **제4조**<br>**(지역사회 건강실태조사)** | ① 국가와 지방자치단체는 지역주민의 건강 상태 및 건강 문제의 원인 등을 파악하기 위하여 매년 지역사회 건강실태 조사를 실시하여야 한다.<br>② 제1항에 따른 지역사회 건강실태조사의 방법 내용 등에 관하여 필요한 사항은 대통령령으로 정한다. |
| **법 시행령 제2조**<br>**(지역사회**<br>**건강실태조사의**<br>**방법 및 내용)** | ① 질병관리청장은 보건복지부장관과 협의하여 「지역보건법」(이하 "법"이라 한다) 제4조 제1항에 따른 지역사회 건강실태조사 (이하 "지역사회 건강실태조사"라 한다)를 매년 지방자치단체의 장에게 협조를 요청하여 실시한다.<br>② 제1항에 따라 협조 요청을 받은 지방자치단체의 장은 매년 보건소(보건의료원을 포함한다. 이하 같다)를 통하여 지역 주민을 대상으로 지역사회 건강실태조사를 실시하여야 한다. 이 경우 지방자치단체의 장은 지역사회 건강실태조사의 결과를 질병관리청장에게 통보하여야 한다.<br>③ 지역사회 건강실태조사는 표본조사를 원칙으로 하되 필요한 경우에는 전수조사를 할 수 있다.<br>④ 지역사회 건강실태조사의 내용에는 다음 각 호의 사항이 포함되어야 한다.<br>1. 흡연 음주 등 건강 관련 생활습관에 관한 사항<br>2. 건강검진 및 예방접종 등 질병 예방에 관한 사항<br>3. 질병 및 보건의료서비스 이용 실태에 관한 사항<br>4. 사고 및 중독에 관한 사항<br>5. 활동의 제한 및 삶의 질에 관한 사항<br>6. 그 밖에 지역사회 건강실태조사에 포함되어야 한다고 질병관리청장이 정하는 사항 |

PLUS

**07** 정부 조직상 서울시 각 자치구에 위치되어 있는 보건소는 어느 조직 소속인가? 18 서울

① 행정안전부      ② 보건복지부
③ 질병관리청      ④ 식품의약품안전처

**07**
보건소는 행정안전부소속이다.

**08** 다음 중 우리나라의 보건소에 대한 설명으로 옳지 않은 것은? 18 경북

① 보건소의 장은 의사 중에서만 임명이 가능하다.
② 지방자치단체의 장은 매년 보건소를 통하여 지역사회 건강실태조사를 실시하여야 한다.
③ 보건의료원, 보건소, 보건지소에는 공중보건의사가 배치될 수 있다.
④ 보건소를 추가로 설치하는 경우 행정안전부장관은 보건복지부장관과 미리 협의해야 한다.

**정답** 07 ① 08 ①

해설

| PLUS | |
|---|---|
| 보건소장<br>(지역보건법) | • 1명을 두되 의사 면허가 있는 사람 중에서 보건소장을 임용<br>• 보건 · 식품 · 위생 · 의료기술 · 의무 · 약무 · 간호 · 보건진료('보건 등) 직렬의 공무원을 보건소장으로 임용할 수 있다. 5년 이상 근무경험자 |
| 건강실태조사<br>(지역보건법) | • 보건복지부장관의 협조 요청을 받은 지방자치단체의 장은 매년 보건소(보건의료원을 포함한다. 이하 같다)를 통하여 지역 주민을 대상으로 지역사회 건강실태조사를 실시하여야 한다. 이 경우 지방자치단체의 장은 지역사회 건강실태조사의 결과를 보건복지부장관에게 통보하여야 한다. (「지역보건법 시행령」 제2조 제2항) |
| 공중보건 의사의<br>배치기관 및<br>시설(농특법) | • 보건소(보건의료원 포함), 보건 지소, 공공병원, 공공보건의료연구기관, 공중보건사업의 위탁사업을 수행하는 기관 또는 단체 병원선, 이동진료반, 사회복지시설, 교정시설 내의 의료시설 등(「농어촌 등 보건의료를 위한 특별 조치법」 제5조의 2) |
| 보건소<br>(지역보건법) | • 보건소는 시 · 군 · 구별로 1개씩 설치한다. 다만 지역주민의 보건의료를 위하여 특별히 필요하다고 인정되는 경우에는 필요한 지역에 보건소를 추가로 설치 · 운영할 수 있다. 보건소를 추가로 설치하려는 경우에는 행정안전부장관은 보건복지부장관과 미리 협의하여야 한다. (「지역보건법 시행령」 제8조) |

**09** 「지역보건법」에 따른 보건소의 진료비 장수 결정은 어떻게 이루어지는가? 18 호남권

① 대통령령으로 정하는 기준에 따라 해당 지방자치단체의 조례로 정한다.

② 대통령령으로 정하는 기준에 따라 해당 지방자치단체의 규칙으로 정한다

③ 보건복지부령으로 정하는 기준에 따라 해당 지방자치단체의 조례로 정한다.

④ 보건복지부령으로 정하는 기준에 따라 해당 지방자치단체의 규칙으로 정한다.

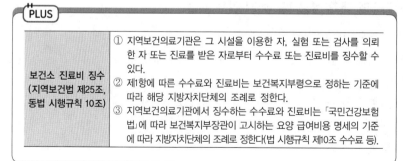

| PLUS | |
|---|---|
| 보건소 진료비 징수<br>(지역보건법 제25조,<br>동법 시행규칙 10조) | ① 지역보건의료기관은 그 시설을 이용한 자, 실험 또는 검사를 의뢰한 자 또는 진료를 받은 자로부터 수수료 또는 진료비를 징수할 수 있다.<br>② 제1항에 따른 수수료와 진료비는 보건복지부령으로 정하는 기준에 따라 해당 지방자치단체의 조례로 정한다.<br>③ 지역보건의료기관에서 징수하는 수수료와 진료비는 「국민건강보험법」에 따라 보건복지부장관이 고시하는 요양 급여비용 명세의 기준에 따라 지방자치단체의 조례로 정한다(법 시행규칙 제10조 수수료 등). |

정답 09 ③

**10** 「농어촌 등 보건의료를 위한 특별조치법」상 보건진료전담공무원에 대한 설명으로 옳지 않은 것은? 18 제주

① 보건진료소에서 보건진료소장으로 근무한다.

② 보건복지부장관이 실시하는 24주 이상의 직무교육을 받아야 한다.

③ 관할구역 이탈금지 명령을 위반하여 허가 없이 연속하여 5일 이상 관할구역을 이탈한 경우에는 징계할 수 있다.

④ 특별자치시장·특별자치도지사·시장·군수 또는 구청장이 근무지역을 지정하여 임용한다.

해설

| PLUS | |
|---|---|
| 보건진료 전담공무원의 신분 및 임용 (농특법 제17조) | ① 지방공무원으로 하며, 특별자치시장·특별자치도지사·시장·군수 또는 구청장이 근무지역을 지정하여 임용한다.<br>② 특별자치시장·특별자치도지사·시장·군수 또는 구청장은 보건진료전담공무원이 다음 각 호의 어느 하나에 해당하는 경우에는 그 보건진료전담공무원을 징계할 수 있다.<br>　1. 정당한 이유 없이 지정받은 근무지역 밖에서 의료행위를 한 경우<br>　2. 제19조(보건진료 전담공무원의 의료행위의 범위)에 따른 범위를 넘어 의료행위를 한 경우<br>　3. 제20조에 따른 관할구역 이탈금지 명령을 위반하여 허가 없이 연속하여 7일 이상 관할구역을 이탈한 경우 |

**11** 지역사회 건강실태조사 실시의 근거가 되는 법령은? 18 제주

① 보건의료기본법

② 공공보건의료에 관한 법률

③ 국민건강증진법

④ 지역보건법

| PLUS | |
|---|---|
| 「지역보건법」 제4조(지역사회 건강실태조사) | ① 국가와 지방자치단체는 지역주민의 건강 상태 및 건강 문제의 원인 등을 파악하기 위하여 매년 지역사회 건강실태 조사를 실시하여야 한다.<br>② 제1항에 따른 지역사회 건강실태조사의 방법 내용 등에 관하여 필요한 사항은 대통령령으로 정한다. |

정답 10 ③  11 ④

**12** 다음 중 「지역보건법」에 의한 지역보건의료기관으로 바르게 묶인 것은?

18 부산

| |
|---|
| ㄱ. 보건지소          ㄴ. 의료기관 <br> ㄷ. 보건의료원        ㄹ. 보건진료소 <br> ㅁ. 건강생활지원센터 |

① ㄱ, ㄴ, ㄷ          ② ㄱ, ㄷ, ㄹ

③ ㄱ, ㄷ, ㅁ          ④ ㄱ, ㄹ, ㅁ

**PLUS**

| 지역보건의료기관<br>(지역보건법 2조) | "지역보건의료기관"이란 지역주민의 건강을 증진하고 질병을 예방·관리하기 위하여 이 법에 따라 설치·운영하는 보건소, 보건의료원, 보건지소 및 건강생활지원센터를 말한다. |
|---|---|

**13** 보건소에 대한 설명으로 옳지 않은 것은? 18 인천

① 보건소에 대한 인사권은 보건복지부에 있다.

② 지역사회주민들에게 진료업무를 수행할 수 있다.

③ 보건소는 시·군·구별로 1개씩 설치한다.

④ 병원의 요건을 갖춘 보건소는 보건의료원이라는 명칭을 사용할 수 있다.

**13**
보건소는 행정안전부 소속으로 보건소에 대한 인사 및 예산에 대한 권한은 행정안전부와 지방자치단체에 있다. 보건복지부는 보건소에 대해 기술지원 및 사업 감독의 권한을 갖는다.

**PLUS**

| 소속 | 행정안전부 |
|---|---|
| 보건소 설치<br>기준<br>(지역보건법<br>10조) | • 대통령령으로 정하는 기준에 따라 해당 지방자치단체의 조례로 정한다.<br>• 시·군·구별로 1개소씩 설치한다.<br>• 시·군·구의 인구가 30만 명을 초과하는 등 지역주민의 보건의료를 위하여 필요하다고 인정할 때 추가 설치가 가능하다.<br>• 동일한 시·군·구에 2개 이상의 보건소가 설치되어 있는 경우 해당 지방자치단체의 조례로 정하는 바에 따라 업무를 총괄하는 보건소를 지정하여 운영할 수 있다.<br>• 추가 설치 시 행정안전부장관이 보건복지부장관과 미리 협의하여야 한다. |

**14** 「지역보건법」에 따라 지방자치단체가 특별히 지역주민의 만성질환 예방 및 건강한 생활습관 형성을 지원하기 위하여 읍·면·동에 설치하는 지역보건의료기관은? 18 복지부7급

① 건강생활 지원센터
② 보건소
③ 보건지소
④ 보건진료소

PLUS

| 건강생활지원센터의 설치 | • 지방자치단체는 보건소의 업무 중에서 특별히 지역주민 의 만성질환 예방 및 건강한 생활습관 형성을 지원하는 건강생활 지원센터를 대통령령으로 정하는 기준에 따라 해당 지방자치단체의 조례로 설치할 수 있다.(「지역보건법」(제14조) <br> • 건강생활 지원센터는 읍·면·동(보건소가 설치된 읍· 면·동은 제외한다)마다 1개씩 설치할 수 있다.(「지역보건법 시행령」 제11조) |
|---|---|

PART **03**

**15** 「지역보건법」에 따라 수립하여야 하는 지역보건의료계획에서 시·군·구의 계획에 반드시 포함되어야 할 사항이 아닌 것은? 19 호남권

① 지역보건의료계획의 달성 목표
② 지역보건의료기관의 인력·시설 등 자원 확충 및 정비계획
③ 지역보건의료와 사회복지사업 사이의 연계성 확보 방안
④ 의료기관의 병상의 수요·공급

**15**
의료기관의 병상의 수요·공급은 시·도의 지역보건의료계획에 포함되어야 할 내용이다.

PLUS

| 지역보건의료계획의 수립 (지역보건법 제7조 제1항) | 시·도지사 또는 시장·군수·구청장은 지역주민의 건강 증진을 위하여 다음 각 호의 사항이 포함된 지역보건의료계획을 4년마다 수립하여야 한다 <br> • 보건의료 수요의 측정 <br> • 지역보건의료 서비스에 관한 장기·단기 공급대책 <br> • 인력·조직·재정 등 보건의료자원의 조달 및 관리 <br> • 지역보건의료 서비스의 제공을 위한 전달체계 구성 방안 <br> • 지역보건의료에 관련된 통계의 수집 및 정리 | |
|---|---|---|
| 시·도지사의 지역보건의료계획 내용 (지역보건법 시행령 제4조 제1항) | 시장 군수 구청장 | 1. 지역보건의료계획의 달성 목표 <br> 2. 지역현황과 전망 <br> 3. 지역보건의료기관과 보건의료 관련기관·단체 간의 기능 분담 및 발전 방향 <br> 4. 법 제11조에 따른 보건소의 기능 및 업무의 추진계획과 추진현황 <br> 5. 지역보건의료기관의 인력·시설 등 자원 확충 및 정비 계획 <br> 6. 취약계층의 건강관리 및 지역주민의 건강 상태 격차 해소를 위한 추진계획 <br> 7. 지역보건의료와 사회복지사업 사이의 연계성 확보 계획 |

| | |
|---|---|
| 시·도지사의 지역<br>보건의료계획 내용<br>(지역보건법 시행령<br>제4조 제1항) | 8. 의료기관의병상(病床)의 수요·공급<br>9. 정신질환 등의 치료를 위한 전문치료시설의 수요·공급<br>10. 특별자치시·특별자치도·시·군·구(구는 자치구를 말하며, 이하<br>  "시·군·구"라 한다) 지역보건의료기관의 설치·운영 지원<br>11. 시·군·구 지역보건의료기관 인력의 교육훈련<br>12. 지역보건의료기관과 보건의료 관련기관·단체 간의 협력·연계<br>13. 그 밖에 시·도지사 및 특별자치시장·특별자치도지사가 지역보건<br>  의료계획을 수립함에 있어서 필요하다고 인정하는 사항 |

**16** 다음 중 보건소의 기능 및 업무로 옳지 않은 것은? 19 호남권

① 의료인 및 의료기관에 대한 지도 등에 관한 사항
② 응급의료에 관한 사항
③ 공중위생 및 환경위생에 관한 사항
④ 감염병의 예방 및 관리

> **PLUS**
>
> **보건소의 가능 및 업무(「지역보건법」 제11조, 지역보건법 시행령 제9조 세부사항)**
>
> | | |
> |---|---|
> | ① 건강 친화적인 지역<br>사회 여건의 조성 | |
> | ② 지역보건의료정책의<br>기획 조사·연구 및<br>평가 | • 지역보건의료계획 등 보건의료 및 건강증진에 관한 중장기계획 및<br>실행계획의 수립·시행 및 평가에 관한 사항<br>• 지역사회 건강실태조사 등 보건의료 및 건강증진에 관한 조사·연<br>구에 관한 사항<br>• 보건에 관한 실험 또는 검사에 관한 사항 |
> | ③ 보건의료인 및 보건<br>의료기관 등에 대한<br>지도·관리·육성과<br>국민보건 향상을 위<br>한 지도·관리 | • 의료인 의료기관에 대한 지도 등에 관한 사항<br>• 의료기사 보건의료정보관리사 및 안경사에 대한 지도 등에 관한<br>사항<br>• 응급의료에 관한 사항<br>• 공중보건의사, 보건진료 전담공무원 및 보건진료소에 대한 지도<br>등에 관한사항<br>• 약사에 관한 사항과 마약 항 정신성의약품의 관리에 관한 사항<br>• 공중위생 및 식품위생에 관한 사항 |
> | ④ 보건의료 관련기관·<br>단체, 학교, 직장 등<br>과의 협력체계 구축 | |
> | ⑤ 지역주민의 건강증진<br>및 질병예방·관리를<br>위한 다음 각 목의 지<br>역보건의료서비스의<br>제공 | • 국민건강증진·구강건강·영양관리사업 및 보건교육<br>• 감염병의 예방 및 관리<br>• 모성과 영유아의 건강유지·증진<br>• 여성·노인·장애인 등 보건의료 취약계층의 건강유지·증진<br>• 정신건강증진 및 생명존중에 관한 사항 |
> | ⑥ 지역주민에 대한 진료, 건강검진 및 만성질환 등의 질병관리에 관한 사항<br>⑦ 가정 및 사회복지시설 등을 방문하여 행하는 보건의료사업<br>⑧ 난임의 예방 및 관리 | |

해설

**16**
공중위생 및 식품위생에 관한 사항이다.

정답 16 ③

**17** 「지역보건법」에 따른 지역보건의료계획 수립 시 포함되어야 할 내용으로 옳지 않은 것은? 19 대구

① 보건의료 공급량의 측정
② 지역보건의료서비스에 관한 장기·단기 공급대책
③ 보건의료자원의 조달 및 관리
④ 지역보건의료서비스의 제공을 위한 전달체계 구성 방안

> **PLUS**
>
> | 지역보건의료 계획의 수립 (「지역보건법」 제7조) | 시·도지사 또는 시장·군수·구청장은 지역주민의 건강 증진을 위하여 다음 각 호의 사항이 포함된 지역보건의료계획을 4년마다 수립하여야 한다.<br>• 보건의료 수요의 측정<br>• 지역보건의료 서비스에 관한 장기·단기 공급대책<br>• 인력·조직·재정 등 보건의료자원의 조달 및 관리<br>• 지역보건의료 서비스의 제공을 위한 전달체계 구성 방안<br>• 지역보건의료에 관련된 통계의 수집 및 정리 |
> | --- | --- |

PART

**03**

**18** 지방보건행정조직에 대한 설명으로 옳지 않은 것은? 19 부산

① 보건소는 기초자치단체별로 1개씩 설치한다.
② 보건소에는 보건소장 1명을 두되, 의사면허가 있는 사람 중에서 보건소장을 임용한다.
③ 보건지소에는 공중보건의사 배치될 수 있다.
④ 보건진료소에 임용되는 보건진료전담공무원의 자격은 간호사 면허를 가진 자로서 10년 이상의 경력을 인정받은 자이다.

**18**
우리나라의 기초자치단체는 시·군·구를 의미한다. 보건진료소에 임용되는 보건진료전담공무원의 자격은 간호사·조산사 면허를 가진 자로서 보건복지부장관이 실시하는 24주 이상의 직무교육을 받은 자이다.

정답 17 ① 18 ④

**19** 「지역보건법」에 따른 보건소의 기능 및 업무에 해당하는 것은? 19 경북　해설

① 생활·대형폐기물 수거처리
② 학교 교사 내 환경위생 및 식품위생 점검기준에 의한 점검
③ 가정 및 사회복지시설 등을 방문하여 행하는 보건의료 및 건강관리
　사업
④ 작업장 내에서 사용되는 전체 환기장치 및 국소배기장치 등에 관한
　설비의 점검

---

**PLUS**

**보건소의 가능 및 업무(「지역보건법」 제11조, 지역보건법 시행령 제9조 세부사항)**

| | |
|---|---|
| ① 건강 친화적인 지역사회 여건의 조성 | |
| ② 지역보건의료정책의 기획 조사·연구 및 평가 | • 지역보건의료계획 등 보건의료 및 건강증진에 관한 중장기계획 및 실행계획의 수립·시행 및 평가에 관한 사항<br>• 지역사회 건강실태조사 등 보건의료 및 건강증진에 관한 조사·연구에 관한 사항<br>• 보건에 관한 실험 또는 검사에 관한 사항 |
| ③ 보건의료인 및 보건의료기관 등에 대한 지도·관리·육성과 국민보건 향상을 위한 지도·관리 | • 의료인 의료기관에 대한 지도 등에 관한 사항<br>• 의료기사 보건의료정보관리사 및 안경사에 대한 지도 등에 관한 사항<br>• 응급의료에 관한 사항<br>• 공중보건의사, 보건진료 전담공무원 및 보건진료소에 대한 지도 등에 관한사항<br>• 약사에 관한 사항과 마약 항 정신성의약품의 관리에 관한 사항<br>• 공중위생 및 식품위생에 관한 사항 |
| ④ 보건의료 관련기관·단체, 학교, 직장 등과의 협력체계 구축 | |
| ⑤ 지역주민의 건강증진 및 질병예방·관리를 위한 다음 각 목의 지역보건의료서비스의 제공 | • 국민건강증진·구강건강·영양관리사업 및 보건교육<br>• 감염병의 예방 및 관리<br>• 모성과 영유아의 건강유지·증진<br>• 여성·노인·장애인 등 보건의료 취약계층의 건강유지·증진<br>• 정신건강증진 및 생명존중에 관한 사항 |
| ⑥ 지역주민에 대한 진료, 건강검진 및 만성질환 등의 질병관리에 관한 사항 | |
| ⑦ 가정 및 사회복지시설 등을 방문하여 행하는 보건의료사업 | |
| ⑧ 난임의 예방 및 관리 | |

---

정답 19 ③

**20** 「지역보건법」에 따른 보건소의 기능 및 업무 중 지역주민의 건강증진 및 질병예방·관리를 위한 지역보건의료서비스의 제공에 해당하지 않는 것은? 19 강원

① 감염병의 예방 및 관리
② 응급의료에 관한 사항
③ 지역주민에 대한 진료
④ 보건의료 취약계층의 건강유지 및 증진

**PLUS**

보건소의 가능 및 업무(「지역보건법」 제11조, 지역보건법 시행령 제9조 세부사항)

| | |
|---|---|
| ① 건강 친화적인 지역 사회 여건의 조성 | |
| ② 지역보건의료정책의 기획 조사·연구 및 평가 | • 지역보건의료계획 등 보건의료 및 건강증진에 관한 중장기계획 및 실행계획의 수립·시행 및 평가에 관한 사항<br>• 지역사회 건강실태조사 등 보건의료 및 건강증진에 관한 조사·연구에 관한 사항<br>• 보건에 관한 실험 또는 검사에 관한 사항 |
| ③ 보건의료인 및 보건 의료기관 등에 대한 지도·관리·육성과 국민보건 향상을 위한 지도·관리 | • 의료인 의료기관에 대한 지도 등에 관한 사항<br>• 의료기사 보건의료정보관리사 및 안경사에 대한 지도 등에 관한 사항<br>• 응급의료에 관한 사항<br>• 공중보건의사, 보건진료 전담공무원 및 보건진료소에 대한 지도 등에 관한사항<br>• 약사에 관한 사항과 마약 항 정신성의약품의 관리에 관한 사항<br>• 공중위생 및 식품위생에 관한 사항 |
| ④ 보건의료 관련기관· 단체, 학교, 직장 등 과의 협력체계 구축 | |
| ⑤ 지역주민의 건강증진 및 질병예방·관리를 위한 다음 각 목의 지 역보건의료서비스의 제공 | • 국민건강증진·구강건강·영양관리사업 및 보건교육<br>• 감염병의 예방 및 관리<br>• 모성과 영유아의 건강유지·증진<br>• 여성·노인·장애인 등 보건의료 취약계층의 건강유지·증진<br>• 정신건강증진 및 생명존중에 관한 사항 |
| ⑥ 지역주민에 대한 진료, 건강검진 및 만성질환 등의 질병관리에 관한 사항 ||
| ⑦ 가정 및 사회복지시설 등을 방문하여 행하는 보건의료사업 ||
| ⑧ 난임의 예방 및 관리 ||

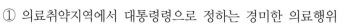

**21** 「농어촌 등 보건의료를 위한 특별조치법」에 따른 보건진료전담공무원의 업무로 옳지 않은 것은? 19 충북

① 의료취약지역에서 대통령령으로 정하는 경미한 의료행위
② 만성병 환자의 요양지도 및 관리
③ 응급조치가 필요한 환자에 대한 응급수술
④ 예방접종

**해설**

---

**PLUS**

**보건진료 전담공무원의 업무(농특법  제19조, 시행령 제14조)**

| 보건진료<br>전담공무원의 업무<br>(농특법 제19조) | 보건진료 전담공무원은 「의료법」 제27조에도 불구하고 근무지역으로 지정받은 의료 취약지역에서 대통령령으로 정하는 경미한 의료행위를 할 수 있다. |
|---|---|
| 법 제19조에 따른<br>보건진료<br>전담공무원의<br>의료행위의 범위 | • 질병·부상 상태를 판별하기 위한 진찰·검사<br>• 환자의 이송<br>• 외상 등 흔히 볼 수 있는 환자의 치료 및 응급조치가 필요한 환자에 대한 응급 처치<br>• 질병·부상의 악화 방지를 위한 처치<br>• 만성병 환자의 요양지도 및 관리<br>• 정상 분만 시의 분만 도움<br>• 예방 접종<br>• 위 모든 사항의 의료행위에 따르는 의약품의 투여 |
| 보건진료<br>전담공무원은 위의<br>의료행위 외에<br>다음의 업무 | • 환경 위생 및 영양 개선에 관한 업무<br>• 질병 예방에 관한 업무<br>• 모자 보건에 관한 업무<br>• 주민의 건강에 관한 업무를 담당하는 사람에 대한 교육 및 지도에 관한 업무<br>• 그 밖에 주민의 건강 증진에 관한 업무 |
|  | • 보건진료 전담공무원은 위에 따른 의료행위를 할 때에는 보건복지부장관이 정하는 환자진료지침에 따라야 한다. |

**22** **보건소에 대한 설명으로 옳은 것은?** 20 경북

① 보건소는 지방보건행정의 최일선에서 기능하는 행정기관이다.
② 보건소는 시·군·읍에 1개소씩 설치할 수 있다.
③ 보건소는 「보건소법」에 의해 설치 및 운영된다.
④ 행정안전부장관이 인정하는 경우 보건소를 추가로 설치할 수 있다.

**PLUS**

| 소속 | 행정안전부 |
|---|---|
| 보건소 설치 기준 (지역보건법 10조) | ① 지역주민의 건강을 증진하고 질병을 예방·관리하기 위하여 시·군·구에 1개소의 보건소를 설치한다. 다만, 시·군·구의 인구가 30만 명을 초과하는 등 지역주민의 보건의료를 위하여 특별히 필요하다고 인정되는 경우에는 대통령령으로 정하는 기준에 따라 해당 지방자치단체의조례로 보건소를 추가로 설치할 수 있다<br>② 동일한 시·군·구에 2개 이상의 보건소가 설치되어 있는 경우 해당 지방자치단체의조례로 정하는 바에 따라 업무를 총괄하는 보건소를 지정하여 운영할 수 있다. |
| 보건소의 추가 설치 (지역보건법 시행령 8조) | ① 법 제10조 제1항 단서에 따라 보건소를 추가로 설치할 수 있는 경우는 다음 각 호의 어느 하나에 해당하는 경우로 한다.<br>1. 해당 시·군·구의 인구가 30만 명을 초과하는 경우<br>2. 해당 시·군·구의 「보건의료기본법」에 따른 보건의료기관 현황 등 보건의료 여건과 아동·여성·노인·장애인 등 보건의료 취약계층의 보건의료 수요 등을 고려하여 보건소를 추가로 설치할 필요가 있다고 인정되는 경우<br>② 보건소를 추가로 설치하려는 경우에는 해당 지방자치단체의 장은 보건복지부장관과 미리 협의해야 한다.〈개정 2017. 7. 26., 2021. 12. 16., 2022. 8. 9., 2022. 11. 1.〉 |

**23** **다음 중 보건소의 역사로 옳지 않은 것은?** 20 부산

① 영국의 래스본이 시작한 방문보건사업이 오늘날의 보건소 제도의 효시가 되었다.
② 최초의 보건소 조직은 1946년 서울 및 각 대도시에 모범보건소가 설립된 것이다.
③ 1956년에 「보건소법」이 제정되어 명실상부한 보건소 조직이 이루어지고 실질적인 의미의 보건소가 설치되었다.
④ 1962년에 「보건소법」을 전면 개정하여 시·군에 보건소를 두도록 하였다.

**23**
1956년에 「보건소법」이 제정되어 도지사 또는 서울시장이 보건소를 설치할 수 있도록 하였으나, 명실상부한 보건소 조직이 이루어지지 못하고 폐지되었다. 실질적인 의미의 보건소 설치는 1962년 「보건소법」을 전면 개정하여 현재 볼 수 있는 시·군에 보건소를 두도록 하였다.

**정답** 22 ① 23 ③

**24** 「농어촌 등 보건의료를 위한 특별조치법」 및 동법 시행규칙상 보건진료소에 대한 설명으로 가장 옳은 것은? 20 서울

① 보건진료소 설치·운영은 시·도지사만이 할 수 있다.

② 보건진료 전담공무원은 24주 이상의 직무교육을 받은 사람이어야 한다.

③ 보건진료 전담공무원은 의사 면허를 가진 자만이 할 수 있다.

④ 보건진료소는 의료취약지역을 인구 100명 이상 3천명 미만을 기준으로 구분한 하나 또는 여러 개의 리·동을 관할구역으로 하여 주민이 편리하게 이용할 수 있는 장소에 설치한다.

**25** 다음 중 보건소의 기능 및 업무에 해당하는 것은? 20 강원

---

㉠ 응급의료에 관한 사항
㉡ 공중위생 및 식품위생에 관한 사항
㉢ 여성·노인·장애인 등 보건의료 취약계층의 건강유지·증진
㉣ 보건에 관한 실험 또는 검사에 관한 사항

---

① ㉠, ㉢　　　　　　　　　　② ㉡, ㉣

③ ㉠, ㉡, ㉢　　　　　　　　④ ㉠, ㉡, ㉢, ㉣

**PLUS**

보건소의 기능 및 업무(「지역보건법」 제11조, 지역보건법 시행령 제9조 세부사항)

| ① 건강 친화적인 지역사회 여건의 조성 | |
|---|---|
| ② 지역보건의료정책의 기획 조사·연구 및 평가 | • 지역보건의료계획 등 보건의료 및 건강증진에 관한 중장기계획 및 실행계획의 수립·시행 및 평가에 관한 사항<br>• 지역사회 건강실태조사 등 보건의료 및 건강증진에 관한 조사·연구에 관한 사항<br>• 보건에 관한 실험 또는 검사에 관한 사항 |
| ③ 보건의료인 및 보건의료기관 등에 대한 지도·관리·육성과 국민보건 향상을 위한 지도·관리 | • 의료인 의료기관에 대한 지도 등에 관한 사항<br>• 의료기사 보건의료정보관리사 및 안경사에 대한 지도 등에 관한 사항<br>• 응급의료에 관한 사항<br>• 공중보건의사, 보건진료 전담공무원 및 보건진료소에 대한 지도 등에 관한사항<br>• 약사에 관한 사항과 마약 향 정신성의약품의 관리에 관한 사항<br>• 공중위생 및 식품위생에 관한 사항 |
| ④ 보건의료 관련기관·단체, 학교, 직장 등과의 협력체계 구축 | |

**24**

① 보건진료소는 시장·군수가 설치한다.

③ 보건진료 전담공무원은 간호사, 조산사 면허를 가진 자만이 할 수 있다.

④ 보건진료소는 의료취약지역을 인구 500명 이상 5천명 미만을 기준으로 구분한 하나 또는 여러 개의 리·동을 관할구역으로 하여 주민이 편리하게 이용할 수 있는 장소에 설치한다.

**정답** 24 ② 25 ④

| ⑤ 지역주민의 건강증진 및 질병예방·관리를 위한 다음 각 목의 지역보건의료서비스의 제공 | • 국민건강증진·구강건강·영양관리사업 및 보건교육<br>• 감염병의 예방 및 관리<br>• 모성과 영유아의 건강유지·증진<br>• 여성·노인·장애인 등 보건의료 취약계층의 건강유지·증진<br>• 정신건강증진 및 생명존중에 관한 사항 |
|---|---|
| ⑥ 지역주민에 대한 진료, 건강검진 및 만성질환 등의 질병관리에 관한 사항 | |
| ⑦ 가정 및 사회복지시설 등을 방문하여 행하는 보건의료사업 | |
| ⑧ 난임의 예방 및 관리 | |

**26** 「지역보건법」에 따라 징수되는 보건소의 진료비에 대한 규정이다. ㉠, ㉡에 들어갈 내용으로 옳은 것은? 20 강원

1. 지역보건의료기관은 그 시설을 이용한 자, 실험 또는 검사를 의뢰한 자 또는 진료를 받은 자로부터 수수료 또는 진료비를 징수할 수 있다.
2. 1에 따른 수수료와 진료비는 ( ㉠ )로 정하는 기준에 따라 ( ㉡ )로 정한다.

| | ㉠ | ㉡ |
|---|---|---|
| ① | 대통령령 | 보건복지부장관 고시 |
| ② | 보건복지부령 | 해당 지방자치단체 조례 |
| ③ | 대통령령 | 해당 지방자치단체 조례 |
| ④ | 보건복지부령 | 보건복지부장관 고시 |

**PLUS**

| 보건소 진료비 징수(지역보건법」 제25조, 동법 시행규칙 10조) | ① 지역보건의료기관은 그 시설을 이용한 자. 실험 또는 검사를 의뢰한 자 또는 진료를 받은 자로부터 수수료 또는 진료비를 징수할 수 있다.<br>② 제1항에 따른 수수료와 진료비는 보건복지부령으로 정하는 기준에 따라 해당 지방자치단체의 조례로 정한다.<br>③ 지역보건의료기관에서 징수하는 수수료와 진료비는 「국민건강보험법」에 따라 보건복지부장관이 고시하는 요양급여비용명세의 기준에 따라 지방자치단체의 조례로 정한다(법 시행규칙 제10조 수수료 등). |
|---|---|

**27** 「지역보건법」에 따른 지역보건의료심의위원회 심의사항으로 옳지 않은 것은? 20 경남

① 지역사회 건강실태조사 등 지역보건의료의 실태조사에 관한 사항
② 지역보건의료계획 및 연차별 시행계획의 수립·시행 및 평가에 관한 사항
③ 지역보건의료사업에 대한 인사 및 예산에 관한 사항
④ 지역보건의료계획의 효율적 시행을 위하여 보건의료 관련 기관·단체, 학교, 직장 등과의 협력이 필요한 사항

---

**PLUS**

| 지역보건의료심의<br>위원회<br>(지역보건법 제6조) | ① 지역보건의료에 관한 다음 각 호의 사항을 심의하기 위하여 특별시·광역시·도(이하 "시·도"라 한다) 및 특별자치시·특별자치도·시·군·구(구는 자치구를 말하며, 이하 "시·군·구"라 한다)에 지역보건의료심의위원회(이하 "위원회"라 한다)를 둔다.<br>1. 지역사회 건강실태조사 등 지역보건의료의 실태조사에 관한 사항<br>2. 지역보건의료계획 및 연차별 시행계획의 수립 시행 및 평가에 관한 사항<br>3. 지역보건의료계획의 효율적 시행을 위하여 보건의료 관련기관·단체, 학교, 직장 등과의 협력이 필요한 사항<br>4. 그 밖에 지역보건의료시책의 추진을 위하여 필요한 사항 |
| --- | --- |

---

**28** 「농어촌 등 보건의료를 위한 특별조치법」에서 규정하고 있는 보건의료기관 및 인력에 해당하지 않는 것은? 20 대구

① 공중보건의사　　　　② 보건진료전담공무원
③ 보건진료소　　　　　④ 보건지소

**28**
보건지소는 「지역보건법에 의해 설치되는 보건기관이다.

---

**PLUS**

「농어촌 등 보건의료를 위한 특별조치법」 제2조 정의

| 공중보건의사 | 공중보건업무에 종사하게 하기 위하여 「병역법」 제34조 제1항에 따라 공중보건의사에 편입된 의사·치과 의사 또는 한의사로서 보건복지부장관으로부터 공중보건업무에 종사할 것을 명령받은 사람을 말한다. |
| --- | --- |
| 공중보건업무 | 제5조의2 제1항 각 호에 따른 기관 또는 시설에서 수행하는 보건의료업무를 말한다. |
| 보건진료<br>전담공무원 | 제19조에 따른 의료행위를 하기 위하여 보건진료소에 근무하는 사람을 말한다. |
| 보건진료소 | 의사가 배치되어 있지 아니하고 계속하여 의사를 배치하기 어려울 것으로 예상되는 의료 취약지역에서 보건 진료 전담공무원으로 하여금 의료행위를 하게 하기 위하여 시장·군수가 설치·운영하는 보건의료시설을 말한다. |

---

**29** 다음 중 「지역보건법」에 따른 지역보건의료기관에 해당하지 않는 것은?

20 인천

① 보건소                          ② 보건지소
③ 보건진료소                      ④ 보건의료원

| 지역보건의료기관 (지역보건법 2조) |
|---|
| 보건소, 보건의료원, 보건지소 및 건강생활지원센터를 말한다. |

**30** 「농어촌 등 보건의료를 위한 특별조치법」에 따라 배치되는 보건진료전담공무원에 대한 설명으로 옳지 않은 것은? 20 대전

① 간호사·조산사 면허를 가진 자로서 시·도지사가 실시하는 24주 이상의 직무교육을 받은 자에게 자격이 있다.

② 지방공무원으로 하며, 특별자치시장·특별자치도지사·시장·군수 또는 구청장이 근무지역을 지정하여 임용한다.

③ 관할구역 이탈금지 명령을 위반하여 허가 없이 연속하여 7일 이상 관할구역을 이탈한 경우 징계할 수 있다.

④ 근무지역으로 지정받은 의료취약지역에서 질병·부상상태를 판별하기 위한 진찰·검사를 할 수 있다.

**PLUS**

**1. 보건진료 전담공무원**

| 자격 | 간호사·조산사 면허를 가진 자로서 보건복지부장관이 실시하는 24주 이상의 직무교육을 받은 자 |
|---|---|
| 임용 | ① 지방공무원으로 하며, 특별자치시장·특별자치도지사·시장·군수 또는 구청장이 근무지역을 지정하여 임용한다.<br>② 특별자치시장·특별자치도지사·시장·군수 또는 구청장은 보건진료 전담공무원이 다음 각 호의 어느 하나에 해당하는 경우에는 그 보건진료 전담공무원을 징계할 수 있다.<br>1. 정당한 이유 없이 지정받은 근무지역 밖에서 의료 행위를 한 경우<br>2. 제19조(보건진료 전담공무원의 의료행위의 범위)에 따른 범위를 넘어 의료 행위를 한 경우<br>3. 제20조에 따른 관할구역 이탈금지 명령을 위반하여 허가 없이 연속하여 7일 이상 관할구역을 이탈한 경우 |

PART

**03**

2. 보건진료 전담공무원의 업무(농특법 제19조, 시행령 제14조)

| 보건진료 전담공무원의 업무 (농특법 제19조) | 보건진료 전담공무원은 「의료법」 제27조에도 불구하고 근무지역으로 지정받은 의료 취약지역에서 대통령령으로 정하는 경미한 의료행위를 할 수 있다. |
|---|---|
| 법 제19조에 따른 보건진료 전담공무원의 의료행위의 범위 | • 질병·부상 상태를 판별하기 위한 진찰·검사<br>• 환자의 이송<br>• 외상 등 흔히 볼 수 있는 환자의 치료 및 응급조치가 필요한 환자에 대한 응급 처치<br>• 질병·부상의 악화 방지를 위한 처치<br>• 만성병 환자의 요양지도 및 관리<br>• 정상 분만 시의 분만 도움<br>• 예방 접종<br>• 위 모든 사항의 의료행위에 따르는 의약품의 투여 |
| 보건진료 전담공무원은 위의 의료행위 외에 다음의 업무 | • 환경 위생 및 영양 개선에 관한 업무<br>• 질병 예방에 관한 업무<br>• 모자 보건에 관한 업무<br>• 주민의 건강에 관한 업무를 담당하는 사람에 대한 교육 및 지도에 관한 업무<br>• 그 밖에 주민의 건강 증진에 관한 업무 |
| | • 보건진료 전담공무원은 위에 따른 의료행위를 할 때에는 보건복지부장관이 정하는 환자진료지침에 따라야 한다. |

**31** 「농어촌 등 보건의료를 위한 특별조치법에 따라 공중보건의사를 배치할 수 있는 기관 또는 시설에 해당하지 않는 것은? 20 인천

① 보건지소
② 공공보건의료연구기관
③ 특별시 및 광역시 내 공공병원
④ 사회복지시설

**PLUS**

**농어촌 등 보건의료를 위한 특별조치법 제5조의2(공중보건의사의 배치기관 및 배치시설)**
보건복지부장관 또는 시·도지사가 공중보건의사를 배치할 수 있는 기관 또는 시설
• 보건소 또는 보건지소
• 국가·지방자치단체 또는 공공단체가 설립·운영하는 병원으로서 보건복지부장관이 정하는 병원(이하 이 조에서 "공공병원"이라 한다)
• 공공보건의료연구기관
• 공중보건사업의 위탁사업을 수행하는 기관 또는 단체
• 보건의료정책을 수행할 때에 공중보건의사의 배치가 필요한 기관 또는 시설로 "대통령령으로 정하는 기관 또는 시설"

| 대통령령으로 정하는 기관 또는 시설 (시행령 제6조의2) | 1. 병원선 및 이동진료반<br>2. 군 지역 및 의사 확보가 어려운 중소도시의 민간병원 중 정부의 지원을 받는 병원으로서 보건복지부장관이 정하는 병원<br>3. 그 밖에 사회복지시설, 형의 집행 및 수용자의 교정시설 내의 의료시설, 응급의료에 관련된 기관 또는 단체 등 보건복지부장관이 인정하는 기관 또는 시설 |

정답 31 ③

**32** 다음 중 「지역보건법」에 따른 지역보건의료심의위원회의 기능과 역할로 옳지 않은 것은? 21 경기

① 지역주민들의 건강증진에 사용할 재원조달 계획에 관한 사항
② 지역사회 건강실태조사 등 지역보건의료의 실태조사에 관한 사항
③ 지역보건의료계획 및 연차별 시행계획의 수립·시행 및 평가에 관한 사항
④ 지역보건의료계획의 효율적 시행을 위하여 보건의료 관련기관·단체, 학교, 직장 등과의 협력이 필요한 사항

**해설**

**PLUS**

| 지역보건의료심의위원회 (지역보건법 제6조) | ① 지역보건의료에 관한 다음 각 호의 사항을 심의하기 위하여 "시·도" "시·군·구"에 지역보건의료심의위원회(이하 "위원회"라 한다)를 둔다.<br>1. 지역사회 건강실태조사 등 지역보건의료의 실태조사에 관한 사항<br>2. 지역보건의료계획 및 연차별 시행계획의 수립 시행 및 평가에 관한 사항<br>3. 지역보건의료계획의 효율적 시행을 위하여 보건의료 관련기관·단체, 학교, 직장 등과의 협력이 필요한 사항<br>4. 그 밖에 지역보건의료시책의 추진을 위하여 필요한 사항<br>② 위원회는 위원장 1명을 포함한 20명 이내의 위원으로 구성하며, 위원장은 해당 지방자치단체의 부단체장(부단체장이 2명 이상인 지방자치단체에서는 대통령령으로 정하는 부단체장을 말한다)이 된다. 다만, 제4항에 따라 다른 위원회가 위원회의 기능을 대신하는 경우 위원장은 조례로 정한다.<br>③ 위원회의 위원은 지역주민 대표, 학교보건 관계자, 산업안전·보건 관계자, 보건의료 관련기관·단체의 임직원 및 관계 공무원 중에서 해당 위원회가 속하는 지방자치단체의 장이 임명하거나 위촉한다.<br>④ 위원회는 그 기능을 담당하기에 적합한 다른 위원회가 있고 그 위원회의 위원이 제3항에 따른 자격을 갖춘 경우에는 시·도 또는 시·군·구의 조례에 따라 위원회의 기능을 통합하여 운영할 수 있다.<br>⑤ 제1항부터 제4항까지에서 규정한 사항 외에 위원회의 구성과 운영 등에 필요한 사항은 대통령령으로 정한다. |
| --- | --- |

**33** 다음 중 「지역보건법」에 따른 보건소의 기능으로 옳은 것은? 21 경기

ㄱ. 응급의료에 관한 사항
ㄴ. 의료기관에 대한 지도 등에 관한 사항
ㄷ. 보건에 관한 실험 또는 검사에 관한 사항
ㄹ. 향정신성의약품의 관리에 관한 사항

① ㄱ
② ㄱ, ㄴ
③ ㄱ, ㄴ, ㄷ
④ ㄱ, ㄴ, ㄷ, ㄹ

**정답** 32 ① 33 ④

PART 03

**PLUS**

보건소의 기능 및 업무(「지역보건법」 제11조, 지역보건법 시행령 제9조 세부사항)

| ① 건강 친화적인 지역 사회 여건의 조성 | |
|---|---|
| ② 지역보건의료정책의 기획 조사·연구 및 평가 | • 지역보건의료계획 등 보건의료 및 건강증진에 관한 중장기계획 및 실행계획의 수립·시행 및 평가에 관한 사항<br>• 지역사회 건강실태조사 등 보건의료 및 건강증진에 관한 조사·연구에 관한 사항<br>• 보건에 관한 실험 또는 검사에 관한 사항 |
| ③ 보건의료인 및 보건 의료기관 등에 대한 지도·관리·육성과 국민보건 향상을 위한 지도·관리 | • 의료인 의료기관에 대한 지도 등에 관한 사항<br>• 의료기사 보건의료정보관리사 및 안경사에 대한 지도 등에 관한 사항<br>• 응급의료에 관한 사항<br>• 공중보건의사, 보건진료 전담공무원 및 보건진료소에 대한 지도 등에 관한사항<br>• 약사에 관한 사항과 마약 항 정신성의약품의 관리에 관한 사항<br>• 공중위생 및 식품위생에 관한 사항 |
| ④ 보건의료 관련기관· 단체, 학교, 직장 등과의 협력체계 구축 | |
| ⑤ 지역주민의 건강증진 및 질병예방·관리를 위한 다음 각 목의 지역보건의료서비스의 제공 | • 국민건강증진·구강건강·영양관리사업 및 보건교육<br>• 감염병의 예방 및 관리<br>• 모성과 영유아의 건강유지·증진<br>• 여성·노인·장애인 등 보건의료 취약계층의 건강유지·증진<br>• 정신건강증진 및 생명존중에 관한 사항 |
| ⑥ 지역주민에 대한 진료, 건강검진 및 만성질환 등의 질병관리에 관한 사항 | |
| ⑦ 가정 및 사회복지시설 등을 방문하여 행하는 보건의료사업 | |
| ⑧ 난임의 예방 및 관리 | |

**34** 「지역보건법」에 따른 지역보건의료계획의 내용으로 옳지 않은 것은?

21 경남

① 시·도지사 또는 시장·군수·구청장은 지역보건의료계획을 3년마다 수립하여야 한다.
② 지역보건의료계획의 내용에는 보건의료 수요의 측정에 관한 사항이 포함되어야 한다.
③ 지역보건의료계획의 내용에는 보건의료자원의 조달 및 관리에 관한 사항이 포함되어야 한다.
④ 지역보건의료계획의 내용에는 지역보건의료에 관련된 통계의 수집 및 정리에 관한 사항이 포함되어야 한다.

| 지역보건의료<br>계획의 수립<br>(「지역보건법」<br>제7조) | 시·도지사 또는 시장·군수·구청장은 지역주민의 건강 증진을 위하여 다음 각 호의 사항이 포함된 지역보건의료계획을 4년마다 수립하여야 한다.<br>• 보건의료 수요의 측정<br>• 지역보건의료 서비스에 관한 장기·단기 공급대책<br>• 인력·조직·재정 등 보건의료자원의 조달 및 관리<br>• 지역보건의료 서비스의 제공을 위한 전달체계 구성 방안<br>• 지역보건의료에 관련된 통계의 수집 및 정리 |
|---|---|

**35** 다음 중 보건의료원의 설치근거 법령과 설치요건 옳은 것은? 21 경북

① 「의료법」, 의원의 요건을 갖춘 시설
② 「의료법」, 지방자치단체가 운영하는 병원급 의료기관
③ 「지역보건법」, 30개 이상의 병상을 갖춘 보건소
④ 「지역보건법」, 읍·면 단위로 설치되고 전문의가 상주하는 시설

**해설**

**35**
「지역보건법」제12조(보건의료원) 보건소 중 「의료법」제3조제2항 제3호가목에 따른 병원의 요건을 갖춘 보건소는 보건의료원이라는 명칭을 사용할 수 있다.

**36** 우리나라의 보건진료소 관리 및 운영에 대한 설명으로 옳지 않은 것은?
21 경북

① 보건진료소는 농어촌 보건의료 취약지역에 대하여 보건의료서비스 이용의 접근성을 높이고 포괄적인 일차 보건의료 서비스 제공을 위하여 설치되었다.
② 보건진료소에는 공중보건의사를 배치한다.
③ 의료취약지역을 인구 500명 이상 5천 명 미만을 기준으로 하나 또는 여러개의 리·동에 설치한다.
④ 보건진료전담공무원을 배치하여 의료행위를 하게 하기 위한 시설이다.

**보건진료소**

| 사업배경 | • 농어촌 보건의료 취약지역에 대하여 보건의료서비스 이용의 접근성을 높이고 포괄적인 일치보건의료 서비스제공을 통한 주민의 건강수준을 향상시키기 위하여 1980년 「농어촌 등 보건의료를 위한 특별조치법」을 제정·공포하고 농어촌 및 오·벽지 지역에 보건 진료소를 설치했다.<br>• 보건진료소 의사가 배치되어 있지 아니하고 계속하여 의사를 배치하기 어려울 것으로 예상되는 의료취약지역에서 보건진료 전담공무원으로 하여금 의료행위를 하게 하기 위하여 시장·군수가 설치·운영하는 보건의료시설이다. |
|---|---|
| 설치권자 | 시장 또는 군수 |

**정답** 35 ③ 36 ②

해설

| 설치 및 운영 | • 의료취약지역을 인구 500명 이상(도서지역은 300명 이상), 5천명 미만을 기준으로 구분한 하나 또는 여러 개의 리·동을 관할구역으로 하여 주민이 편리하게 이용할 수 있는 장소에 설치한다.<br>• 다만, 군수는 인구 500명 미만(도서지역은 300명 미만)인 의료취약지역 중 보건진료소가 필요하다고 인정되는 지역이 있는 경우에는 보건복지부장관의 승인을 받아 그 지역에 보건진료소를 설치할 수 있다.<br>• 군수는 보건진료소를 설치한 때에는 지체 없이 관할 시·도지사를 거쳐 보건복지부장관에게 보고하여야 한다.<br>• 보건진료소에 보건진료소장 1명과 필요한 직원을 두되, 보건진료소장은 보건진료 전담공무원으로 보한다. |

## 37 「지역보건법」에서 제시된 보건소의 기능 및 업무에 해당하지 않는 것은?

21 서울

① 난임의 예방 및 관리
② 감염병의 예방 및 관리
③ 지역보건의료정책의 기획, 조사·연구 및 평가
④ 보건의료 수요의 측정

**PLUS**

보건소의 가능 및 업무(「지역보건법」 제11조, 지역보건법 시행령 제9조 세부사항)

| ① 건강 친화적인 지역사회 여건의 조성 | |
|---|---|
| ② 지역보건의료정책의 기획 조사·연구 및 평가 | • 지역보건의료계획 등 보건의료 및 건강증진에 관한 중장기계획 및 실행계획의 수립·시행 및 평가에 관한 사항<br>• 지역사회 건강실태조사 등 보건의료 및 건강증진에 관한 조사·연구에 관한 사항<br>• 보건에 관한 실험 또는 검사에 관한 사항 |
| ③ 보건의료인 및 보건의료기관 등에 대한 지도·관리·육성과 국민보건 향상을 위한 지도·관리 | • 의료인 의료기관에 대한 지도 등에 관한 사항<br>• 의료기사 보건의료정보관리사 및 안경사에 대한 지도 등에 관한 사항<br>• 응급의료에 관한 사항<br>• 공중보건의사, 보건진료 전담공무원 및 보건진료소에 대한 지도 등에 관한사항<br>• 약사에 관한 사항과 마약 항 정신성의약품의 관리에 관한 사항<br>• 공중위생 및 식품위생에 관한 사항 |
| ④ 보건의료 관련기관·단체, 학교, 직장 등과의 협력체계 구축 | |
| ⑤ 지역주민의 건강증진 및 질병예방·관리를 위한 다음 각 목의 지역보건의료서비스의 제공 | • 국민건강증진·구강건강·영양관리사업 및 보건교육<br>• 감염병의 예방 및 관리<br>• 모성과 영유아의 건강유지·증진<br>• 여성·노인·장애인 등 보건의료 취약계층의 건강유지·증진<br>• 정신건강증진 및 생명존중에 관한 사항 |
| ⑥ 지역주민에 대한 진료, 건강검진 및 만성질환 등의 질병관리에 관한 사항 | |
| ⑦ 가정 및 사회복지시설 등을 방문하여 행하는 보건의료사업 | |
| ⑧ 난임의 예방 및 관리 | |

**38** 다음 중 「지역보건법」에 따른 보건소의 기능 및 업무로 옳은 것은? 21 울산

해설

> ㄱ. 감염병 예방 및 관리
> ㄴ. 지역보건의료정책의 기획, 조사·연구 및 평가
> ㄷ. 건강 친화적 지역사회 여건 조성
> ㄹ. 난임의 예방 및 관리

① ㄱ, ㄴ, ㄷ      ② ㄱ, ㄷ
③ ㄴ, ㄹ      ④ ㄱ, ㄴ, ㄷ, ㄹ

**PLUS**

보건소의 기능 및 업무(「지역보건법」 제11조, 지역보건법 시행령 제9조 세부사항)

| ① 건강 친화적인 지역사회 여건의 조성 | |
|---|---|
| ② 지역보건의료정책의 기획 조사·연구 및 평가 | • 지역보건의료계획 등 보건의료 및 건강증진에 관한 중장기계획 및 실행계획의 수립·시행 및 평가에 관한 사항<br>• 지역사회 건강실태조사 등 보건의료 및 건강증진에 관한 조사·연구에 관한 사항<br>• 보건에 관한 실험 또는 검사에 관한 사항 |
| ③ 보건의료인 및 보건의료기관 등에 대한 지도·관리·육성과 국민보건 향상을 위한 지도·관리 | • 의료인 의료기관에 대한 지도 등에 관한 사항<br>• 의료기사 보건의료정보관리사 및 안경사에 대한 지도 등에 관한 사항<br>• 응급의료에 관한 사항<br>• 공중보건의사, 보건진료 전담공무원 및 보건진료소에 대한 지도 등에 관한사항<br>• 약사에 관한 사항과 마약 항 정신성의약품의 관리에 관한 사항<br>• 공중위생 및 식품위생에 관한 사항 |
| ④ 보건의료 관련기관·단체, 학교, 직장 등과의 협력체계 구축 | |
| ⑤ 지역주민의 건강증진 및 질병예방·관리를 위한 다음 각 목의 지역보건의료서비스의 제공 | • 국민건강증진·구강건강·영양관리사업 및 보건교육<br>• 감염병의 예방 및 관리<br>• 모성과 영유아의 건강유지·증진<br>• 여성·노인·장애인 등 보건의료 취약계층의 건강유지·증진<br>• 정신건강증진 및 생명존중에 관한 사항 |
| ⑥ 지역주민에 대한 진료, 건강검진 및 만성질환 등의 질병관리에 관한 사항 | |
| ⑦ 가정 및 사회복지시설 등을 방문하여 행하는 보건의료사업 | |
| ⑧ 난임의 예방 및 관리 | |

정답 38 ④

**39** 다음 중 보건진료소에 대한 설명으로 옳지 않은 것은? 21 경기7급

① 보건진료소장 1명과 필요한 직원을 두되, 보건진료소장은 보건진료 전담 공무원으로 보한다.

② 보건진료 전담공무원은 국가공무원으로 지방자치단체의 추천을 받아 보건복지부장관이 임명한다.

③ 보건진료 전담공무원은 질병·부상상태를 판별하기 위한 진찰 검사를 할 수 있다.

④ 보건진료 전담공무원은 간호사·조산사 면허를 가진 자로서 보건복지부장관이 실시하는 24주 이상의 직무교육을 받은 자여야 한다.

┌─ PLUS ─

| 보건진료 전담공무원의 자격 (농특법 제16조) | 보건진료 전담공무원은 간호사·조산사 면허를 가진 사람으로서 보건복지부장관이 실시하는 24주 이상의 직무교육을 받은 사람이어야 한다. |
| --- | --- |
| 보건진료 전담공무원의 의료행위의 범위(농특법 제19조) | 보건진료 전담공무원은 「의료법」 제27조에도 불구하고 근무지역으로 지정받은 의료취약지역에서 대통령령으로 정하는 경미한 의료행위를 할 수 있다. |

**40** 농어촌 등 보건의료를 위한 특별조치법령상 보건진료 전담공무원에 대한 설명으로 옳지 않은 것은? 23 지방직

① 보수교육기간은 매년 21시간 이상으로 한다.

② 특별자치시장·특별자치도지사·시장·군수 또는 구청장이 근무지역을 지정하여 임용한다.

③ 간호사·조산사 면허를 가진 사람으로서 보건복지부장관이 실시하는 16주 이상의 직무교육을 받은 사람이어야 한다.

④ 근무지역으로 지정받은 의료 취약지역에서 질병·부상의 악화 방지를 위한 처치 등의 경미한 의료행위를 할 수 있다.

┌─ PLUS ─

| 보건진료 전담공무원의 자격 (농어촌 특별조치법 제16조) | 보건진료 전담공무원은 간호사·조산사 면허를 가진 사람으로서 보건복지부장관이 실시하는 24주 이상의 직무교육을 받은 사람이어야 한다. |
| --- | --- |

**해설**

**39**
보건진료 전담공무원은 지방공무원으로 하며, 특별자치시장·특별자치도지사·시장·군수 또는 구청장이 근무지역을 지정하여 임용한다.

**정답** 39 ② 40 ③

**41** 다음에서 설명하는 「지역보건법」상 지역보건의료기관은? 24 지방

> • 지역주민의 만성질환 예방 및 건강한 생활습관 형성을 지원하는 기관이다.
> • 보건소가 설치되지 않은 읍·면·동에 설치할 수 있다.

① 보건지소          ② 보건의료원

③ 보건진료소        ④ 건강생활지원센터

**PLUS**

**시·군·구 보건행정 조직 설치 기준**

| 구분 | 연도 | 법령 | 장소 |
|------|------|------|------|
| 보건소 | 1953 | 지역보건법 대통령령 | 시·군·구별 1개소 |
| 보건지소 | 1953 | 지역보건법 대통령령 | 읍·면별 1개소 |
| 보건진료소 | 1980 | 농어촌 등 보건의료를 위한 특별조치법, 보건복지부령 | 리(里)단위의 오·벽지에 설치 |
| 보건의료원 | 1988 | 지역보건법 대통령령 | 보건소와 동일 |
| 건강생활지원센터 | 2015 | 지역보건법 대통령령 | 읍·면·동별 1개소 |

해설

**41**

**건강생활지원센터 설치
(지역보건법 14조)
(지역보건법 시행령 11조)**

• 지방자치단체는 보건소의 업무 중에서 특별히 지역주민의 만성질환 예방 및 건강한 생활습관 형성을 지원하는 건강생활지원센터를 설치

• 건강생활지원센터는 읍·면·동(보건소가 설치된 읍·면·동은 제외한다)마다 1개씩 설치

PART

**03**

정답 41 ④

### 제1절  병원조직

**01** 새로운 장비나 기술에 대한 투자결정에 있어서 해당 의료장비나 의료기술이 가져다 줄 이윤에 대한 전망보다는 새로운 고객의 확보 병원의 명성 고급기술을 이용한다는 자부심 등을 더 중요하게 고려한다는 병원관리 모형은? 19 인천

① 격차극소화모형　　　　② 이윤극대화모형

③ 수입극대화모형　　　　④ Newhouse 비영리모형

---

**PLUS**

| | |
|---|---|
| 리(Lee)의 격차극소화 모형 | 병원들이 새로운 장비나 기술에 대한 투자결정에서 해당 장비나 기술이 가져다 줄 이윤에 대한 전망보다는 새로운 고객의 확보나 병원 명성의 증가, 혹은 고급기술을 사용한다는 전문의료인으로서의 자부심을 더 중요한 고려대상으로 삼는다는 현실을 설명하고자 만들어졌다. 이 모형의 구심점은 병원은 시설투자를 비롯한 제반사항에 대한 의사결정에서 독립적이지 않고 자기와 비슷한 부류의 다른 병원의 행태를 언제나 염두에 두게 된다는 병원 간의 상호의존성을 강조하는 데 있다. |

---

### 제2절  병원관리 지표

**01** 일정기간 동안의 실 입원환자(퇴원환자) 수를 가동병상수로 나눈 지표로서 병상당 입원환자를 몇 명 수용하였는지를 나타내는 병원관리 지표는?

19 대전

① 병상이용율　　　　② 병상회전율

③ 병원이용률　　　　④ 평균재원일수

PLUS

| | |
|---|---|
| 병상이용률 | 일정 기간 동안 병원의 가동병상 중 입원환자가 차지하는 비율로서 입원자원(가동병상)의 운영효율성을 나타낸다. |
| 병상회전율 | 일정 기간 동안의 실제 입원환자(퇴원환자)수를 가동병상 수로 나눈 비율로서 병상당 입원환자를 몇명 수용하였는가를 나타내는 병상 이용의 효율성 측정 지표이다. |
| 병원이용률 | 일정기간 중 환자 1인당 부담 진료비를 토대로 외래·입원 비율에 따라 가중치를 부여한 연외래환자수와 입원환자수(총재원일수)를 합한 후 연가동병상 수로 나눈 지표이다. |
| 평균재원일수 | 입원환자의 총재원일수를 실제 입원(퇴원) 한 환자 수로 나눈 비율로서 환자가 병원에 입원한 평균 일수를 의미한다. |

**02** 어느 지역주민의 총 의료이용량 중 특정 병원을 이용한 의료이용량의 비율을 나타내는 것은? 19 제주

① 병상이용률
② 병원이용률
③ 친화도
④ 지역구성도

PLUS

| | |
|---|---|
| 병상이용률 | 일정 기간 동안 병원의 가동병상 중 입원환자가 차지하는 비율로서 입원자원(가동병상)의 운영효율성을 나타낸다. |
| 병원이용률 | 일정기간 중 환자 1인당 부담 진료비를 토대로 외래·입원 비율에 따라 가중치를 부여한 연외래환자수와 입원환자수(총재원일수)를 합한 후 연가동병상 수로 나눈 지표이다. |
| 친화도 | 지역사회를 중심으로 특정 지역에 거주하는 주민의 총 의료 이용량 중 특정 병원을 이용한 의료 이용량의 비율을 나타낸다. |
| 지역구성도 | 병원을 중심으로 특정 병원을 이용한 환자의 총 이용량 중에서 특정 지역에 거주하는 환자가 이용한 비율을 말한다. |

**03** 병원의 진료실적이 다음과 같다. 병상회전율은 얼마인가? 21 경북

- 연간 입원환자수 70,000명
- 총퇴원 환자수 800명
- 가동병상수 300개
- 평균재원일수 15

① 2.67
② 11.2
③ 53.3
④ 63.9

해설

**03**
병상회전율(명)

$$= \frac{실입원환자수(또는 \ 퇴원실인원수)}{가동병상수}$$

$$= \frac{800}{300} = 2.67$$

정답 02 ③  03 ①

**04** 병원통계 중 병원의 진료권 분석지표인 친화도(RI)에 대한 설명으로 옳은 것은? 21 부산

① 특정 지역에 거주하는 주민의 총의료이용량 중 특정 병원을 이용한 의료 이용량의 비율이다.
② 특정 병원을 이용한 환자의 이용량 중에서 특정 지역에 거주하는 환자가 이용한 비율이다.
③ 병원이 담당하고 있는 진료지역의 범위를 파악할 수 있게 해 준다.
④ 병원진료서비스의 양이나 투입, 시설의 활용도를 종합적으로 설명하는 지표다.

**PLUS**

| 병원의 진료권 분석지표 | • 분석 자료는 국민건강보험자료로 연도별 입원 및 외래 에피소드를 환자 단위로 정리하여 추출한 것 |
|---|---|
| 지역환자구성비 (CI, commitment index)를 | • 특정 병원을 이용한 환자의 총이용량 중에서 특정 지역에 거주하는 환자가 이용한 비율<br>• 병원이 담당하고 있는 진료지역의 범위를 파악할 수 있게 해 준다.<br>• 지역 간 유입을 반영하는 지표로 활용<br>$$= \frac{\text{지역소재 의료기관을 이용한 지역 환자의 의료이용량}}{\text{지역소재 의료기관 총 의료이용량}}$$ |
| 지역친화도 (RI: Relevance Index) | • 지역사회를 중심으로 특정 지역에 거주하는 주민의 총의료이용량 중 특정 병원을 이용한 의료이용량의 비율(백분율)<br>• 지역주민들의 의료기관 이용의 선호도를 보여준다.<br>• 지역 간 유출을 반영하는 지표로 활용<br>$$= \frac{\text{지역소재 의료기관을 이용한 지역 환자의 의료이용량}}{\text{지역 거주환자의 총 의료이용량}}$$ |

**05** 보건지표에 대한 설명으로 가장 옳지 않은 것은? 21 서울7급

① 병상이용률 = 퇴원자수/평균가동병상수 × 1,000
② 치명률 = 그 질병으로 인한 사망자수/어떤 질병에 걸린 환자수 × 100
③ 유병률 = 현재 이환자수/시점(기간)의 인구 × 1,000
④ 성비 = 남자수/여자수 × 100

**해설**

**04**
② 특정 병원을 이용한 환자의 총이용량 중에서 특정 지역에 거주하는 환자가 이용한 비율이다. → 내원환자의 지역별구성도(CI)
③ 병원이 담당하고 있는 진료지역의 범위를 파악할 수 있게 해 준다. → 내원환자의 지역별구성도(CI)
④ 병원진료서비스의 양이나 투입 시설의 활용도를 종합적으로 설명하는 지표다. → 병원이용률

**05**
병상이용률 = 입원(재원)환자수/가동병상수 × 100

정답 04 ① 05 ①

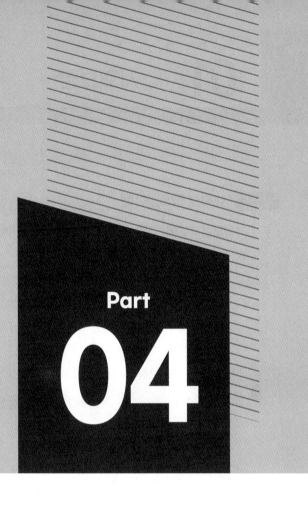

Part

# 04

# 사회보장

## 제1절 사회보장의 이해

**01** 사회보장제도에 따른 소득의 재분배 유형 중에서 공적연금제도에서 나타날 수 있는 재분배는? 18 강원

① 세대 간 재분배  ② 사회적 재분배
③ 수직적 재분배  ④ 수평적 재분배

**02** 베버리지의 사회보장 6대 핵심 원칙에 해당하지 않는 것은? 19 서울

① 정액급여의 원칙  ② 포괄성의 원칙
③ 급여의 적절성 원칙  ④ 행정책임의 분권원칙

> **PLUS**
>
> | | |
> |---|---|
> | 정액급여의 원칙 | 어떤 이유로 소득이 중단되었거나, 어느 정도의 소득이 중단되었거나 간에 꼭 같은 보험금을 지급한다는 원칙이다. |
> | 균일각출의 원칙 | 소득수준에 관계없이 같은 금액을 지불해야 한다는 원칙이다(같이 각출하고 같이 받는다). |
> | 행정책임 통합의 원칙 | 경비절감과 부처 및 제도간의 상호 모순을 없애기 위해 운영기관을 통일해야 한다는 원칙이다. |
> | 충분한 급여의 원칙 | 급여는 국민의 최저생활을 보장하는데 그 금액과 기간에 있어 충분한 것이어야 한다는 원칙이다. |
> | 포괄성의 원칙 | 사회보험의 적용 대상과 적용 사고가 모두 포괄적이어야 한다. |
> | 피보험자분류의 원칙 | 단일화되고 포괄적인 사회보험이지만 지역사회 내 다양한 삶의 형태를 고려해야 한다는 원칙이다. |

**03** 사회보장에 대한 베버리지의 원칙에 해당하지 않는 것은? 19 경기

① 정액기여의 원칙  ② 행정책임 통합의 원칙
③ 포괄성의 원칙  ④ 정률급여의 원칙

---

**해설**

**01**
세대 간 재분배는 공적연금제도에서 나타나는 재분배유형이다.

---

**정답** 01 ①  02 ④  03 ④

**04** 다음 중 베버리지의 사회보장 원칙에 해당하지 않는 것은? 19 경남

① 정액급여의 원칙
② 정액기여의 원칙
③ 행정책임 다원화의 원칙
④ 포괄성의 원칙

**05** 사회보장에 관한 부정적 의미가 아닌 것은? 19 대구

① 개인주의 경향 초래
② 경기불황 유발
③ 실업률 증가
④ 도덕적 해이

┌─ PLUS ─────────────────────────────────────

| 사회보장의 비용증가, 근로의욕의 감소, 빈곤의 함정, 도덕적 해이 | |
|---|---|
| 개인주의 경향↑ | 소득이 보장되고 생활이 안정됨에 따라 개인주의 경향이 만연된다. 이는 전통적 대가족제도의 와해를 국가가 재정적으로 뒷받침 해주고 있는 것이다. |
| 사회보장의 과용과 남용 | 과도한 사회보장은 근로의욕을 감퇴시키거나 무위도식을 하게 되어 '사회보장의 기생충'이라고 혹평하기도 한다. |
| 노동시장의 왜곡 (실업률↑) | 사용자의 사회보장비 부담이 과도한 경우 이를 벗어나기 위해 임시직 시간제 근무 등 노동시장의 왜곡이나 암시장이 형성되어 건전한 국민 경제발전에 방해요인으로 작용 |
| 부정적인 경제효과(불황↑) | 불황기에 재원조달을 위하여 실업보험이나 건강보험 등의 사회보험료를 인상시키는 경우 불황을 더욱 심화시키는 결과를 가져오기도 하여 사회보험은 부정적인 경제효과를 초래하기도 한다. |

**06** 소득재분배의 유형 중 세대 간 소득 분배와 관계가 깊은 사회보장제도는?

19 부산

① 국민연금
② 건강보험
③ 산재보험
④ 의료급여

---

📎 **해설**

**05**
· 사회보장의 부정적 기능: 사회보장 비용의 증가, 근로의욕 감소, 빈곤의 함정, 도덕적 해이 등을 유발
· 사회보장의 부정적 기능으로 불황기에 보험료 인상으로 인해 불황을 더욱 심화시키는 문제가 있을 수 있으나 사회보장 자체가 경기불황을 유발하는 부정적 기능을 가진다고 보기는 어렵다.

PART

**04**

**06**
소득 재분배 유형 중 세대 간 재분배는 현 근로세대와 노령세대 또는 현 세대와 미래세대 간의 소득을 재분배하는 형태로 대표적인 제도는 공적연금제도로 우리나라의 국민연금제도가 이에 해당된다.

**정답** 04 ③ 05 ② 06 ①

PLUS

| 세대 간 재분배 | • 현 근로시대와 노령세대, 또는 현세대와 미래세대 간의 소득을 재분배하는 형태로 대표적인 제도는 공적연금제도 |
| 수직적 재분배 | • 소득계층들 간의 재분배형태로서 누진적이거나 역진적인 형태<br>• 대체적으로 소득이 높은 계층으로부터 소득이 낮은 계층으로 재분배되는 형태 |
| 수평적 재분배 | • 집단 내에서 위험발생에 따른 재분배형태<br>• 동일한 소득계층 내에서 건강한 사람으로부터 질병자에게로, 취업자로부터 실업자에게로 소득이 재분배되는 형태 |

**07** 베버리지(Beveridge)의 사회보장 원칙으로 옳지 않은 것은? 19 인천

① 정액급여의 원칙
② 행정책임 통합의 원칙
③ 급여 적절성의 원칙
④ 소득 및 능력에 따른 기여의 원칙

PLUS

| 정액급여의 원칙 | 어떤 이유로 소득이 중단되었거나, 어느 정도의 소득이 중단되었거나 간에 꼭 같은 보험금을 지급한다는 원칙이다. |
| 균일각출의 원칙 | 소득수준에 관계없이 같은 금액을 지불해야 한다는 원칙이다(같이 각출하고 같이 받는다). |
| 행정책임 통합의 원칙 | 경비절감과 부처 및 제도간의 상호 모순을 없애기 위해 운영기관을 통일해야 한다는 원칙이다. |
| 충분한 급여의 원칙 | 급여는 국민의 최저생활을 보장하는데 그 금액과 기간에 있어 충분한 것이어야 한다는 원칙이다. |
| 포괄성의 원칙 | 사회보험의 적용 대상과 적용 사고가 모두 포괄적이라야 한다. |
| 피보험자분류의 원칙 | 단일화되고 포괄적인 사회보험이지만 지역사회 내 다양한 삶의 형태를 고려해야 한다는 원칙이다. |

**08** 베버리지의 사회보장 6원칙으로 옳은 것은? 19 강원

① 급여수준의 적절성 원칙
② 운영기관의 다원화 원칙
③ 소득에 따른 차등급여의 원칙
④ 소득에 다른 차등기여의 원칙

해설

정답 07 ④  08 ①

**138** 제4편 사회보장

**09** **사회보장의 순기능으로 옳지 않은 것은?** 19 충북

① 인간의 존엄성을 유지할 수 있는 기본조건을 마련해 주어 최저생활을 보장하는 기능
② 보험료의 공동갹출과 공동사용이라는 위험분산 기능을 통해 사회적 연대기능
③ 한 집단으로부터 다른 개인이나 집단으로 이전되는 소득재분배 기능
④ 과도한 사회보장으로 인한 근로의욕 감소기능

**10** **사회보장제도에는 보편주의와 선별주의 원칙이 있다. 다음 중 선별주의에 대한 설명으로 옳은 것은?** 19 전북12월

① 전 국민이 수혜자이므로 비용이 많이 들어간다.
② 궁핍을 미연에 방지하기 위해 저소득을 보장해주어야 한다.
③ 빈곤의 및 문제가 발생하기 쉽다.
④ 사회정책에 의한 소득재분배 효과가 감소한다.

**PLUS**

| | |
|---|---|
| 보편주의 | • 전국민 사회복지서비스 사용원리<br>• 궁핍을 사전에 방지하기 위해 최저소득을 보장해야 하고, 인권침해를 하지 않아야 하고, 행정과 시행절차가 간단해야 한다.<br>• 시민의 구매력을 일정수준으로 유지시켜 줌으로써 경제적 안정과 성장에 이바지할 수 있다.<br>• 사회의 일체성(주는 자와 받는 자가 구분 ×)과 인간존엄성의 보존이라는 사회적 효과성을 강조한다.<br>• 비용이 많이 들며, 사회정책에 의한 소득재분배 효과가 감소된다. |
| 선별주의 | • 사회복지서비스가 개인적 욕구에 근거를 두고 제공되며 자산조사에 의해 결정된다는 원리<br>• 도움을 가장 필요로 하는 사람에게 집중적으로 사회복지서비스를 제공해 줌으로써 자금 및 자원의 낭비가 적으며, 그 결과 경비가 적게 들고 불필요한 의존심을 키우지 않는다.<br>• 불필요한 사람에게는 서비스를 제공하지 않는다는 점에서 비용-효과성을 강조한다. |

**해설**

**09**
과도한 사회보장으로 인한 근로의욕 감소는 사회보장의 역기능에 해당한다.

PART
**04**

**정답** 09 ④ 10 ③

**11** 다음 중 사회보장의 기능 및 원칙에 대한 설명으로 옳은 것은? 20 경기

① ILO는 노동자를 대상으로 국한하여 사회보장제도를 주장하였다.
② 사회보장은 소득재분배 기능을 가진다.
③ 베버리지는 대상자의 균일성을 주장하였다.
④ 사회보장제도는 지역사회별 차별화가 가능하게 한다.

**PLUS**

| | |
|---|---|
| ILO 사회보장 | 사람들이 살아가다가 직면하는 여러 가지 위험요인들, 즉 질병, 노령, 실업, 장애, 사망, 출산, 빈곤 등으로 인해 소득이 일시적으로 중단되거나, 소득이 장기적으로(영원히) 없어지거나 지출이 크게 증가하여 사람들이 이전의 생활을 하지 못할 경우, 이전의 사회생활을 할 수 있도록 하는 국가의 모든 프로그램이다. |
| 베버리지 사회보장 원칙 | 정액급여의 원칙, 징액기여의 원칙, 행정책임통합의 원칙, 급여 적절성의 원칙, 포괄성의 원칙, 피보험자분류의 원칙(지역사회 내의 다양한 삶의 형태를 고려해야 한다는 원칙) |

**12** 베버리지(Beveridge)의 원칙에 대한 설명으로 가장 옳지 않은 것은?

20 서울

① 베버리지의 원칙에는 정액급여의 원칙, 정액기여의 원칙, 행정책임분리의 원칙, 급여 적절성의 원칙 등이 있다.
② 포괄성의 원칙은 사회보험 적용 대상이 신분과 수입에 상관없이 전 국민이 되어야 한다는 것이다.
③ 대상 분류의 원칙은 지역사회의 다양한 삶의 형태를 고려하여 사회보험을 적용해야 한다는 것이다.
④ 급여 적정성의 원칙은 최저생계를 보장해야 한다는 것이다.

**PLUS**

베버리지의 사회보장 원칙

| | |
|---|---|
| 정액급여의 원칙 | 어떤 이유로 소득이 중단되었거나, 어느 정도의 소득이 중단되었거나 간에 꼭 같은 보험금을 지급한다는 원칙이다. |
| 균일각출의 원칙 | 소득수준에 관계없이 같은 금액을 지불해야 한다는 원칙이다(같이 각출하고 같이 받는다). |
| 행정책임 통합의 원칙 | 경비절감과 부처 및 제도간의 상호 모순을 없애기 위해 운영기관을 통일해야 한다는 원칙이다. |
| 충분한 급여의 원칙 | 급여는 국민의 최저생활을 보장하는데 그 금액과 기간에 있어 충분한 것이어야 한다는 원칙이다. |
| 포괄성의 원칙 | 사회보험의 적용 대상과 적용 사고가 모두 포괄적이라야 한다. |
| 피보험자분류의 원칙 | 단일화되고 포괄적인 사회보험이지만 지역사회 내 다양한 삶의 형태를 고려해야 한다는 원칙이다. |

**13** 다음 중 베버리지의 사회보장원칙에 대한 내용으로 옳지 않은 것은?

20 대구

① 정액급여의 원칙: 근로자나 사용자가 지불하는 기여금은 소득수준에 관계없이 동일한 금액으로 부담해야 한다.
② 행정책임 통합의 원칙: 운영기관을 하나로 통일해야 한다.
③ 급여적절성의 원칙: 급여의 수준은 최저생계를 보장하기에 적절해야 하며 지급기간은 욕구가 존재하는 한 지급되어야 한다.
④ 피보험자분류의 원칙: 단일화되고 포괄적인 사회보험이지만 지역사회 내의 다양한 삶의 형태를 고려해야 한다.

**14** ILO의 사회보장 원칙에 해당하지 않는 것은? 20 대전

① 대상자 보편주의 원칙
② 급여수준의 적절성 원칙
③ 대상자 분류의 원칙
④ 비용부담 공평성의 원칙

**PLUS**

ILO의 사회보장 원칙

| 대상의 보편주의 원칙 | 사회보장의 근간이 사회보험으로 되면서 근로자를 위하여 시작되었으나 사회보장의 적용을 전 국민으로 확대해야 한다. |
|---|---|
| 비용부담의 공평성 원칙 | 비용부담은 기여금 또는 조세로 충당하되 재산수준이 낮은 자에게 지나치게 과중한 부담을 주지 말도록 한다. |
| 급여수준의 적절성 원칙 | 급여수준은 각 개인의 생활수준에 상응해야 하며, 최저수준까지는 누구에게나 동액급여를 제공하고 최저생활이 보장되도록 해야 한다. |

**15** 다음 중 사회보장제도의 확장·보급을 위해 노력하는 국제기구는? 21 강원

① UNICEF
② FAO
③ ILO
④ WHO

**해설**

**13**
정액급여의 원칙 : 어떤 이유로 소득 중단 시 꼭 같은 보험금 지급 원칙

**15**
ILO(국제노동기구)는 1919년 베르사유조약 제13편(노동편)을 근거로 창설되어 사회보장제도의 확장·보급을 위해 활발하게 노력하고 있는 기구로, 1952년 제35회 ILO 총회 '사회보장최저기준조약'에서 사회보장에 관한 중요한 세 가지 원칙을 제시하였다.

① UNICEF − 국제연합아동기금
② FAO − 국제식량농업기구
③ ILO − 국제노동기구
④ WHO − 국제보건기구

**정답** 13 ① 14 ③ 15 ③

**16** 베버리지(Beveridge)의 사회보장 원칙 중 급여는 지속적으로 지급되어야 하며 최저생계를 보장하기에 적절해야 한다는 원칙은? 21 강원

① 포괄성의 원칙

② 급여적절성의 원칙

③ 정액급여의 원칙

④ 대상자 분류의 원칙

---

**PLUS**

**베버리지의 사회보장 원칙**

| | |
|---|---|
| 정액급여의 원칙 | 어떤 이유로 소득이 중단되었거나, 어느 정도의 소득이 중단되었거나 간에 꼭 같은 보험금을 지급한다는 원칙이다. |
| 균일각출의 원칙 | 소득수준에 관계없이 같은 금액을 지불해야 한다는 원칙이다(같이 각출하고 같이 받는다). |
| 행정책임 통합의 원칙 | 경비절감과 부처 및 제도간의 상호 모순을 없애기 위해 운영기관을 통일해야 한다는 원칙이다. |
| 충분한 급여의 원칙 | 급여는 국민의 최저생활을 보장하는데 그 금액과 기간에 있어 충분한 것이어야 한다는 원칙이다. |
| 포괄성의 원칙 | 사회보험의 적용 대상과 적용 사고가 모두 포괄적이라야 한다. |
| 피보험자분류의 원칙 | 단일화되고 포괄적인 사회보험이지만 지역사회 내 다양한 삶의 형태를 고려해야 한다는 원칙이다. |

---

**17** 다음 중 베버리지의 사회보장 원칙으로 옳은 것은? 21 경남

① 차등급여의 원칙

② 능력비례기여의 원칙

③ 행정책임 분권화의 원칙

④ 포괄성의 원칙

---

**18** 베버리지(Beveridge)가 정의한 사회보장에 대한 설명으로 가장 옳지 않은 것은? 22 서울

① 노령으로 인한 퇴직, 타인의 사망으로 인한 부양상실에 대비해야 한다.

② 실업이나 질병, 부상으로 소득이 중단되었을 때를 대처해야 한다.

③ 출생, 사망, 결혼 등과 관련된 특별한 지출을 감당하기 위한 소득보장이다.

④ 모든 국민이 다양한 사회적 위험에서 벗어나 행복하고 인간다운 생활을 할 수 있도록 자립을 지원한다.

**18**
베버리지(W. Beveridge)의 사회보장 정의 : 실업 질병 또는 부상으로 인하여 수입이 중단된 경우나 노령에 의한 퇴직이나 부양책임자의 사망으로 인한 부양의 상실에 대비하고 나아가서는 출생, 사망 및 결혼 등에 관련된 특별한 지출을 감당하기 위한 소득보장이다.

## 제2절 **사회보장의 종류**

해설

**01** 사회보험과 민간보험 중 민간보험의 특징으로 옳은 것은? 18 호남권

① 보험료 부담방식은 주로 일정 금액을 부담하는 정액제이다.
② 보험료는 가입자의 소득이나 재산에 따라 차등부과한다.
③ 급여방식은 기여정도나 소득계층에 상관없이 균등급여이다.
④ 보험의 성격은 집단성이다.

**01**
① 사회보험의 보험료는 정률제, 민간보험의 보험료는 주로 정액제로 부담한다.
② 사회보험의 보험료는 가입자의 소득이나 재산에 따라 차등부과하고 민간보험은 계약에 따른 보험료를 부과한다.
③ 사회보험의 급여방식은 기여정도나 소득계층에 상관없이 균등급여이고 민간보험은 계약에 따라 기여에 비례한 차등급여이다.
④ 사회보험의 성격은 집단성, 민간보험의 성격은 개별성이다.

**02** 사회보험과 민간보험에 대한 설명으로 옳은 것은? 18 인천

① 사회보험은 집단적이고 민간보험은 개별적이다.
② 사회보험은 자발적이고, 민간보험은 강제적이다.
③ 사회보험은 주로 정액제이고, 민간보험은 주로 정률제이다.
④ 사회보험은 차등급여이고 민간보험은 균등급여이다.

**02**
② 사회보험은 강제적이고, 민간보험은 자발적이다.
③ 사회보험은 주로 정률제이고, 민간보험은 주로 정액제이다.
④ 사회보험은 균등급여이고, 민간보험은 차등급여이다.

**03** 사회보장제도에 대한 설명으로 옳은 것은? 20 경북

① 공공부조는 국민들이 낸 보험료가 재원이다.
② 공공부조는 보편적 프로그램이다.
③ 사회보험의 보험급여는 보험료 납부수준에 따라 차등급여이다.
④ 사회보험의 수혜자는 피보험자이다.

**03**
① 공공부조의 재원은 세금이다.
② 공공부조는 선별적 프로그램이다.
③ 사회보험의 보험료는 소득 및 재산에 따라 차등부과하지만 보험급여는 균등급여이다.

PART
**04**

**04** 사회보험의 기능으로 가장 적절하지 않은 것은? 20 호남권

① 사회적 연대기능　　　　② 위험분산기능
③ 소득재분배기능　　　　④ 사회불안의 통제기능

**05** 다음 중 사회보험의 특징으로 옳은 것은? 20 인천

① 개인적 필요에 따른 보장이다.
② 법적으로 수급권이 보장된다.
③ 보험료는 정액제로 부담한다.
④ 완전자립체계이다.

**06** 우리나라 사회보장체계에서 사회보험에 해당하는 것은? 21 서울

① 복지서비스　　　　　② 국민연금제도
③ 국민기초생활보장제도　　④ 의료급여제도

**07** 우리나라의 공공부조 재원에 해당하는 것은? 21 서울

① 보험료　　　　　② 일반조세
③ 기여금　　　　　④ 재정보조금

---

**해설**

**04**
사회불안의 통제기능은 공공부조제도의 특징이다. 공공부조는 사회적 불안기에 수혜대상자를 증가시켜 불안계층의 욕구를 해소시켜 사회적 불안을 통제한다.

**05**
① 민간보험은 개인적 필요에 따른 보장이고 사회보험은 최저생계 및 기본적 의료를 보장한다.
③ 민간보험의 보험료는 주로 정액제로 부담하고 사회보험의 보험료는 주로 정률제로 부담한다.
④ 민간보험은 완전자립체계이고, 사회보험은 불완전자립체계(불완전자조체계)이다.

**06**
• 우리나라 사회보험제도: 산업재해보상보험, 국민건강보험, 국민연금, 고용보험, 노인장기요양보험
• 우리나라 공공부조제도: 국민기초생활보장제도, 의료급여제도

**07**
공공부조의 재원은 세금(일반조세)이다.

---

**정답**  04 ④　05 ②
06 ②　07 ②

**08** 건강을 보장해주는 우리나라의 사회보험제도에 해당하지 않는 것은?

21 경기7급

① 국민건강보험
② 노인장기요양보험
③ 산재보험
④ 의료급여

**PLUS**

|  | 건강보장 | 소득보장 |
|---|---|---|
| **사회보험** | 국민건강보험<br>노인장기요양보험<br>산재보험 | 국민연금<br>고용보험<br>산재보험 |
| **공공부조** | 의료급여 | 국민기초생활보장제도 |

**09** 다음 중 우리나라의 사회보험제도에 해당하지 않는 것은? 21 경기

① 고용보험
② 노인장기요양보험
③ 국민기초생활보장제도
④ 산재보험

**10** 사회보장제도 중 공공부조의 특징으로 옳은 것은? 21 부산

| ㉠ 최대한의 생활 보장 | ㉡ 조세를 재원으로 한다. |
|---|---|
| ㉢ 보편주의 원칙 | ㉣ 자립 조장 |

① ㉠, ㉢
② ㉡, ㉣
③ ㉠, ㉣
④ ㉡, ㉢

**PLUS**

**공공부조의 특징**

| 구분 | 공공부조의 특징 |
|---|---|
| 특징 | 국가의 공적인 최저생활보장의 경제부조 |
| 선별적 프로그램 | 엄격한 자산조사와 상황조사를 거쳐 선별 |
| 보충적 제도 | 사회보험은 제1차적 사회안전망 역할을 하며, 공적부조는 제2차적 사회안전망 역할 |
| 최저생활 보호 | 최저생활을 유지할 수 있도록 보호 |
| 재원 | 일반 조세수입 |
| 자립보장의 원리 | 대상자들이 자력으로 사회생활에 적응하도록 조력한다 |
| 사회불안의 통제역할 | 사회적 불안기에 수혜대상자를 증가시켜 불만계층의 욕구를 해소시켜 사회적 불안을 통제한다. |

**해설**

**08**
의료급여는 건강을 보장해주는 공공부조제도에 해당한다.

**09**
• 우리나라 사회보험제도: 산업재해보상보험, 국민건강보험, 국민연금, 고용보험, 노인장기요양보험
• 우리나라 공공부조제도: 국민기초생활보장제도, 의료급여제도

PART **04**

**정답** 08 ④ 09 ③ 10 ②

**11** **사회보험과 공공부조에 대한 비교로 옳지 않은 것은?** 21 경남보건연구사

① 사회보험과 공공부조의 재정에 대한 평가 중에서 사회보험 재정적인 평가를 실시한다.

② 사회보험은 수입과 지출 총액의 예측이 용이한 반면 공공부조는 그 개정을 예측하기가 어렵다.

③ 사회보험은 위험에 대한 사전적 대책인 반면 공공부조는 위험에 대한 사후적 대책이다.

④ 사회보험은 기여와 위험발생을 수급조건으로 하지만 공공부조는 자산조사를 수급조건으로 한다.

해설

**11**
사회보험은 보편주의 원칙을 기본으로 하는 제도로서 재정적인 평가를 실시하지 않으며, 공공부조는 선별주의 원칙의 제도로서 재정적 평가를 한다.

> **PLUS**
>
> **사회보험과 공공부조의 차이점**
>
> | 구분 | 사회보험 | 공공부조 |
> |---|---|---|
> | 기원 | 공제조합 | 빈민법 |
> | 목적 | 빈곤을 예방하고 모든 계층의 경제적 비보장을 경감 | 빈곤의 완화 |
> | 재정 예측성 | 용이 | 곤란 |
> | 자산조사 | 불필요 | 반드시 필요 |
> | 지불능력 | 보험료 지불능력이 있는 국민대상 | 보험료 지불능력이 없는 계층 |
> | 개별성 | 의료, 질병, 실업, 노동재해, 폐질 등을 개별적으로 제도화함 | 의료, 질병, 실업, 노동재해, 폐질 등을 종합하여 하나의 제도로 행함 |
> | 재원 | 가입자의 보험료 | 조세로 재정 확보 |
> | 대상 | 모든 참여자 | 일정 기준 해당자 |
> | 급여수준 | 자격 갖춘 사람에게 급여 지급 | 필요한 사람에게 지급하되 최저 필요범위 한정 |
> | 사회보장에서의 위치 | 사회보장의 핵심, 제1사회안전망 | 사회보장의 보완장치, 제2사회안전망 |

정답 11 ①

## 제3절 우리나라 사회보장제도

해설

**01** 다음 중 우리나라의 사회보험제도에 해당하지 않는 것은? 18 경남

① 국민건강보험　　　　　② 의료급여

③ 노인장기요양보험　　　④ 국민연금

**PLUS**

| 사회보장 | | | | | |
|---|---|---|---|---|---|
| 사회보험 | | | 공공부조 | | 사회서비스 |
| 소득보장 | 의료보장 | 노인요양 | 소득보장 | 의료보장 | 모자보건 · 장애인 · 아동 · 노인 복지 |
| 연금보험 고용보험 산재보험 | 국민건강보험 산재보험 | 노인장기 요양보험 | 기초생활보장 | 의료급여 | |

**02** 다음 중 우리나라의 사회보험제도에 해당하지 않는 것은? 18 경기

① 의료급여제도　　　　　② 국민건강보험제도

③ 고용보험제도　　　　　④ 국민연금제도

**03** 우리나라의 사회보장제도 중 소득을 보장하는 사회보험제도만으로 연결된 것은? 18 대구

① 건강보험, 산재보험, 국민연금

② 건강보험, 고용보험, 산재보험

③ 산재보험, 고용보험, 국민연금

④ 산재보험, 기초생활보장제도, 국민연금

**PLUS**

| | 의료 보장 | 소득보장 |
|---|---|---|
| 사회보험 | 국민건강보험 노인장기요양보험 산재보험 | 국민연금 고용보험 산재보험 |
| 공공부조 | 의료급여 | 국민기초생활보장제도 |

**04** 국민기초생활보장법에 의한 급여의 종류로 옳지 않은 것은? 18 부산

① 유족급여
② 교육급여
③ 해산급여
④ 주거급여

**04**
국민기초생활보장법에 따른 급여: 생계급여, 주거급여, 의료급여, 교육급여, 해산급여, 장제급여 자활급여

**05** 다음에서 우리나라의 사회보험제도 중 의료보장에 해당하는 것을 모두 고른 것은? 19 서울

| ㄱ. 건강보험 | ㄴ. 고용보험 |
| ㄷ. 국민연금 | ㄹ. 산재보험 |

① ㄱ
② ㄱ, ㄴ
③ ㄱ, ㄹ
④ ㄱ, ㄴ, ㄷ, ㄹ

**05**
의료보장−국민건강보험 ,노인장기요양보험,산재보험,의료급여
소득보장−국민연금,고용보험,산재보험, 국민기초생활보장

**06** 다음 중 산업재해보상보험의 보상내용으로 옳지 않은 것은? 20 부산

① 휴업급여는 업무상 사유로 부상을 당하거나 질병에 걸린 근로자에게 요양으로 취업하지 못한 기간에 대하여 평균임금의 100분의 50에 상당하는 금액을 지급한다.
② 장례비는 근로자가 업무상의 사유로 사망한 경우에 평균임금의 120일분에 상당하는 금액을 지급한다.
③ 간병급여는 요양급여를 받는 자 중 치유 후 의학적으로 간병이 필요하여 실제로 간병을 받는 사람에게 지급한다.
④ 요양급여는 근로자가 업무상의 사유로 부상을 당하거나 질병에 걸린 경우 그 근로자에게 지급하나 부상 또는 질병이 3일 이내의 요양으로 치유 될 수 있으면 지급하지 않는다.

**06**
휴업급여는 업무상 사유로 부상을 당하거나 질병에 걸린 근로자에게 요양으로 취업하지 못한 기간에 대하여 평균임금의 100분의 70에 상당하는 금액을 지급한다.

정답 04 ① 05 ③ 06 ①

**PLUS**

| 「산업재해보상보험법」에 따른 보험급여의 종류 | |
|---|---|
| 요양급여 | 업무상의 사유로 부상을 당하거나 질병에 걸린 경우 치료, 재활치료, 입원, 간호 및 간병 등 |
| 간병급여 | 요양급여를 받은 자 중 치유 후 의학적으로 상시 또는 수시로 간병을 받는 사람에게 지급 |
| 휴업급여 | 업무상 사유로 부상을 당하거나 취업하지 못한 기간에 대하여 지급(100분의 70) |
| 장해급여 | 무상의 사유로 부상을 당하거나 질병에 걸려 치유된 후 신체 등에 장해가 있는 경우(장해보상연금 또는 장해보상일시금) |
| 유족급여 | 근로자가 업무상의 사유로 사망한 경우에 유족에게 지급 |
| 상병보상연금 | 요양급여를 받은지 2년이 지난 날 이후 상태가 계속되면 휴업급여 대신 상병보상연금 |
| 장례비 | 업무상의 사유로 사망한 경우 평균임금의 120일분에 상당하는 금액을 유족에게 지급 |
| 직업재활급여: | 장해급여자 중 취업을 위하여 직업훈련에 드는 비용 및 직업훈련수당, 직장적응훈련 또는 재활운동을 실시하는 경우 |

**07** 다음 중 국민연금기금의 운영 원칙이 아닌 것은? 20 부산

① 안전성의 원칙    ② 공공성의 원칙
③ 수익성의 원칙    ④ 형평성의 원칙

**PLUS**

| 국민연금기금운용지침상 기금운용원칙(기금운용지침 제4조) | |
|---|---|
| 수익성의 원칙 | 가입자의 부담, 특히 미래세대의 부담 완화를 위하여 가능한 한 많은 수익을 추구하여야 한다. |
| 안정성의 원칙 | 투자하는 자산의 전체 수익률 변동성과 손실위험이 허용되는 범위 안에 있도록 안정적으로 운용 하여야 한다. |
| 공공성의 원칙 | 국민연금은 전 국민을 대상으로 하는 제도이고, 기금 적립규모가 국가경제에서 차지하는 비중이 크므로 국가경제 및 국내금융시장에 미치는 파급효과를 감안하여 운용하여야 한다. |
| 유동성의 원칙 | 연금급여의 지급이 원활하도록 유동성을 고려하여 운용하여야 하며, 특히 투자한 자산의 처분 시 국내금융시장 충격이 최소화되는 방안을 사전에 강구하여야 한다. |
| 지속 가능성의 원칙 | 투자자산의 지속 가능성 제고를 위하여 환경, 사회, 지배구조 등의 요소를 고려하여 신의를 지켜 성실하게 운용하여야 한다. |
| 운용 독립성의 원칙 | 상기 원칙에 따라 기금을 운용하여야 하며, 다른 목적을 위하여 이러한 원칙이 훼손되어서는 안 된다. |

**08** 우리나라의 사회보장제도 중 사회보험에 해당하는 것은? 20 대구

| ㉠ 국민연금 | ㉡ 의료급여 |
|---|---|
| ㉢ 국민건강보험 | ㉣ 노인장기요양보험 |

① ㉠, ㉡, ㉢　　　　　　② ㉠, ㉢, ㉣

③ ㉡, ㉢, ㉣　　　　　　④ ㉠, ㉡, ㉣

**09** 다음 중 산업재해보상보험의 급여에 해당하지 않는 것은? 20 울산

① 유족급여　　　　　　② 특별현금급여

③ 요양급여　　　　　　④ 상병보상연금

**10** 우리나라의 사회보장제도 중 의료보장에 해당하지 않는 것은? 20 인천

① 국민연금　　　　　　② 산재보험

③ 건강보험　　　　　　④ 의료급여

---

**PLUS**

| | 건강보장 | 소득보장 |
|---|---|---|
| 사회보험 | 국민건강보험<br>노인장기요양보험<br>산재보험 | 국민연금<br>고용보험<br>산재보험 |
| 공공부조 | 의료급여 | 국민기초생활보장제도 |

---

**해설**

**08**
- 우리나라 사회보험제도: 산업 재해보상보험, 국민건강보험, 국 민연금, 고용보험, 노인장기요 양보험
- 우리나라 공공부조제도: 국민 기초생활보장제도, 의료급여제도

**09**

**산업재해보상보험의 종류**

요양급여, 휴업급여, 장해급여, 유족급여, 상병보상연금, 간병 급여, 장례비, 직업재활급여

**10**
① 국민연금은 소득을 보장하는 사회보험제도이다.
② 산재보험은 소득과 의료를 동 시에 보장하는 사회보험제도 이다.
③ 건강보험은 의료를 보장하는 사회보험제도이다.
④ 의료급여는 의료를 보장하는 공공부조제도이다.

**11** 다음 중 산재보험의 급여 종류에 해당하는 것은? 21 경기

해설

| ㄱ. 요양급여 | ㄴ. 재가급여 | ㄷ. 유족급여 |
|---|---|---|
| ㄹ. 간병급여 | ㅁ. 장해급여 | ㅂ. 시설급여 |

① ㄱ, ㄴ, ㄷ, ㅁ  
② ㄱ, ㄷ, ㄹ, ㅁ  
③ ㄴ, ㄷ, ㄹ, ㅁ  
④ ㄴ, ㄹ, ㅁ, ㅂ

**PLUS**

| 「산업재해보상보험법」에 따른 보험급여의 종류 | |
|---|---|
| 요양급여 | 업무상의 사유로 부상을 당하거나 질병에 걸린 경우 치료, 재활치료, 입원, 간호 및 간병 등 |
| 간병급여 | 요양급여를 받은 자 중 치유 후 의학적으로 상시 또는 수시로 간병을 받는 사람에게 지급 |
| 휴업급여 | 업무상 사유로 부상을 당하거나 취업하지 못한 기간에 대하여 지급(100분의 70) |
| 장해급여 | 무상의 사유로 부상을 당하거나 질병에 걸려 치유된 후 신체 등에 장해가 있는 경우(장해보상연금 또는 장해보상일시금) |
| 유족급여 | 근로자가 업무상의 사유로 사망한 경우에 유족에게 지급 |
| 상병보상연금 | 요양급여를 받은지 2년이 지난 날 이후 상태가 계속되면 휴업급여 대신 상병보상연금 |
| 장례비 | 업무상의 사유로 사망한 경우 평균임금의 120일분에 상당하는 금액을 유족에게 지급 |
| 직업재활급여 | 장해급여자 중 취업을 위하여 직업훈련에 드는 비용 및 직업훈련수당, 직장적응훈련 또는 재활운동을 실시하는 경우 |

**12** 사회보장제도 중 소득보장이 아닌 것은? 23 지방직

① 의료급여  
② 국민연금  
③ 고용보험  
④ 국민기초생활보장

**PLUS**

| | 건강보장 | 소득보장 |
|---|---|---|
| 사회보험 | 국민건강보험<br>노인장기요양보험<br>산재보험 | 국민연금<br>고용보험<br>산재보험 |
| 공공부조 | 의료급여 | 국민기초생활보장제도<br>(생계 급여, 주거 급여, 교육 급여, 해산 급여(解産給與), 장제 급여(葬祭給與) 및 자활 급여) |

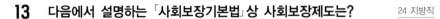

**13** 다음에서 설명하는 「사회보장기본법」상 사회보장제도는?　24 지방직

해설

> 생애주기에 걸쳐 보편적으로 충족되어야 하는 기본욕구와 특정한 사회위험에 의하여 발생하는 특수욕구를 동시에 고려하여 소득·서비스를 보장하는 맞춤형 사회보장제도이다.

① 사회보험　　　　　　　　② 공공부조
③ 사회서비스　　　　　　　④ 평생사회안전망

**PLUS**

정의(사회보장기본법 제3조)

| 사회보장 | 출산, 양육, 실업, 노령, 장애, 질병, 빈곤 및 사망 등의 사회적 위험으로부터 모든 국민을 보호하고 국민 삶의 질을 향상시키는 데 필요한 소득·서비스를 보장하는 사회보험, 공공부조, 사회서비스 | |
|---|---|---|
| 사회보험 | 국민에게 발생하는 사회적 위험을 보험의 방식으로 대처함으로써 국민의 건강과 소득을 보장하는 제도 | |
| | 활동 능력의 상실, 소득감소가 발생하였을 때에 보험방식에 의하여 보장 | 질병, 사망, 노령, 실업 기타 신체장애 등 |
| | 사회보험은 사회의 연대성과 강제성 적용 | |
| 공공부조<br>(公共扶助) | 국가와 지방자치단체의 책임 하에 생활 유지 능력이 없거나 생활이 어려운 국민의 최저생활을 보장하고 자립을 지원하는 제도를 말한다. | |
| 사회서비스 | 정의 | 국가·지방자치단체 및 민간부문의 도움이 필요한 모든 국민에게 복지, 보건의료, 교육, 고용, 주거, 문화, 환경 등의 분야에서 인간다운 생활을 보장하고 상담, 재활, 돌봄, 정보의 제공, 관련 시설의 이용, 역량 개발, 사회참여 지원 등을 통하여 국민의 삶의 질이 향상되도록 지원하는 제도를 말한다. |
| | 목적 | 정상적인 일반생활의 수준에서 탈락된 상태의 사회복지서비스 대상자에게 '회복, 보전'하도록 도와주는 것. 모자·장애인·아동·노인복지법, 모자보건법, 사회복지사업법 등이 적용됨 |
| 평생사회안전망 | 생애주기에 걸쳐 보편적으로 충족되어야 하는 기본욕구와 특정한 사회위험에 의하여 발생하는 특수욕구를 동시에 고려하여 소득·서비스를 보장하는 맞춤형 사회보장제도 | |
| 사회보장<br>행정데이터 | 국가, 지방자치단체, 공공기관 및 법인이 법령에 따라 생성 또는 취득하여 관리하고 있는 자료 또는 정보로서 사회보장 정책 수행에 필요한 자료 또는 정보를 말한다. | |

정답 13 ④

제1절  의료보장제도

**01** 공적인 의료보장 제도 중 NHS의 특징으로 옳은 것은?  18 경남

① 치료중심의 급여

② 의료비에 대한 국민의 자기책임의식 견지

③ 의료비 억제기능 취약

④ 조세에 의한 재원조달

**02** 미국에서 65세 이상 노인들을 대상으로 시행하는 공적보험제도는?

19 전북(12월)

① 메디케어(Medicare)　　② 메디케이드(Medicaid)

③ 블루크로스(Blue cross)　④ 건강유지기구(HMO)

**PLUS**

| | |
|---|---|
| Medicare | 연방정부가 65세 이상의 노인과 신체장애자 특수질환의 중증 질환자 등을 대상으로 하는 의료보험제도이다. |
| Medicaid | 주정부가 저소득층을 대상으로 하는 의료부조제도로 빈곤층 일부의 의료비를 일반 조세수입으로 부담한다. |
| Blue Cross(입원진료담당)와 Blue Shield(외래진료 담당) | 미국 최대의 민간의료보험기구, 비영리조직 |
| HMO(건강유지기구) | 진료시설과 인력을 보유한 조직에 지역주민이 일정금액을 지불하고 자발적으로 가입하면 그 조직이 가입자에게 포괄적인 보건의료서비스를 제공해주는 방식이다. |

해설

**01**
① 예방중심의 급여
② 의료비에 대한 국가책임의식 견지
③ 의료비 억제기능 강함

정답  01 ④　02 ①

**03** 국가보건서비스(National Health Service, NHS) 방식 대비 국민건강보험 (National Health Insurance, NHI)이 갖고 있는 특성으로 가장 옳지 않은 것은? 20 서울7급

① 관리기구는 보험자 중심으로 운영
② 정부의 일반조세로 운영
③ 의료비 억제기능이 취약
④ 치료중심적인 급여

**04** 의료보장제도 중 사회보험방식(NHI)과 국가보건서비스방식(NHS)에 대한 설명으로 가장 옳지 않은 것은? 18 서울

① 영국, 스웨덴 등은 국가보건서비스방식을 채택하고 있다.
② 국가보건서비스방식은 첨단 의료기술 발전에 긍정적이며 양질의 의료제공이 가능하다.
③ 사회보험방식의 재원조달은 보험료를 기본으로 하며 일부 국고에서 지원한다.
④ 우리나라에서는 사회보험방식을 채택하고 있다.

**05** 미국의 메디케어(Medicare)에 대한 설명으로 옳은 것은? 18 대전

① 운영주체가 주정부이다.
② 사회보장세 납부자가 요건이다.
③ 경제적 및 의학적 취약계층이 대상이다.
④ 재원은 주정부 예산과 연방정부의 지원금으로 한다.

**해설**

**03**
NHS는 정부의 일반조세로 운영되고 NHI는 가입자가 납부한 보험료로 운영된다.

**04**
첨단 의료기술 발전에 긍정적이며 양질의 의료제공이 가능한 제도는 사회보험방식이다.

**05**
① 메디케어(Medicare)의 운영주체는 연방정부이고 메디케이드(Medicaid)의 운영주체는 주정부이다.
③ 메디케어(Medicare)는 65세 이상의 노인과 신체장애자, 특수질환의 중증질환자를 대상으로 하고 메디케이드(Medicaid)는 저소득층을 대상으로 한다.
④ 메디케어(Medicare)의 사회보장세 적립금이고 메디케이드(Medicaid)의 주재원은 주정부 예산과 연방정부의 지원금으로 한다.

**정답** 03 ② 04 ② 05 ②

**06** 의료보장제도에서 사회보험방식에 비해 국가보건서비스방식이 갖는 특징으로 옳은 것은? 18 부산

① 정부기관에서 직접관리한다.
② 국민의료비 억제기능이 취약하다.
③ 보험료로 재원을 조달한다.
④ 치료중심의 급여가 대부분이다.

**07** 의료보장제도 중 국가보건서비스(NHS)에 대한 설명으로 옳지 않은 것은?

19 경기

① 국민의료비 통제 기능이 강하다.
② 일반조세를 재원으로 한다.
③ 첨단의료기술개발에 유리하다.
④ 국민의 건강에 대한 국가의 책임의식을 전제로 한다.

**08** 국가의 의료보장유형 중 국가보건서비스(NHS) 방식의 특징으로 옳지 않은 것은? 19 경남

① 전 국민에게 일괄적으로 적용한다.
② 재원은 정부의 일반 조세이다.
③ 소득재분배 효과가 강하다.
④ 가입자 간 연대의식이 강하다.

**09** 보건의료체계의 유형 중 사회보험형(NHI)의 내용으로 옳은 것은? 19 부산

① 전국민 일괄 적용
② 첨단의료기술 발전에 긍정적
③ 사보험 가입증가로 국민의 이중부담 초래
④ 예방중심적

**해설**

**06**
② 국가보건서비스방식은 사회보험방식에 비해 국민의료비 억제기능이 강하다.
③ 국가보건서비스방식의 재원은 세금이고 사회보험방식은 보험료로 재원을 조달한다.
④ 국가보건서비스방식은 사회보험방식에 비해 예방을 강조한다.

**07**
첨단의료기술 개발에 유리한 제도는 사회보험방식(NHI)이다.

**08**
사회보험방식(NHI)에서는 가입자 간 연대의식이 강하다.

**09**
• NHI는 상대적으로 양질의 의료제공과 첨단의료기술 발전에 긍정적 영향을 준다.
• NHS는 의료의 질 저하를 초래하고 입원대기환자 증가로 인해 사보험 가입 증가로 국민의 이중부담을 초래할 수 있다.

PART

**04**

**정답** 06 ① 07 ③
08 ④ 09 ②

**10** 국민건강보험방식(National Health Insurance, NHI)에 대한 설명 중 가장 옳지 않은 것은? 19 서울7급

① 비스마르크형 의료보장이라고도 한다.
② 처음에는 노동자를 중심으로 보험집단이 형성되었으나 제도가 성숙되면서 점차 그 적용이 국민전체로 확대되어 오늘에 이르고 있다.
③ 영국, 스웨덴, 한국 등에서 실시되고 있다.
④ 1차적으로 국민의 보험료에 의해 재원을 조달하고 국가는 2차적 지원과 후진적 지도기능을 수행한다.

**11** 의료보장제도 중 NHS에 대한 설명으로 가장 옳은 것은? 20 호남권

① 의료의 질이 저하를 초래할 수 있다.
② 보험조합이나 금고에서 재정을 관리한다.
③ 첨단의료기술 발전에 긍정적이다.
④ 의료에 대한 국민의 정부 의존화를 최소화한다.

**12** 국가보건서비스(National Health Service, NHS) 방식 대비 국민건강보험 (National Health Insurance, NHI)이 갖고 있는 특성으로 가장 옳지 않은 것은? 20 서울7급

① 관리기구는 보험자 중심으로 운영
② 정부의 일반조세로 운영
③ 의료비 억제기능이 취약
④ 치료중심적인 급여

**13** 국가보건서비스방식(NHS)과 사회보험방식(NHI)의 의료제도 중 사회보험방식(NHI)의 특징으로 옳은 것은? 20 경남

① 의료비에 대한 국가책임견지
② 전국민 일괄적용
③ 보험자중심 자율운영
④ 의료비 통제효과 강함

---

**해설**

**10**
영국과 스웨덴은 국가보건서비스방식(NHS)을 실시하고 있고 한국은 국민건강보험방식(NHI)을 실시하고 있다.

**11**
② 보험조합이나 금고에서 재정을 관리한다. → NHI, NHS는 정부기관이 관리한다.
③ 첨단의료기술 발전에 긍정적이다. → NHI
④ 의료에 대한 국민의 정부 의존화를 최소화한다. → NHI, NHS는 국민의료비에 대한 국가의 책임의식을 견지한다.

**12**
NHS는 정부의 일반조세로 운영되고 NHI는 가입자가 납부한 보험료로 운영된다.

**13**
① 국민의 자기책임의식 견지 → NHI
의료비에 대한 국가책임견지 → NHS
② 국민을 임금소득자, 공무원 자영업자 등으로 구분관리하며 극빈자는 별도 구분 → NHI
전국민 일괄적용 → NHS
③ 보험자중심 자율운영 → NHI
정부기관 직접 관리 → NHS
④ 의료비 억제기능 취약 → NHI
의료비 통제효과 강함 → NHS

**정답** 10 ③  11 ①
12 ②  13 ③

**14** 공적인 의료보장제도 중 사회보험방식(NHI)의 특징으로 옳은 것은? 21 울산

① 예방중심적 급여
② 재원조달 일반조세
③ 의료비 억제기능 취약
④ 가입자간 연대의식 희박

**14**
• 사회보험방식은 각 보험집단별로 보험료를 갹출하여 재원을 마련하고 이에 따라 피보험자에게 직접 또는 계약을 체결하는 의료기관을 통해 보험급여를 실시한다. 의료비에 대한 국민의 자기책임의식을 견지하되 이를 사회화하여 정부기관이 아닌 보험자가 보험료로서 재원을 마련하여 의료를 보장하는 방식이다.
• 사회보험방식(NHI)은 예방보다는 치료중심의 급여를 제공하며 재원조달은 가입자가 납부하는 보험료이다. 보험조합의 가입자 간 연대의식이 강한 특징이 있다. 보건의료서비스 제공에 있어서 NHS인 국가들에 비해 민간의료기관의 역할이 큰 편이며 상대적으로 양질의 의료를 제공하고 첨단의료기술 발전에 긍정적이기 때문에 의료비 억제기능은 취약하다.

**15** 국가보건서비스(NHS) 방식의 단점으로 가장 옳지 않은 것은? 22 서울

① 정부의 과다한 복지비용 부담
② 장기간 진료대기문제
③ 단일 보험료 부과기준 적용의 어려움
④ 의료수요자 측의 비용의식 부족

**15**
단일 보험료 부과기준 적용의 어려움 → 사회보험방식(NHI)에서 보험료를 부과할 때 소득의 유형이 다른 집단에게 동일한 부과기준을 적용하기 어렵다. 우리나라의 경우 직장가입자와 지역가입자의 보험료 부과기준을 이원화하여 적용하고 있다.

**PLUS**

| 국가보건서비스방식(NHS: National Health Services) | • 국민의 의료문제는 국가가 책임져야 한다는 관점<br>• 정부가 일반조세로 재원을 마련하여 모든 국민에게 무상으로 의료를 제공하는 방식<br>• 재원의 대부분이 국세 및 지방세로 조달 되고 의료공급체계도 국가의 책임 하에 조직화되어 있다. 재원 대부분이 세금으로 조달되기 때문에 정부의 과다한 복지비용 부담이 있을 수 있으며 수요자는 비용 지불 없이 무상으로 의료를 이용하기 때문에 비용의식이 부족해진다. NHS 제도에서 1차 의료의 진료비지불제도는 인두제를 채택하고 있으며 인두제로 인해 후송의뢰가 증가하고 2차, 3차 병원에서는 진료대기의 문제가 발생할 수 있다. |

**16** 사회보험방식(NHI)과 국가보건서비스방식(NHS)의 특성을 바르게 연결한 것은?

24 지방직

해설

| | 구분 | NHI | NHS |
|---|---|---|---|
| (가) | 재원조달 | 보험료 | 조세 |
| (나) | 관리기구 | 정부기관 | 보험자 |
| (다) | 주 진료보수 방법 | 인두제 | 행위별수가제 |
| (라) | 적용국 | 영국, 이탈리아 | 한국, 프랑스 |

① (가)  ② (나)
③ (다)  ④ (라)

**PLUS**

**의료보장의 유형**

1. 국민 보건 서비스형(NHS, National Health Service) : 영국, 스웨덴, 이탈리아

| NHS | 관점 | • 국민의 의료문제는 국가가 책임져야 한다는 관점<br>• 국가의 직접적인 의료관장 방식으로 일병 '조세형방식' '베버리지 방식'이라고 함 | |
|---|---|---|---|
| | 재원조달 | 주요재원은 중앙정부의 일반재정<br>국가에 따라 지방정부 재정, 사회보험료, 기타재원도 일부충당 | |
| | | 영국 | 중앙정부 및 지방정부재정 81%, 사회보험료16%, 환자의 일부 부담3% |
| | 무상제공 | 모든 국민에게 무상으로 의료제공방식 | |

2. 사회보험형(NHI, National Health Insurance) : 독일, 일본, 프랑스, 한국

| NHI | 개념 | • 의료비에 대한 국민의 자기책임의식을 견지하되, 이를 사회화하여 정부기관이 아닌 보험자가 보험료로써 재원을 마련하여 의료를 보장하는 방식<br>• '미스마르크 방식'이라고도 한다. | |
|---|---|---|---|
| | 특징 | 적용대상자 모두 강제 가입 | |
| | 재원조달 | • 보험자가 보험료로 재원을 마련하여 의료를 보장<br>• 보건의료서비스자체가 급여의 대상이 되기 때문에 피보험자와 보험자, 의료공급자가 존재함 | |
| | 보험급여 방식 | 현금 배상형 (프랑스) | 피보험자가 의료기관을 이용하고 진료비를 지불한 후 영수증을 보험자에게 제출하여 보험급여를 상환 받는 방식 |
| | | 현물 급여형 (=제3자 지불방식, 우리나라, 독일, 일본) | 피보험자가 진료비를 부담하지 않거나 일부만을 부담하면, 보험자가 이를 심사한 후 지불하는 방식 |
| | | 변이형 의료보험(남미국가. 미국의 HMO) | 보험자가 의료기관을 직접 소유하여 피보험자들에게 보건의료 서비스를 제공하는 방식 |

정답 16 ①

**제2절** 의료제공형태

**01** 우리나라의 보건의료체계에서 이루어지는 의료제공형태는 무엇인가?

18 충북

① 제3자 지불제도  ② 변이형
③ 상환형  ④ 현금급여형

> **PLUS**
>
> 우리나라 건강보험제도에서는 제3자 지불제도의 형태로 의료제공이 이루어진다. 제3자 지불제도는 의료보험 적용자는 필요시 의료서비스를 이용하고 의료공급자가 제3자인 보험 공단이나 질병금고에 환자를 진료한 진료비를 청구하며 제3의 지불자인 보험공단이나 질병금고는 청구된 진료비를 심사하여 의료공급자에게 직접 지불하는 방식이다.

**02** 진료비 보상방식을 행위별 수가제에서 포괄수가제로 변경 시 발생할 수 있는 장점으로 옳은 것은? 18 경남

① 진료비 심사 및 청구에 따른 행정절차의 간편화
② 의료인과 환자간의 신뢰감 향상
③ 의사의 자율성 보장
④ 예방위주의 의료서비스 확대

**02**
②, ③ 의료인과 환자 간의 신뢰감이 높아지고 의사의 자율성이 보장될 수 있는 보상방식은 행위별 수가제이다.
④ 예방위주의 의료서비스 확대는 인두제의 장점이다.

**03** 의료보수지불방식 중 의료기관의 생산성이 높아지고 진료비 심사 및 청구에 따른 행정이 간편할 수 있는 제도는? 18 강원

① 포괄수가제  ② 행위별수가제
③ 인두제  ④ 총액계약제

**03**
포괄수가제에서는 진료비에 대한 수가 총액이 사전에 책정되어 있으므로 이용자, 보험자, 의사 간의 갈등의 소지가 적다. 의료기관은 경제적 진료 활동을 통해 병상회전율을 높여 경영효율화에 기여할 수 있고, 의료비가 사전에 정해져 있기 때문에 의료비의 투명성이 높다.

**정답** 01 ① 02 ① 03 ①

**04** 다음은 진료보수 지불제도에 대한 내용이다. (나)에 대한 설명으로 옳은 것은? 18 대구

> 우리나라 건강보험 수가제도의 근간인 (가)는 급격한 진료량 증가와 이에 따른 의료비용의 상승이 가속화되는 요인이 되고 있다. 이에 (가)의 문제점을 개선하고 다양한 수가 지불제도를 운영하기 위한 방안으로 (나)의 도입을 추진하여 1997년 시범사업을 실시한 이후 2002년부터 8개 질병군에 대하여 요양기관에서 선택적으로 참여하는 방식으로 본 사업을 실시하였고 2003년 9월 이후에는 7개 질병군을 선택 적용하고 있다.

① 첨단 의료기술 발전에 유리하다.
② 환자의 의료기관 선택에 대한 자율성이 저하된다.
③ 진료비 산정이 간소화된다.
④ 의료의 관료화 및 형식적 진료의 우려가 있다.

**05** 진료비 지불방식에 대한 설명으로 옳은 것은? 18 인천

① 행위별 수가제는 진료행위 그 자체가 기준이 되어 서비스의 가격에 서비스의 양을 곱한 만큼 보상한다.
② 인두제는 의료인들의 근무경력, 기술수준, 근무하는 의료기관의 중편 및 직책에 따라 보수 수준이 결정된다.
③ 포괄수가제는 일정 지역의 주민 수에 일정 금액을 곱하여 이에 상응하는 보수를 의료인에게 지급한다.
④ 총액계약제는 환자가 입원해서 퇴원할 때까지 발생하는 진료에 대하여 미리 정해진 금액을 지불하는 제도이다.

**06** 진료비 지불방식 중 과소진료의 발생 가능성이 가장 낮은 제도는? 18 교육청

① 행위별 수가제　② 포괄수가제
③ 인두제　④ 총액계약제

**07** 보수지불제도 중 총액계약제의 특징으로 옳지 않은 것은? 19 경기

① 지불자측과 공급자측의 계약체결에 어려움이 있다.

② 최첨단기술도입이 용이하다.

③ 공급자 스스로 과잉진료를 억제하게 된다.

④ 의료비 지출의 사전예측이 가능하다.

**08** 진료비 지불제도 중 환자의 선택권이 제한될 수 있는 유형은? 19 경남, 부산

① 행위별 수가제　　　　　② 포괄수가제

③ 인두제　　　　　　　　④ 봉급제

**09** 진료비 지불제도에 대한 설명으로 가장 옳은 것은? 19 서울7급

① 행위별 수가제는 의료인이 제공한 진료행위 하나하나마다 일정한 값을 정하여 지불하는 제도로 소진료가 우려된다.

② 포괄수가제는 진단명별로 일정한 액수를 지급하는 방식으로 서비스를 최대화하는 경향이 발생한다.

③ 총액계약제는 지불자와 공급자가 진료보수총액에 대하여 사전에 계약을 체결하므로 전문과목별, 요양기관별 진료비 배분이 용이하다.

④ 인두제는 의료인이 맡게 되는 일정지역의 주민 수에 일정액을 곱하여 그에 상응하는 보수를 의료인 측에 지급하는 것으로 주로 1차 의료에 적합하다.

**10** 의료인이 맡고 있는 일정 지역의 주민 수에 일정금액을 곱하여 산정하는 보수지불제도는? 20 경기

① 행위별수가제　　　　　② 인두제

③ 총액계약제　　　　　　④ 포괄수가제

---

**해설**

**07**
총액계약제에서는 첨단의료기술 도입이 어렵다. 첨단기술도입이 용이한 제도는 행위별 수가제이다.

**08**
인두제는 의료인이 맡고 있는 일정 지역의 주민 수에 일정금액을 곱하여 이에 상응하는 보수를 의료인측에 지급하기 때문에 환자는 1차 의료 이용 시 정해진 의료기관을 이용해야 하므로 선택권이 제한될 수 있다.

**09**
① 행위별 수가제는 의료인이 제공한 진료행위 하나하나마다 일정한 값을 정하여 지불하는 제도로 과잉진료가 우려된다.
② 포괄수가제는 진단명별로 일정한 액수를 지급하는 방식으로 서비스를 최소화하는 경향이 발생한다.
③ 총액계약제는 지불자와 공급자가 진료보수총액에 대하여 사전에 계약을 체결하므로 전문과목별, 요양기관별 진료비 배분이 어렵다.

**10**
인두제는 의료인이 맡고 있는 일정 지역의 주민 수에 일정금액을 곱하여 이에 상응하는 보수를 의료인측에 지급한다.

**정답** 07 ②　08 ③
　　　 09 ④　10 ②

PART

04

**11** 의료인이 맡고 있는 일정 지역의 주민 수에 일정금액을 곱하여 산정하는 보수지불제도는? 20 경기

① 행위별수가제      ② 인두제

③ 총액계약제      ④ 포괄수가제

**12** 의료보장에서 진료비 보상제도에 대한 설명으로 옳은 것은? 20 경북

① 행위별 수가제에서는 전문의의 의료활동에 적합한 제도이다.

② 포괄수과제는 진료비산정이 복잡하다.

③ 인두제에서는 의사의 유인수요가 발생할 수 있다.

④ 봉급제에서는 의사의 자율성 보장으로 만족도가 높다.

**13** 진료보수 지불제도 중 경제적 진료를 유도하지만 서비스의 규격화, 최소화의 문제가 우려되는 제도는? 20 부산

① 행위별 수가제      ② 포괄수가제

③ 인두제      ④ 총액계약제

**14** 다음에서 의료비 상승 억제 효과가 있는 진료비 지불제도를 모두 고른 것은? 20 서울

| | |
|---|---|
| ㄱ. 인두제 | ㄴ. 포괄수가제 |
| ㄷ. 총액계약제 | ㄹ. 행위별 수가제 |

① ㄱ, ㄴ      ② ㄴ, ㄷ

③ ㄱ, ㄴ, ㄷ      ④ ㄱ, ㄴ, ㄷ, ㄹ

**해설**

**11**
인두제는 의료인이 맡고 있는 일정 지역의 주민 수에 일정금액을 곱하여 이에 상응하는 보수를 의료인측에 지급한다.

**12**
② 포괄수과제는 진료비 산정의 간소화로 행정비용을 절감할 수 있다.
③ 의사의 유인수요가 발생할 할 수 있는 제도는 행위별수가제이다. 인두제에서는 예방의료에 대한 관심이 증대된다.
④ 봉급제에서는 의료인의 자율성 저하 및 소득감소의 우려가 있다.

**13**
포괄수가제는 환자가 입원해서 퇴원할 때까지 발생하는 진료에 대하여 질병마다 미리 정해진 금액을 내는 제도로 진료비 산정의 간소화로 행정비용 절감, 의료자원의 활용에 의료인의 관심 증대 등의 장점이 있는 반면 과소진료 우려, 서비스의 최소화 경향을 유발하는 단점이 있다.

**14**
행위별 수가제는 사후보상방식으로 의료비 증가의 원인이 되는 제도이고 인두제, 포괄수가제, 총액계약제는 사전보상방식으로 의료비 상승 억제효과가 있는 제도이다.

**정답** 11 ②   12 ①
13 ②   14 ③

**15** 우리나라의 진료비 지불제도 내용으로 옳은 것은? 20 대구

> ㉠ 제공된 의료서비스 단위당 가격에 서비스의 양을 곱한 만큼 보상한다.
> ㉡ 진료수가금액은 상대가치점수에 점수당 단가인 환산지수를 곱하여 산정한다.
> ㉢ 의사가 맡고 있는 지역의 주민 수를 기준으로 지불한다.
> ㉣ 의료비 지불자측과 의료공급자 간에 진료보수총액에 대하여 사전에 계약을 체결한다.

① ㉠, ㉡　　　　　　　　　　② ㉠, ㉣

③ ㉡, ㉢　　　　　　　　　　④ ㉡, ㉣

**PLUS**

**우리나라의 진료비 지불제도**

| 진료 지불 | • 행위별 수가제(FFS: Fee For Services)를 원칙으로 하고 있다.<br>• 일부 질환의 입원진료에 대해서는 포괄수가제를 적용하고 있다.<br>• 요양병원, 보건기관은 정액수가제를 실시하고 있다. | |
|---|---|---|
| 수가보상<br>방법 | 행위별<br>수가제 | • 의료기관에서 의료인이 제공한 의료서비스(행위, 약제, 치료재료 등)에 대해 서비스 별로 가격(수가)을 정하여 사용량과 가격에 의해 진료비를 지불하는 제도로 우리나라는 의료보험 도입 당시부터 채택하고 있다. |
| | 상대가치제 | • 국민건강보험법 개정 후 수가계약제(환산지수) 상대가치제 시행<br>• 의료행위별 업무량, 진료비용, 위험도를 고려하여 점수화 |
| | 진료수가<br>산출구조 | • 진료수가는 진료행위 별로 분류된 각 수가항목별 점수에 요양기관 유형별 환산지수(점수당 단가)를 곱하여 금액으로 나타냄<br>• 수가금액 = 상대가치점수 × 유형별 점수당 단가(환산지수) |

**16** 다음 중 포괄수가제에 대한 설명으로 가장 옳은 것은? 20 호남권

① 의료인들 각자의 근무경력, 기술수준에 따라 봉급이 결정된다.

② 의료인이 제공한 시술내용에 따라 값을 정한다.

③ 환자가 입원해서 퇴원할 때까지 발생하는 진료에 대하여 질병마다 미리 금액이 정해져 있다.

④ 의료비 지불자측과 의료공급자측 간에 진료보수총액에 대하여 사전에 계약을 체결하는 방식이다.

**PLUS**

포괄수가제는 환자가 입원해서 퇴원할 때까지 발생하는 진료에 대하여 질병마다 미리 정해진 금액을 내는 제도이다. 진료비 산정의 간소화로 행정비용 절감, 경제적 진료 유도, 진료의 표준화 유도 등의 장점과 과소진료 우려, 서비스의 최소화 경향, 의료행위에 대한 자율성 감소, 신규 의학기술에 적용 곤란 등의 단점이 있다.

**해설**

**16**
① 의료인들 각자의 근무경력, 기술수준 등에 따라 봉급이 결정된다. → 봉급제
② 의료인이 제공한 시술내용에 따라 값을 정한다. → 행위별 수가제
④ 의료비 지불자측과 의료공급자측 간에 진료보수총액에 대하여 사전에 계약을 체결하는 방식이다. → 총액계약제

**정답** 15 ① 16 ③

**17** 행위별 수가제의 단점에 대한 설명으로 가장 옳지 않은 것은? 20 서울7급

 해설

① 단가가 높은 고급의료 쪽에 치중하는 경향이 있다.
② 행정관리비의 소모가 많은 편이다.
③ 과잉진료로 인한 의료비 상승이 높은 편이다.
④ 신기술 개발 및 도입에 어려움이 있다.

> **PLUS**
>
> 행위별 수가제는 의료에 소요된 약제 또는 재료비를 별도로 산정하고 의료인이 제공한 진료행위의 하나하나에 일정한 값을 정하여 의료비를 지급토록 하는 제도로 첨단 의과학 기술의 발달을 유도한다.

**18** 다음 설명에 해당하는 진료비 지불제도는 무엇인가? 20 대전

> • 의료비 지출의 사전예측이 가능하다.
> • 의료공급자의 자율적 규제가 가능하다.
> • 신의료기술 도입과 의료의 질 향상을 위한 동기가 저하된다.

① 인두제　　　　　　　　　② 총액계약제
③ 포괄수가제　　　　　　　④ 행위별수가제

> **PLUS**
>
> **총괄계약제(Global Budget, 총액계약제): 독일**
> • 의료비 지불자측과 의료공급자측 간에 진료보수총액에 대하여 사전에 계약을 체결하는 방식
> • 독일의 경우 보험자와 의사회가 계약을 체결하고 계약에 따라 보험자가 의사회에 지불하면 의사회는 각 의사들에게 진료량에 비례하여 이를 배분
> • 장점: 과잉진료 및 과잉청구 시비 감소, 의료비 지출의 사전예측 가능(보험재정의 안정적 운영), 의료공급자의 자율적 규제 가능
> • 단점: 보험자 및 의사단체 간 계약체결의 어려움 상존, 의료공급자단체의 독점성 보장으로 인한 폐해, 진료비를 배분하기 위한 갈등, 신의료기술 도입과 의료의 질 향상을 위한 동기 저하, 의료의 질 관리의 어려움(과소진료)

**19** 진료에 소요된 약제 또는 재료비를 별도로 산정하고 의료인이 제공한 진료행위의 하나하나에 일정한 값을 정하여 의료비를 지급토록 하는 진료비 지불제도는 무엇인가? 20 인천

① 인두제
② 포괄수가제
③ 총액계약제
④ 행위별 수가제

**20** 진료비 지불제도에 대한 설명으로 옳지 않은 것은? 21 강원

① 총액계약제는 새로운 의료기술 도입이 어렵다.
② 인두제는 후송의뢰가 증가한다.
③ 행위별 수가제는 과잉진료의 우려가 있다.
④ 포괄수과제는 의료인의 재량권이 확대된다.

**21** 다음 특징에 해당하는 진료비 지불제는? 21 서울

- 지불단위가 가장 크다.
- 보험자와 의사단체 간 계약 체결에 어려움이 있다.
- 의료비 통제의 기능이 있으며, 과소진료의 가능성이 있다.

① 행위별 수가제
② 포괄수가제
③ 인두제
④ 총액계약제

**22** 다음에 해당하는 진료비 지불방법은?

- 의료인의 자율성이 보장되어 안정된 진료행위가 가능하다.
- 의료인의 과잉진료로 환자의 진료비부담이 증가할 수 있다.
- 진료비 청구, 심사와 같은 복잡한 행정관리비용이 증가한다.
- 예방사업이 소홀해질 수 있다.

① 포괄수가제(Case-payment)
② 총액계약제(Global Budget)
③ 인두제(Capitation)
④ 행위별 수가제(Fee For Service)

---

**해설**

**19**

행위별 수가제는 진료에 소요된 약제 또는 재료비를 별도로 산정하고 의료인이 제공한 진료행위의 하나하나에 일정한 값을 정하여 의료비를 지급토록 하는 제도로 의료인이 제공한 시술내용에 따라 값을 정하여 의료비를 지급하는 것으로서 전문의의 치료방식에 적합하다.

**20**

포괄수가제는 행정직의 진료직에 대한 간섭이 증가되어 의료인의 의료행위에 대한 자율성이 감소된다.

**21**

총괄계약제(Global Budget, 총액계약제): 독일
- 의료비 지불자측과 의료공급자측 간에 진료보수총액에 대하여 사전에 계약을 체결하는 방식
- 독일의 경우 보험자와 의사회가 계약을 체결하고 계약에 따라 보험자가 의사회에 지불하면 의사회는 각 의사들에게 진료량에 비례하여 이를 배분
- 장점: 과잉진료 및 과잉청구 시 비 감소, 의료비 지출의 사전예측 가능(보험재정의 안정적 운영), 의료공급자의 자율적 규제 가능
- 단점: 보험자 및 의사단체 간 계약체결의 어려움 상존, 의료공급자단체의 독점성 보장으로 인한 폐해, 진료비를 배분하기 위한 갈등, 신의료기술 도입과 의료의 질 향상을 위한 동기 저하, 의료의 질 관리의 어려움 (과소진료)

**정답** 19 ④  20 ④
21 ④  22 ④

PART
**04**

PLUS

**행위별수가제(FFS: Fee For Service): 한국, 일본, 미국 등**

1. 진료에 소요된 약제 또는 재료비를 별도로 산정하고 의료인이 제공한 진료행위의 하나하나에 일정한 값을 정하여 의료비를 지급토록 하는 제도로 의료인이 제공한 시술 내용에 따라 값을 정하여 의료비를 지급하는 것으로서 전문의의 치료방식에 적합하다.
2. 장점
    • 의료서비스의 양과 질이 극대화
    • 의료인의 재량권이 최대, 환자에 대한 진료책임 극대화
    • 첨단 의과학 기술의 발달 유도
    • 전문적인 의료의 수가결정에 적합
3. 단점
    • 국민의료비 상승의 소지
    • 과잉진료 우려
    • 진료비 청구·심사·지불의 복잡성(간접비용의 증가)
    • 의료기술 지상주의적 사고의 팽배 유도
    • 의료인과 보험자의 마찰 요인
    • 예방사업 소홀

**23** 다음 내용을 모두 포함하는 진료비 지불방법은? 22 지방직

• 과다한 행정관리비용 초래
• 과잉진료의 우려
• 의료기술 발전 유도

① 인두제　　　　　　　② 봉급제
③ 총액계약제　　　　　④ 행위별 수가제

**24** 진료비 지불방법 중 포괄수가제의 특징만을 모두 고르면? 22 지방직

ㄱ. 진료의 지속성 유도　　ㄴ. 진료의 표준화 유도
ㄷ. 진료비 산정의 간소화　ㄹ. 첨단의학기술의 발전 유도

① ㄱ, ㄷ　　　　　　② ㄱ, ㄹ
③ ㄴ, ㄷ　　　　　　④ ㄴ, ㄹ

---

**PLUS**

**포괄수가제(Case-payment System)**

1. 환자가 입원해서 퇴원할 때까지 발생하는 진료에 대하여 질병마다 미리 정해진 금액을 내는 제도이다.
2. 장점
   - 진료비 산정의 간소화로 행정비용 절감
   - 의료자원의 활용에 의료인의 관심 증대(경제적 진료 유도)
   - 부분적으로도 적용 가능(병용)
   - 진료의 표준화 유도
3. 단점
   - 과소진료 우려, 서비스의 최소화 경향
   - 의료행위에 대한 자율성 감소, 행정직의 진료직에 대한 간섭요인 증가
   - 합병증 발생 시 적용 곤란
   - 신규 의학기술에 적용 곤란
   - 진료일수를 늘리거나 진단명 조작 가능

PART

**04**

**25** 포괄수가제(Diagnosis Related Groups)에 해당하는 질병군만을 모두 고르면?

23 지방직

| ㄱ. 수정체 수술 | ㄴ. 갑상샘 수술 |
|---|---|
| ㄷ. 편도 및 아데노이드 절제술 | ㄹ. 서혜 및 대퇴부 탈장 수술 |

① ㄱ, ㄴ  ② ㄷ, ㄹ

③ ㄱ, ㄷ, ㄹ  ④ ㄴ, ㄷ, ㄹ

---

**PLUS**

**질병군별 포괄수가제(DRG)**

DRG(Diagnosis Related Groups)에 각 환자군에 포괄적으로 산정된 진료비를 적용하는 지불제도이다.

| 진료과 | 질병군 (7개 진단군) |
|---|---|
| 안과 | 백내장(수정체)수술 |
| 이비인후과 | 편도 및 아데노이드 절제술 |
| 외과 | 항문수술 |
| | 탈장수술 (서혜 및 대퇴부) |
| | 맹장수술(충수절제술) |
| 산부인과 | 자궁적출,자궁 및 자궁부속기(난소, 난관) 수술 |
| | 제왕절개분만 |

**정답** 25 ③

**제3절 건강보험제도**

**01** 의료서비스 이용 건담 일정액만 보험자가 지불하고 나머지는 피보험자가 부담해야 하는 본인일부부담제도는? 18 대전

① 일정액공제제　　　　　② 급여상한제
③ 정액수혜제　　　　　　④ 정액부담제

> **PLUS**
>
> | | |
> |---|---|
> | 일정액공제제 | 의료비가 일정 수준에 이르기까지는 전혀 보험급여를 해 주지 않아 일정액까지는 피보험자가 그 비용을 지불하고, 그 이상의 비용만 보험급여로 인정한다. |
> | 급여상한제 | 보험급여의 최고액을 정하여 그 이하의 의료비에 대해서는 보험급여를 적용해 주고 초과하는 의료비에 대해서는 의료서비스 이용자가 부담하는 방식이다. |
> | 정액수혜제 | 의료서비스 건당 일정액만 보험자가 부담하고 나머지는 환자가 지불하는 방식이다. |
> | 정액부담제 | 의료이용의 내용과 관계없이 이용하는 의료 서비스 건당 일정액만 의료서비스 이용자가 부담하고 나머지는 보험자가 부담하는 방식이다. |

**02** 환자의 의료이용을 줄이기 위한 본인일부부담제도 중 의료서비스 이용 건당 일정액은 보험자가 부담하고 나머지는 환자가 부담하는 것은? 18 울산

① 정액수혜제　　　　　　② 정액부담제
③ 정률부담제　　　　　　④ 정률수혜제

**03** (ㄱ) 본인일부부담금제도와 (ㄴ) 본인부담금상한제의 목적으로 옳은 것은? 19 인천

① (ㄱ) 저소득층 환자의 보장성 강화, (ㄴ) 중증환자의 보장성 강화
② (ㄱ) 도덕적 해이 방지, (ㄴ) 중증환자의 보장성 강화
③ (ㄱ) 보험재정 건전성, (ㄴ) 도덕적 해이 방지
④ (ㄱ) 도덕적 해이 방지, (ㄴ) 저소득층 환자의 보장성 강화

---

**해설**

**02**
정액수혜제는 의료서비스 건당 일정액만 보험자가 부담하고 나머지는 환자가 지불하는 방식으로 보험자가 일정만을 부담하기 때문에 수요억제효과를 유도할 수 있다.

**03**
• 본인일부부담금제도는 건강보험제도에서 본인부담이 없을 경우 가입자의 도덕적 해이로 인해 과도한 의료이용이 발생하거나 건강관리에 소홀해지는 현상을 방지하기 위한 제도이다.
• 본인부담상한제는 과다한 의료비로 인한 가계부담을 덜어주기 위해서 시행하고 있는 제도로 환자가 부담하는 본인부담금 연간 총액이 가입자 소득수준에 따른 본인부담 상한액을 초과하는 경우 그 초과금액을 전액 환자에게 돌려주는 제도이다. 소득기준에 따라 특히 저소득층의 상한액을 낮게 책정하여 저소득층의 의료비 부담을 줄이고 있다.

**정답** 01 ③ 02 ① 03 ④

**04** 건강보험제도의 특성으로 옳지 않은 것은? 19 인천

① 강제성 원칙

② 재원의 수익자부담원칙

③ 사전예방의 원칙

④ 예산의 균형성 원칙

**04**
건강보험제도는 사후치료의 원칙을 따른다. 건강보험은 적극적 의미의 건강관리 즉 질병예방이 아닌 사후치료적 영역에 속한다.

**05** 사회보험으로서 건강보험의 특징에 대한 설명으로 가장 옳지 않은 것은?
19 서울(7급)

① 일정 법적요건이 충족되면 본인의 의사에 관계없이 강제 적용된다.

② 보험료 부담수준, 계약내용에 따라 차등 급여를 받는다.

③ 실효성을 확보하기 위해 피보험자에게 보험료 납부의 의무가 주어진다.

④ 보험료는 노사가 분담하거나 정부가 일부를 부담하기도 한다.

**05**
사회보험으로서 건강보험은 보험료 부담수준과 무관하게 균등하게 급여를 실시한다.

**06** 이용자에게 의료비용의 일부를 부담하게 함으로써 의료소비자에게 비용을 인식시켜 수진 남용을 방지하고, 의료비 상승을 억제하여 건강보험재정의 안정성을 도모하기 위한 것은? 22 서울

① 준비금

② 상환금

③ 대지급금

④ 본인일부부담금

**06**
본인일부부담금은 보험가입자가 의료이용 시 일정액을 부담 하는 금액으로 도덕적 해이를 방지하여 의료남용을 줄이고 의료비 상승을 억제할 수 있다. 본인일부부담제도의 유형으로는 정률부담제, 일정금액공제제, 급여상한제, 정액부담제, 정액수혜제가 있다.

**07** 의료남용 방지를 위해 수진 시 일정액을 환자가 부담하는 본인일부부담의 방법에 대한 설명이 옳지 않은 것은?

① 정률부담제: 보험자가 의료비의 일정 비율만을 지불하고 본인이 나머지 부분을 부담

② 정액수혜제: 일정금액까지 피보험자가 그 비용을 지불하고, 그 이상의 비용만 보험자가 부담

③ 급여상한제: 보험급여의 최고액을 정하여 그 이하의 의료비에 대해서만 보험급여를 적용하고 초과하는 의료비는 본인이 부담

④ 정액부담제: 의료서비스 건당 일정액만 본인이 부담

**07**
정액수혜제는 의료서비스 건당 일정액만 보험자가 부담하고 나머지는 환자가 지불하는 방식이다.

**정답** 04 ③  05 ②
06 ④  07 ②

**08** 본인일부부담제도 중 일정 금액의 상한선까지는 보장하지 않고 상한선을 넘는 비용에 대해서만 보장하는 제도는 무엇인가? 19 경기

① 정률부담제

② 급여상한제

③ 정액부담제

④ 일정금액공제제

**08**
일정금액공제제는 의료비가 일정 수준에 이르기까지는 전혀 보험급여를 해주지 않아 일정액까지는 피보험자가 그 비용을 지불하고 그 이상의 비용만 보험급여로 인정하는 방식이다.

**09** 건강보험의 적용을 받는 입장에서의 장점으로 옳지 않은 것은? 19 전북(12월)

① 의료비로 인한 개인 및 가계의 경제적 부담이 경감된다.

② 소득수준이 낮은 사람도 동일한 건강보험의 혜택을 받을 수 있다.

③ 경제제도로부터 야기되는 소득의 불평등을 교정하고 소득재분배를 실현한다.

④ 통상의 가계지출을 넘는 과도한 의료비로 인한 가정의 충격을 완화시켜준다.

**09**
건강보험이란 질병이나 부상 등으로 인하여 일시에 고액의 진료비가 소요되어 가계가 파탄되는 경우를 방지하기 위하여 보험원리에 의거 국민이 평소에 보험료를 내어 기금화하였다가 보험사고가 발생할 경우 보험급여를 지급해 줌으로써 국민 상호 간 위험분담을 통하여 국민의 보건의료서비스를 보장해 주는 제도이다. 경제제도로부터 야기되는 소득 불평등을 교정하는 기능을 하는 것은 아니다.

**10** 일정금액까지는 보험급여를 해주지 않다가 그 이상의 비용에 대해서만 보험급여를 인정하는 본인일부부담제도는 무엇인가? 20 인천

① 정률제

② 일정액공제제

③ 급여상한제

④ 정액부담제

**PLUS**

**본인일부부담제도**

| | |
|---|---|
| 정률제 | 보험자가 의료비의 일정 비율만을 지불하고 본인이 나머지 부분을 부담하는 방식이다. |
| 일정액공제제 | 의료비가 일정 수준에 이르기까지는 전혀 보험급여를 해 주지 않아 일정액까지는 피보험자가 그 비용을 지불하고, 그 이상의 비용만 보험급여로 인정된다. |
| 급여상한제 | 보험급여의 최고액을 정하여 그 이하의 의료비에 대해서는 보험급여를 적용해 주고 초과하는 의료비에 대해서는 의료서비스 이용자가 부담하는 방식이다. |
| 정액수혜제 | 의료서비스 건당 일정액만 보험자가 부담하고 나머지는 환자가 지불하는 방식이다. |
| 정액부담제 | 의료이용의 내용과 관계없이 이용하는 의료서비스 건당 일정액만 의료서비스 이용자가 부담하고 나머지는 보험자가 부담하는 방식이다. |

**정답** 08 ④  09 ③  10 ②

**11** 건강보험제도의 본인일부부담 방식에 대한 설명으로 가장 옳은 것은?

20 서울7급

① 일정액 공제제: 일정 한도까지의 의료비는 본인이 부담하고 그 이상의 의료비만 건강보험 급여의 대상이 되는 방식

② 정률제: 보험급여의 최고액을 정하여 최고액을 초과하는 진료비는 이용자가 부담하는 방식

③ 정액부담제: 건당 일정액만 보험자가 부담하고 나머지는 환자가 지불하는 방식

④ 정액수혜제: 건당 일정액만 이용자가 부담하고 나머지는 보험자가 지불하는 방식

**해설**

**11**

② 정률제: 보험자가 의료비의 일정 비율만을 지불하고 본인이 나머지 부분을 부담하는 방식

③ 정액부담제: 건당 일정액만 이용자가 부담하고 나머지는 보험자가 지불하는 방식

④ 정액수혜제: 건당 일정액만 보험자가 부담하고 나머지는 환자가 지불하는 방식

**12** 이용자에게 의료비용의 일부를 부담하게 함으로써 의료소비자에게 비용을 인식시켜 수진 남용을 방지하고, 의료비 상승을 억제하여 건강보험재정의 안정성을 도모하기 위한 것은? 22 서울

① 준비금

② 상환금

③ 대지급금

④ 본인일부부담금

**12**

본인일부부담금은 보험가입자가 의료이용 시 일정액을 부담 하는 금액으로 도덕적 해이를 방지하여 의료남용을 줄이고 의료비 상승을 억제할 수 있다. 본인일부부담제도의 유형으로는 정률부담제, 일정금액공제제, 급여상한제, 정액부담제, 정액수혜제가 있다.

**13** 비급여와 선별급여 등을 제외한 연간 본인부담금의 총액이 소득에 따른 일정 기준금액을 초과하는 경우, 그 차액을 국민건강보험공단이 부담하는 제도는? 23 지방직

① 급여상한제

② 정액수혜제

③ 본인일부부담제

④ 본인부담상한제

**PLUS**

| | |
|---|---|
| 본인일부부담<br>제도 | 본인일부부담금은 보험가입자가 의료이용 시 일정액을 부담 하는 금액으로 도덕적 해이를 방지하여 의료남용을 줄이고 의료비 상승을 억제할 수 있다. 본인일부부담제도의 유형으로는 정률부담제, 일정금액공제제, 급여상한제, 정액부담제, 정액수혜제가 있다. |
| 본인부담<br>상한제<br>(수혜제) | 본인부담상한제는 연간 본인부담금(비급여, 선별급여 등 제외하고 환자 본인이 부담하는 의료비) 총액이, 개인별 상한금액(2023년기준 87만~780만 원)을 초과하는 경우 초과 금액을 국민건강보험공단이 부담하여 가입자·피부양자에게 돌려주는 제도 |

PART

**04**

**정답** 11 ① 12 ④ 13 ④

제1절 **국민건강보험제도**

**01** 건강보험 재정수입 대비 지출의 적정 수준을 유지함으로써 제도가 지속적으로 유지되도록 함으로서 확보할 수 있는 요건은 무엇인가? 18 경기

① 접근성
② 효율성
③ 형평성
④ 지속가능성

PLUS

| 건강보험이 갖추어야 할 기본 요건 | |
|---|---|
| 접근성(access)의 보장 | 건강보험 급여를 개인의 지불능력과 상관없이 언제 어디서나 필요에 따라 제공받을 수 있는 기회가 모든 국민에게 보장되어야 한다. |
| 효율성(efficiency)의 확보 | 효율성이란 투입(input) 대비 결과(output)인 능률성과 목표 달성도인 효과성을 포함한 의미로 건강보험의 주어진 성과목표를 달성하기 위해 한정된 자원(재원, 인력, 장비, 물품, 시설 등)을 적절히 활용해야 한다. 최소한의 비용으로 최대의 산출을 추구하는 비용 효율성(cost efficiency)과 건강보험제도가 궁극적 목표를 달성할 수 있도록 지원이 최적 배분되는 배분적 효율(allocative efficiency)을 충분히 고려해야 한다. |
| 형평성(equity)의 확보 | 보험료 부담 및 급여 혜택에 있어서 건강보험 가입자간 소득수준 등 부담능력에 따라 공평하게 분담되고 필요에 따른 의료이용이 보장되어야 한다. |
| 지속가능성(sustai nability)의 확보 | 보험 수지 상등의 원칙에 입각하여 건강보험의 재정수입 대비 지출이 적정 수준을 유지함으로써 제도가 지속적으로 유지되어야 한다. 지속가능성을 위해 건강보험 재원은 양적으로 일정 수준 확보되어 안정적인 동시에 미래의 수요변화에도 충분히 대응할 수 있어야 한다. |

**02** 우리나라의 의료보장제도 도입 시기를 순서대로 바르게 나열한 것은?

> ㄱ. 「국민건강보험법」 제정
> ㄴ. 공무원 및 사립학교 교직원 의료보험 실시
> ㄷ. 국민건강보험 재정통합
> ㄹ. 도시지역 자영업자 의료보험 확대적용
> ㅁ. 500인 이상 사업장 당연적용
> ㅂ. 농·어촌지역 의료보험실시

① ㄱ - ㄹ - ㄷ - ㄴ - ㅂ - ㅁ
② ㄱ - ㅁ - ㄴ - ㄹ - ㅂ - ㄷ
③ ㅁ - ㄴ - ㄹ - ㅂ - ㄱ - ㄷ
④ ㅁ - ㄴ - ㅂ - ㄹ - ㄱ - ㄷ

**03** 다음 중 건강보험심사평가원의 업무에 해당하지 않는 것은? 18 경기

① 요양급여의 적정성 평가
② 요양급여 비용의 지급
③ 심사기준 및 평가기준의 개발
④ 요양급여 비용의 심사

**PLUS**

| 건강보험심사평가원의 업무(「국민건강보험법」 제63조) | ① 요양급여비용의 심사<br>② 요양급여의 적정성 평가<br>③ 심사기준 및 평가기준의 개발<br>④ 제1호부터 제3호까지의 규정에 따른 업무와 관련된 조사연구 및 국제협력<br>⑤ 다른 법률에 따라 지급되는 급여비용의 심사 또는 의료의 적정성 평가에 관하여 위탁받은 업무<br>⑥ 건강보험과 관련하여 보건복지부장관이 필요하다고 인정한 업무<br>⑦ 그 밖에 보험급여 비용의 심사와 보험급여의 적정성 평가와 관련하여 대통령령으로 정하는 업무<br>㉠ 요양급여비용의 심사청구와 관련된 소프트웨어의 개발·공급·검사 등 전산 관리<br>㉡ 요양비 중 보건복지부령으로 정하는 기관에서 받은 요양비에 대한 심사<br>㉢ 요양급여의 적정성 평가 결과의 공개<br>㉣ ①~⑥ 및 ㉠~㉢의 업무를 수행하기 위한 환자분류체계의 개발·관리<br>㉤ ①~⑥ 및 ㉠~㉣의 업무와 관련된 교육·홍보 |
|---|---|

**04** 요양급여와 관련하여 비용을 심사하고 급여의 적정성을 평가하는 기관으로 가장 옳은 것은? 18 서울

① 보건복지부
② 국민건강보험공단
③ 건강보험심사평가원
④ 보건소

**05** 우리나라 의료보장제도의 특징으로 옳지 않은 것은? 18 경남

① 기본이 되는 급여는 현물급여이고 보충적으로 현금급여를 실시하고 있다.
② 법정급여를 시행하고 있으며 부가급여를 추가적으로 실시하고 있다.
③ 사회보험제도를 기반으로 의료보장제도를 시행하고 있으며 일부는 공공부조제도의 적용을 받는다.
④ 임의가입을 기본으로 하고 있으며 일부 대상에 대해서는 강제가입을 적용하고 있다.

**06** 우리나라의 (가) 국민건강보험공단 통합연도와 (나) 국민건강보험 재정의 통합연도를 바르게 나열한 것은? 18 제주

① (가) 1989년 – (나) 2000년
② (가) 1999년 – (나) 2001년
③ (가) 2000년 – (나) 2003년
④ (가) 2003년 – (나) 2007년

**07** 우리나라의 건강보험제도 변천과정의 내용 중 3번째 실시된 것은? 19 경남

① 국민건강보험법 제정
② 노인장기요양보험법 제정
③ 직장 및 지역건강보험의 재정통합
④ 전국민건강보험 실시

---

**해설**

**04**
건강보험심사평가원은 요양급여 비용을 심사하고 요양급여의 적정성을 평가하기 위하여 설립된 기관이다.

**05**
① 기본이 되는 급여는 현물급여: 요양급여, 건강검진 보충적으로 실시하는 현금급여: 요양비 장애인보조기기 급여비 등
② 법정급여: 요양급여, 건강검진, 요양비 등 부가급여: 임신출산진료비
③ 사회보험제도를 기반으로 의료보장제도(국민건강보험제도)를 시행하고 있으며 일부는 공공부조제도(의료급여)의 적용을 받는다.
④ 우리나라의 기본적인 의료보장제도는 국민건강보험제도이며 강제가입으로 시행하고 있다.

**06**
국민의료보험공단과 직장의료보험조합이 국민건강보험공단으로 통합된 것은 2000년이고 직장가입자와 지역가입자의 보험재정이 통합된 것은 2003년이다.

**07**
① 국민건강보험법 제정 – 1999년
② 노인장기요양보험법 제정 – 2007년
③ 직장 및 지역건강보험의 재정통합 – 2003년
④ 전국민건강보험 실시 – 1989년

**정답** 04 ③ 05 ④ 06 ③ 07 ③

**08** 「국민건강보험법」에서 명시하고 있는 국민건강보험공단의 역할에 해당하지 않는 것은? 19 경남

① 요양급여 비용의 심사
② 보험급여 비용의 지급
③ 가입자 및 피부양자의 자격 관리
④ 의료시설의 운영

**해설**

**08**
요양급여 비용의 심사는 건강보험심사평가원의 업무이다.

PLUS

| 국민건강보험공단의 업무(「국민건강보험법」 제14조) | • 가입자 및 피부양자의 자격 관리<br>• 보험료와 그 밖에 「국민건강보험법」에 따른 징수금의 부과·징수<br>• 보험급여의 관리<br>• 가입자 및 피부양자의 질병의 조기발견·예방 및 건강관리를 위하여 요양급여 실시 현황과 건강검진 결과 등을 활용하여 실시하는 예방사업으로서 대통령령으로 정하는 사업<br>• 보험급여 비용의 지급<br>• 자산의 관리·운영 및 증식사업<br>• 의료시설의 운영<br>• 건강보험에 관한 교육훈련 및 홍보<br>• 건강보험에 관한 조사연구 및 국제협력<br>• 이 법에서 공단의 업무로 정하고 있는 사항<br>• 「국민연금법」, 「고용보험 및 산업재해보상보험의 보험료징수 등에 관한 법률」, 「임금채권보장법」 및 「석면피해구제법(이하 "징수위탁근거법"이라 한다)에 따라 위탁받은 업무<br>• 그 밖에 이 법 또는 다른 법령에 따라 위탁받은 업무<br>• 그 밖에 건강보험과 관련하여 보건복지부장관이 필요하다고 인정한 업무 |
| --- | --- |

**09** 우리나라의 의료보험 역사상 다음 중 시기적으로 3번째로 도입된 것은? 19 부산

① 국민건강보험법 제정
② 노인장기요양보험 도입
③ 의료보험조직 통합
④ 직장의료보험과 지역의료보험 재정 통합

**09**
① 국민건강보험법 제정 – 1999년
② 노인장기요양보험 도입 – 2008년
③ 의료보험조직 통합 – 2000년
④ 직장의료보험과 지역의료보험 재정 통합 – 2003년

**10** 건강보험료 부과징수 및 요양급여 비용 지급 등의 업무를 담당하고 있는 공공기관은? 20 서울7급

① 보건복지부
② 국민건강보험공단
③ 건강보험심사평가원
④ 한국보건산업진흥원

**10**
건강보험 가입자 및 피부양자의 자격관리, 보험료 부과징수, 보험급여 관리 보험급여 비용의 지급 등은 국민건강보험공단의 업무이다.

**정답** 08 ① 09 ④ 10 ②

**11** 다음 중 건강보험심사평가원의 업무로 옳지 않은 것은? 20 강원

① 가입자의 자격관리
② 요양급여비용의 심사
③ 심사기준 개발
④ 요양급여 적정성 평가

**PLUS**

| 건강보험심사평가원의 업무(「국민건강보험법」 제63조) | ① 요양급여비용의 심사<br>② 요양급여의 적정성 평가<br>③ 심사기준 및 평가기준의 개발<br>④ 제1호부터 제3호까지의 규정에 따른 업무와 관련된 조사연구 및 국제협력<br>⑤ 다른 법률에 따라 지급되는 급여비용의 심사 또는 의료의 적정성 평가에 관하여 위탁받은 업무<br>⑥ 건강보험과 관련하여 보건복지부장관이 필요하다고 인정한 업무<br>⑦ 그 밖에 보험급여 비용의 심사와 보험급여의 적정성 평가와 관련하여 대통령령으로 정하는 업무<br>　㉠ 요양급여비용의 심사청구와 관련된 소프트웨어의 개발·공급·검사 등 전산 관리<br>　㉡ 요양비 중 보건복지부령으로 정하는 기관에서 받은 요양비에 대한 심사<br>　㉢ 요양급여의 적정성 평가 결과의 공개<br>　㉣ ①~⑥ 및 ㉠~㉢의 업무를 수행하기 위한 환자분류체계의 개발·관리<br>　㉤ ①~⑥ 및 ㉠~㉣의 업무와 관련된 교육·홍보 |
|---|---|

**12** 다음 중 건강보험심사평가원의 업무로 옳지 않은 것은? 20 대전

① 심사기준 및 평가기준의 개발
② 가입자와 피부양자의 자격관리
③ 요양급여비용의 심사
④ 심사청구와 관련된 소프트웨어의 개발·공급 등 전산 관리

**13** 우리나라 건강보험제도의 관리운영체계에 대한 설명으로 옳지 않은 것은? 20 울산

① 보건복지부는 건강보험의 관장자로서 건강보험관련 정책을 결정하고 건강보험업무 전반을 총괄하고 있다.

② 국민건강보험공단은 보험자로서 가입자 및 피부양자의 자기관리, 보험급여 관리 등의 업무를 담당한다.

③ 건강보험심사평가원은 청구된 요양급여의 비용을 심사하고 요양기관에 요양급여비용 지급 업무를 담당한다.

④ 의료기관과 약국은 요양기관으로서 요양급여를 실시한다.

**해설**

**13**
건강보험심사평가원은 요양급여 비용을 심사하고 심사결과를 국민건강보험공단과 요양기관에 통보한다. 요양급여를 포함한 보험급여 비용은 국민건강보험공단에서 요양기관으로 지급한다.

**14** 우리나라의 국민건강보험제도 시행 순서 중 가장 최근의 것은? 21 경기

① 외국인 지역가입자 당연 적용 실시
② 간호간병통합서비스 보험급여 적용
③ 포괄수가제 당연적용
④ 사회보험 통합징수

**14**
① 외국인 지역가입자 당연 적용 실시 – 2019년 7월 16일 시행(6개월 이상 국내 거주한 외국인 및 재외국민은 7월 18일부터 건강보험 당연적용)
② 간호간병통합서비스 보험급여 적용 – 2015년 도입
③ 포괄수가제 당연적용 – 2012년 병원 및 의원 적용, 2013 7월부터 종합병원이나 상급종합병원을 포함한 모든 의료 기관 시행
④ 사회보험 통합징수 – 2011년 1월 시행

**15** 건강보험심사평가원에서 실시하는 심사평가제도의 효과로 옳지 않은 것은? 21 부산

① 적정진료를 유도한다.
② 과도한 치료를 예방한다.
③ 도덕적 해이를 예방한다.
④ 항생제 과다사용을 유도한다.

**PLUS**

**건강보험심사평가원의 심사평가제도**
• 청구된 진료비에 대한 심사를 통하여 진료가 적정하게 이루어졌는지 평가한다.
• 의·약학적인 면과 비용효과적인 면에서 진료가 적정하게 이루어졌는지 평가하여 의료기관에 결과를 통보함으로써 의료서비스의 질을 향상시킨다.
• 약제의 총사용량에 대한 적정성 평가, 제왕절개술의 적정성 평가, 수혈, CT 사용 등에 대한 적정성 평가 등을 수행한다.
• 항생제의 적정한 사용을 유도하는 평가를 한다.
• 양적인 기준, 보험재정안정에 초점을 맞추는 심사기능과 차별성을 갖지 못한다는 비판이 제기되면서, 의학적 타당성을 지향하는 노력과 함께 의료기관의 실제적인 질 개선으로 연결될 수 있도록 정책방안을 모색해야 한다는 과제를 안고 있다.

**정답** 13 ③ 14 ① 15 ④

PART

**04**

**16** **건강보험심사평가원의 업무로 옳은 것은?** 21 충남

① 보험급여의 관리

② 의료시설의 운영

③ 심사기준 및 평가기준의 개발

④ 보험료 부과 및 징수

해설

**17** **우리나라 건강보험제도의 특성으로 가장 옳지 않은 것은?** 21 서울7급

① 발생주의 원칙

② 급여우선의 원칙

③ 사전예방의 원칙

④ 보험료 부담의 재산·소득비례 원칙

PLUS

| 건강보험제도의 특성 | • 강제성<br>• 형평성<br>• 예산의 균형성(단기보험)<br>• 수익자부담의 원칙<br>• 부담의 재산·소득 비례의 원칙<br>• 급여우선의 원칙<br>• 적정급여의 원칙<br>• 사후치료의 원칙<br>• 3자 지불의 원칙<br>• 발생주의 원칙 |
|---|---|

제2절 **국민건강보험내용**

**01** **우리나라에서 시행하는 것이 아닌 것은?** 18 충북

① 인두제

② 포괄수가제

③ 행위별 수가제

④ 본인부담상한제

**01**
우리나라의 진료비 보수지불제도는 행위별 수가제를 기본으로 하며 일부 진단명에 대해서 포괄수가제를 적용하고 있다. 또한 보험급여의 내용으로 본인부담금 상한제가 시행되고 있다.

정답 16 ③  17 ③ / 01 ①

**02** 국민건강보험제도 운영에 대한 설명으로 옳지 않은 것은? 18 경기

① 보험료 부과기준은 보건복지부가 정한다.

② 요양급여와 건강검진은 현물급여이다.

③ 요양비와 장애인보조기가급여비는 현금급여이다.

④ 지역가입자의 보험료는 소득비정률제로 한다.

**03** 우리나라의 건강보험제도에 대한 설명으로 옳지 않은 것은? 18 호남권

① 요양급여와 건강검진은 현물급여이다.

② 국민건강보험공단이 건강보험을 관리·운영한다.

③ 보험료 부과방식은 직장가입자와 지역가입자가 다르다.

④ 본인부담금 상한제는 불필요한 의료이용을 줄이기 위한 제도이다.

**04** 우리나라에서 1977년 의료보험이 도입된 이후 의료비 증가 등의 문제를 해결하려는 시도에서 1997년부터 시험사업을 실시한 이후 2002년부터 8개 질병군에 한하여 요양기관에서 선택적으로 참여하는 방식으로 사업이 시작된 진료보수 지불체계에 대한 설명으로 옳은 것은? 18 대구

① 신의료기술 및 신약개발에 기여할 수 있다.

② 진료비 계산의 투명성을 제고할 수 있다.

③ 의료 공급자에 의한 자율적 규제가 가능하다.

④ 의료의 관료화, 형식주의화 등의 우려가 있다.

---

**PLUS**

**우리나라 포괄수가제 도입**

• 우리나라 건강보험 수가제도의 근간인 행위별수가제는 급격한 진료량 증가와 이에 따른 의료비용의 상승이 가속화되는 요인이 되고 있으며, 그밖에도 의료서비스 공급형태의 왜곡, 수기관리의 어려움, 의료기관의 경영 효율화 유인장치 미비 등 많은 문제점들이 파생되어 왔다.

• 이에 보건복지부는 행위별 수가제의 문제점을 개선하고 다양한 수가 지불제도를 운영하기 위한 방안으로 질병군별 포괄수가제도의 도입을 추진하게 되었다.

• 1997년 시범사업을 실시한 이후 2002년부터 8개 질병군에 대하여 요양기관에서 선택적으로 참여하는 방식으로 본 사업을 실시하였고 2003년 9월 이후에는 정상분만을 제외하여 7개 질병군(수정체수술, 편도수술, 항문수술, 탈장수술, 맹장수술, 자궁수술, 제왕절개수술)에 대해 산청의료기관에 한해 실시하였다.

• 2012년 7월부터 전국의 병원 및 의원에 대해 의무적으로 적용하여 운영하였고 2013년 7월부터는 종합병원이나 상급종합병원에 대해서도 포괄수가제를 적용하고 있어 전국 모든 의료기관이 포괄수가제를 시행하고 있다.

---

**해설**

**02**

① 건강보험료의 부과·징수 및 가입자 자격 관련 정책의 수립 및 조정은 보건복지부 건강보험정책국의 보험정책 과에서 담당한다.

④ 지역가입자의 보험료 = 보험료부과점수 × 보험료부과점수당 금액

보험료 부과점수: 세대의 보험료

부담능력 표시 점수: 소득 및 재산을 기준으로 산정한다.

**03**

본인부담금 상한제는 건강보험제도에서 본인일부부담의 금액이 과중해지는 것을 완화하기 위한 제도이다.

**PART**

**04**

**정답** 02 ④ 03 ④ 04 ②

**05** 우리나라의 건강보험제도에 대한 설명으로 옳지 않은 것은? 18 대전

① 현물급여로는 요양급여와 건강검진이 있다.
② 현금급여로는 요양비, 장애인보조기기급여비가 있다.
③ 지역가입자의 보험료는 소득과 재산에 보험료율을 곱하여 산정하는 정률제이다.
④ 사업장근로자의 보수월액보험료는 근로자와 사용자가 50%씩 부담한다.

**05**
지역가입자의 보험료는 소득과 재산으로 보험료부과 점수를 산정하고 그 점수에 점수 당 금액을 곱하여 산정한다. 직장가입자의 보험료는 보수월액에 보험료율을 곱하여 산정하는 정률제에 해당한다.

**06** 우리나라의 건강보험에서 제공하고 있는 법정급여에 해당하지 않는 것은? 18 부산

① 요양비
② 요양급여
③ 건강검진
④ 상병수당

**06**
상병수당은 부가급여에 명시되어 있으며 현재 시행하지 않는 급여이다.

**07** 다음 중 우리나라의 포괄수가제 적용이 대상 질병에 해당하는 것은? 19 제주

| ㄱ. 슬관절치환술 | ㄴ. 백내장 |
|---|---|
| ㄷ. 녹내장 | ㄹ. 편도수술 |
| ㅁ. 자연분만 | |

① ㄱ, ㄷ
② ㄴ, ㄹ
③ ㄱ, ㄴ, ㄹ
④ ㄴ, ㄹ, ㅁ

**07**
우리나라 건강보험에서는 4개 진료과 7개 질병군을 대상으로 포괄수가제를 적용하고 있다.
• 안과: 백내장수술(수정체 수술)
• 이비인후과: 편도수술 및 아데노이드 수술
• 외과: 항문수술(치질 등), 탈장수술(서혜 및 대퇴부), 맹장수술(충수절제술)
• 산부인과: 제왕절개분만, 자궁 및 자궁부속기(난소, 난관 등) 수술(악성종양 제외)

**08** 국민건강보험의 요양급여 항목에 해당되지 않는 것은? 19 부산

① 재활
② 이송
③ 예방
④ 건강검진

**PLUS**

| 요양급여<br>「국민건강보험법」<br>제41조 | 가입자와 피부양자의 질병, 부상, 출산 등에 대하여 다음 각호의 요양급여를 실시한다.<br>1. 진찰·검사<br>2. 약제(藥劑)·치료재료의 지급<br>3 처치·수술 및 그 밖의 치료<br>4. 예방·재활<br>5. 입원<br>6. 간호<br>7. 이송(移送) |
|---|---|

정답 05 ③ 06 ④
07 ② 08 ④

**09** 우리나라의 건강보험제도에서 현금급여에 해당하지 않는 것은? 19 인천

① 장애인보조기기급여비

② 임신·출산진료비

③ 건강검진

④ 본인부담금상한제

**09**
요양급여와 건강검진은 현물급여에 해당한다.

**10** 「국민건강보험법」에서 직장가입자의 보험료에 대한 설명으로 옳지 않은 것은? 19 경북

① 직장가입자의 월별보험료는 보수월액보험료와 소득월액보험료로 구성된다.

② 직장가입자의 소득월액보험료는 이자소득, 배당소득, 사업소득, 근로소득, 연금소득 등이 해당된다.

③ 직장가입자의 소득월액보험료는 본인이 50%는 부담한다.

④ 보수월액보험료에는 상한선과 하한선이 있다.

**10**
직장가입자는 보수월액보험료의 50%는 본인이 부담하고 소득월액보험료는 100% 본인이 부담한다.

PLUS

| 월별 건강보험료액의 상한과 하한에 관한 고시(2022년 기준) 제2조 (월별 보험료액의 상한) | 월별 보험료액의 상한액은 다음 각호와 같다.<br>1. 직장가입자의 보수월액보험료: 7,307,100원<br>2. 직장가입자의 소득월액 보험료 및 지역가입자의 월별 보험료액: 3,653,550원 |
|---|---|
| 제3조 (월별 보험료액의 하한) | 월별 보험료액의 하한액은 다음 각호와 같다.<br>1. 직장가입자의 보수월액보험료: 19,500원<br>2. 지역가입자의 월별 보험료액: 14,650원 |

**11** 우리나라 건강보험에서 진단명기준 환자분류군(DRG)방식이 적용되는 수술에 해당하지 않는 것은? 19 전북(12월)

① 수정체수술

② 편도 및 아데노이드 수술

③ 치질수술

④ 인공관절치환술

**11**
우리나라 건강보험에서는 4개 진료과 7개 질병군을 대상으로 포괄수가제를 적용하고 있다.
• 안과: 백내장수술(수정체 수술)
• 이비인후과: 편도수술 및 아데노이드 수술
• 외과: 항문수술(치질 등), 탈장수술(서혜 및 대퇴부), 맹장수술(충수절제술)
• 산부인과: 제왕절개분만, 자궁 및 자궁부속기(난소, 난관 등) 수술(악성종양 제외)

**정답** 09 ③  10 ③  11 ④

**12** 우리나라의 암검진 대상 암 중 1년주기인 것은? 20 경기

① 위암　　　　　　　　　② 유방암
③ 대장암　　　　　　　　④ 자궁경부암

> **PLUS**
>
> 암의 종류별 검진주기와 연령 기준 등(암관리법 시행령 별표1)
>
> | 암종 | 검진대상 | 검진주기 |
> | --- | --- | --- |
> | 위암 | 만 40세 이상 남녀 | 2년 주기 |
> | 대장암 | 만 50세 이상 남녀 | 1년 주기 |
> | 간암 | 만 40세 이상 남녀 중 간암 발생 고위험군 해당자 | 6개월 주기 |
> | 유방암 | 만 40세 이상 여성 | 2년 주기 |
> | 자궁경부암 | 만 20세 이상 여성 | 2년 주기 |
> | 폐암 | 만 54세 이상 만 74세 이하의 남녀 중 폐암 발생 고위험군 | 2년 주기 |

**13** 「국민건강보험법」상 보험 가입자가 자격을 상실하는 시기로 가장 옳지 않은 것은? 20 서울(7급)

① 국적을 잃은 날
② 사망한 날의 다음 날
③ 직장가입자의 피부양자가 된 날
④ 국내에 거주하지 아니하게 된 날의 다음날

> **PLUS**
>
> | 자격의 상실시기<br>(국민건강보험법<br>제10조) | • 사망한 날의 다음 날<br>• 국적을 잃은 날의 다음 날<br>• 국내에 거주하지 아니하게 된 날의 다음 날<br>• 직장가입자의 피부양자가 된 날<br>• 수급권자가 된 날<br>• 건강보험을 적용받고 있던 사람이 유공자 등 의료보호대상자가 되어 건강보험의 적용배제신청을 한 날 |
> | --- | --- |

**14** 상급종합병원에서 1단계 요양급여를 받을 수 있는, 건강보험 요양급여절차의 예외사항이 아닌 것은? 20 서울(7급)

① 「응급의료에 관한 법률」에 해당하는 응급환자인 경우
② 당해 요양기관에서 근무하는 가입자와 피부양자가 요양급여를 받는 경우
③ 가정의학과에서 요양급여를 받는 경우
④ 치과에서 요양급여를 받는 경우

| | |
|---|---|
| 상급종합병원에서 1단계 요양급여를 받을 수 있는 경우 | • 「응급의료에 관한 법률」 제2조 제1호에 해당하는 응급환자인 경우<br>• 분만의 경우<br>• 치과에서 요양급여를 받는 경우<br>• 「장애인복지법」 제32조에 따른 등록 장애인 또는 단순 물리치료가 아닌 작업치료, 운동치료 등의 재활치료가 필요하다고 인정되는 자가 재활의학과에서 요양급여를 받는 경우<br>• 가정의학과에서 요양급여를 받는 경우<br>• 당해 요양기관에서 근무하는 가입자가 요양급여를 받는 경우<br>• 혈우병환자가 요양급여를 받는 경우 |

**15** 우리나라에서 다음의 특성을 가진 진료비 지불제도가 적용되지 않는 질병군은? 20 서울(7급)

> 환자에게 제공되는 진찰, 검사, 수술, 투약 등 진료의 횟수와 상관없이 미리 정해진 진료비를 의료공급자에게 지급한다.

① 편도수술
② 백내장수술
③ 제왕절개분만
④ 자궁 및 자궁부속기 악성종양 수술

---

**해설**

**15**
• 포괄수가제는 환자가 입원해서 퇴원할 때까지 발생하는 진료에 대하여 질병마다 미리 정해진 금액을 내는 제도이다. 우리나라는 7개 질병군에 대하여 포괄수가제를 적용하고 있다.
• 적용대상 질병군
 – 안과: 백내장수술(수정체 수술)
 – 이비인후과: 편도수술 및 아데노이드 수술
 – 외과: 항문수술(치질 등), 탈장수술(서혜 및 대퇴부), 맹장수술(충수절제술)
 – 산부인과: 제왕절개분만, 자궁 및 자궁부속기(난소, 난관 등) 수술(악성종양 제외)

**정답** 14 ② 15 ④

**16** 「국민건강보험법」의 규정에 의해 국민건강보험공단이 국민건강증진기금에서 지원받을 수 있는 자금에 해당하지 않는 것은? 20 대구

① 건강보험사업에 대한 운영비
② 건강검진 등 건강증진에 관한 사업
③ 가입자와 피부양자의 흡연으로 인한 질병에 대한 보험급여
④ 가입자와 피부양자 중 65세 노인에 대한 보험급여

PLUS

| 「국민건강보험법」<br>제108조(보험재정에<br>대한 정부지원) | ① 국가는 매년 예산의 범위에서 해당 연도 보험료 예상 수입액의 100분의 14에 상당하는 금액을 국고에서 공단에 지원한다.<br>② 공단은 「국민건강증진법」에서 정하는 바에 따라 같은 법에 따른 국민건강증진기금에서 자금을 지원받을 수 있다.<br>③ 공단은 제1항에 따라 지원된 재원을 다음 각 호의 사업에 사용한다.<br>　1. 가입자 및 피부양자에 대한 보험급여<br>　2. 건강보험사업에 대한 운영비<br>　3. 제75조 및 제110조제4항에 따른 보험료 경감에 대한 지원<br>④ 공단은 제2항에 따라 지원된 재원을 다음 각 호의 사업에 사용 한다.<br>　1. 건강검진 등 건강증진에 관한 사업<br>　2. 가입자와 피부양자의 흡연으로 인한 질병에 대한 보험급여<br>　3. 가입자와 피부양자 중 65세 이상 노인에 대한 보험급여 |

**17** 「국민건강보험법」에 따라 가입자가 납부하는 보험료에 대한 내용으로 옳지 2않은 것은? 20 대구

① 지역가입자는 소득, 재산, 자동차의 등급별 점수를 합산한 후 보험료부과 점수에 점수당 단가를 곱하여 산정한다.
② 직장가입자의 보수월액보험료는 보수월액에 보험료율을 곱하여 보험료를 산정한다.
③ 사립학교에 근무하는 교원은 본인 50%, 학교 20%, 정부 30%를 각각 부담한다.
④ 직장가입자의 원별 보험료는 보수월액보험료와 소득월액보험료를 합친 금액이다.

PLUS

| | | 가입자 | 사용자 | 국가 | 계 |
|---|---|---|---|---|---|
| 직장 가입자 | 근로자 | 50% | 50% | – | 100% |
| | 사립학교 | 50% | 30% | 20% | 100% |
| | 교원 | 50% | – | 50% | 100% |
| 지역가입자 | | 100% | – | – | 100% |

**18** 「국민건강보험법」에 다른 요양급여의 내용에 해당하지 않는 것은? 20 대전

① 이송　　　　　　　　② 간병
③ 재활　　　　　　　　④ 간호

해설

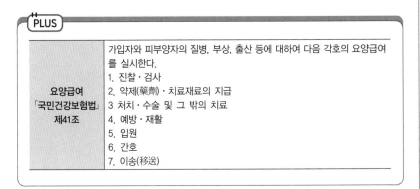

| | 가입자와 피부양자의 질병, 부상, 출산 등에 대하여 다음 각호의 요양급여를 실시한다.<br>1. 진찰·검사<br>2. 약제(藥劑)·치료재료의 지급<br>3 처치·수술 및 그 밖의 치료<br>4. 예방·재활<br>5. 입원<br>6. 간호<br>7. 이송(移送) |
|---|---|
| 요양급여<br>「국민건강보험법」<br>제41조 | |

**19** 건강보험 급여 중 현물급여에 해당하는 것은? 20 충북

① 임신·출산진료비　　　② 요양비
③ 건강검진　　　　　　　④ 장애인보조기기급여비

**20** 국민건강보험제도에 대한 내용으로 옳지 않은 것은? 20 충북

① 건강보험의 가입자는 직장가입자와 지역가입자로 구분한다.
② 고의 또는 중대한 과실로 인한 범죄행위에 그 원인이 있거나 고의로 사고를 일으킨 경우 보험급여를 제공하지 않는다.
③ 일반건강검진은 직장가입자와 세대주인 지역가입자, 20세 이상인 지역가입자 및 20세 이상인 피부양자를 대상으로 실시한다.
④ 장애인보조기기급여비는 지급기준금액의 60%에 해당하는 금액을 공단이 부담한다.

PLUS

| | 가. 기준액, 고시금액(제1호나목에 따라 급여평가)를 거치는 보조기기만 해당한다) 및 실구입금액 중 최저금액(이하 이 호에서 '지급기준금액'이라 한다)의 100분의 90에 해당하는 금액 |
|---|---|
| 「국민건강보험법」<br>시행규칙 별표7 제3호<br>보조기기에 대한 공단의<br>부담금액 | 나. 가목에도 불구하고 영 별표 2 제3호라목1)의 희귀난치성질환 등을 가진 사람과 별표 2 제3호라목2)의 희귀난치성질환등 외의 질환으로 6개월 이상 치료를 받고 있거나 6개월 이상 치료가 필요한 사람 또는 18세 미만의 아동인 경우에는 지급 기준금액에 해당하는 금액 |

**19**
• 현물급여: 요양기관 등으로부터 본인이 직접 제공받는 의료서비스 일체를 말한다. 요양급여, 건강검진
• 현금급여: 가입자 및 피부양자의 신청에 의하여 공단에서 현금으로 지급하는 것을 말한다. 요양비, 장애인 보조기기 급여비 임신출산진료비 본인부담상한제

PART
**04**

정답 18 ② 19 ③ 20 ④

**21** 다음 중 진료의뢰서 없이 상급종합병원에서 진료가 가능한 경우에 해당하는 것은? 20 충남

> ㉠ 응급환자의 경우
> ㉡ 백혈병환자의 경우
> ㉢ 가정의학과에서 요양급여를 받는 경우
> ㉣ 당해 요양기관에서 근무하는 가입자가 요양급여를 받는 경우

① ㉠, ㉡
② ㉠, ㉢, ㉣
③ ㉡, ㉢, ㉣
④ ㉠, ㉡, ㉢, ㉣

**PLUS**

| 상급종합병원에서 1단계 요양급여를 받을 수 있는 경우 | • 응급환자인 경우<br>• 분만의 경우<br>• 치과에서 요양급여를 받는 경우<br>• 작업치료, 운동치료 등의 재활치료가 필요하다고 인정되는 자가 재활의학과에서 요양급여를 받는 경우<br>• 가정의학과에서 요양급여를 받는 경우<br>• 당해 요양기관에서 근무하는 가입자가 요양급여를 받는 경우<br>• 혈우병환자가 요양급여를 받는 경우 |
| --- | --- |

**22** 건강보험의 급여 중 현물급여에 해당하는 것은? 21 강원

① 건강검진
② 요양비
③ 상병수당
④ 장제비

**23** 진료비지불방법 중 우리나라에서 시행하고 있는 제도가 아닌 것은? 21 경기

① 행위별수가제(Fee for Service)
② 일당진료비제(Per diem)
③ 포괄수가제(Diagnosis related Gorup)
④ 인두제(Capitation)

**해설**

**22**
• 현금급여: 가입자 및 피부양자의 신청에 의하여 공단에서 현금으로 지급하는 것을 말한다. 요양비, 장애인보조기기급여비, 임신·출산진료비, 본인부담 상한제
• 현물급여: 요양기관 등으로부터 본인이 직접 제공받는 의료서비스 일체를 말한다. 요양급여, 건강검진

**23**
우리나라의 진료비 지물 및 수가 체계
• 행위별 수가제(FFS: Fee For Services)를 원칙으로 하고 있다.
• 일부 질환의 입원진료에 대해서는 포괄수가제를 적용하고 있다.
• 요양병원, 보건기관은 정액수가제(일당정액제, 일당진료비제)를 실시하고 있다.

**정답** 21 ② 22 ① 23 ④

**24** 국가 암검진 대상 암 중 연령 기준이 40세 이상이 아닌 것은? 21 경기

① 위암　　　　　　　　　② 간암
③ 대장암　　　　　　　　④ 유방암

> **PLUS**
>
> 암의 종류별 검진주기와 연령 기준 등(암관리법 시행령 별표1)
>
> | 암종 | 검진대상 | 검진주기 |
> |---|---|---|
> | 위암 | 만 40세 이상 남녀 | 2년 주기 |
> | 대장암 | 만 50세 이상 남녀 | 1년 주기 |
> | 간암 | 만 40세 이상 남녀 중 간암 발생 고위험군 해당자 | 6개월 주기 |
> | 유방암 | 만 40세 이상 여성 | 2년 주기 |
> | 자궁경부암 | 만 20세 이상 여성 | 2년 주기 |
> | 폐암 | 만 54세 이상 만 74세 이하의 남녀 중 폐암 발생 고위험군 | 2년 주기 |

**25** 「국민건강보험법」에 따라 보험료 경감의 대상이 되는 가입자로 옳지 않은 것은? 21 경북

① 65세 이상인 사람
② 「장애인복지법」에 따라 등록한 장애인
③ 실업급여를 받는 사람
④ 섬·벽지·농어촌에 거주하는 사람

> **PLUS**
>
> | 「국민건강보험법」 제57조(보험료 경감) | ① 섬·벽지·농어촌 등 대통령령으로 정하는 지역에 거주하는 사람<br>② 65세 이상인 사람<br>③ 「장애인복지법」에 따라 등록한 장애인<br>④ 「국가유공자 등 예우 및 지원에 관한 법률」에 따른 국가유공자<br>⑤ 휴직자<br>⑥ 그 밖에 생활이 어렵거나 천재지변 등의 사유로 보험료를 경감 할 필요가 있다고 보건복지부장관이 정하여 고시하는 사람<br>⑦ 보험료 납부의무자가 다음 각 호의 어느 하나에 해당하는 경우에는 대통령령으로 정하는 바에 따라 보험료를 감액하는 등 재산상의 이익을 제공할 수 있다.<br>　㉠ 보험료의 납입 고지를 전자문서로 받는 경우<br>　㉡ 보험료를 계좌 또는 신용카드 자동이체의 방법으로 내는 경우 |
> |---|---|

**정답** 24 ③　25 ③

**26** 만성신부전증 환자가 의사의 처방전에 따라 복막관류액 또는 자동복막투석에 사용되는 소모성 재료를 요양기관 외의 의약품판매업소에서 구입·사용한 경우 이에 해당하는 요양급여 비용을 지급하는 보험급여는 무엇인가? 21 부산

① 요양비
② 선별급여
③ 장애인보조기기급여비
④ 요양급여

해설

> **PLUS**
>
> **요양비(국민건강보험법 제49조)**
> 공단은 가입자나 피부양자가 보건복지부령으로 정하는 긴급하거나 그 밖의 부득이한 사유로 요양기관과 비슷한 기능을 하는 기관으로서 보건복지부령으로 정하는 기관에서 질병·부상·출산 등에 대하여 요양을 받거나 요양기관이 아닌 장소에서 출산한 경우에는 그 요양급여에 상당하는 금액을 보건복지부령으로 정하는 바에 따라 가입자나 피부양자에게 요양비로 지급한다.
>
> | 「국민건강보험법」 제23조(요양비) | ① 법 제49조제1항에서 '보건복지부령으로 정하는 긴급하거나 그 밖의 부득이한 사유'란 다음 각 호의 어느 하나에 해당하는 경우를 말한다.<br>1. 요양기관을 이용할 수 없거나 요양기관이 없는 경우<br>2. 만성신부전증 환자가 의사의 처방전에 따라 복약관류액 또는 자동복막투석에 사용되는 소모성 재료를 요양기관 외의 의약품판매업소에서 구입·사용한 경우 |
> |---|---|
> | 「국민건강보험법」 제23조(요양비) | 3. 산소치료를 필요로 하는 환자가 의사의 산소치료 처방전에 따라 보건복지부장관이 정하여 고시하는 방법으로 산소치료를 받는 경우<br>4. 당뇨병 환자가 의사의 처방전에 따라 혈당검사 또는 인슐린주사에 사용되는 소모성 재료를 요양기관 외의 의료기기 판매업소에서 구입·사용한 경우<br>5. 신경인성 방광환자가 의사의 처방전에 따라 자가도뇨에 사용되는 소모성 재료를 요양기관 외의 의료기기판매업소에서 구입·사용한 경우<br>6. 보건복지부장관이 정하여 고시하는 질환이 있는 사람으로서 인공호흡기 또는 기침유발기를 필요로 하는 환자가 의사의 처방전에 따라 인공호흡기 또는 기침유발기를 대여 받아 사용하는 경우<br>7. 수면무호흡증 환자가 의사의 처방전에 따라 양압기(수면 중 좁아진 기도에 지속적으로 공기를 불어 넣어 기도를 확보해 주는 기구를 말한다)를 대여 받아 사용하는 경우 |

**27** 국민건강보험법에 따른 건강보험료의 부담비율로 옳지 않은 것은? 21 부산

① 직장가입자 – 본인 50%, 사용자 50%
② 공무원 – 본인 50%, 국가 50%
③ 사립학교 교원 – 본인 50%, 학교 30%, 국가 20%
④ 사립학교 직원 – 본인 50%, 학교 40%, 국가 10%

**27**
사립학교 직원은 일반 직장가입자에 해당하며 본인이 50%, 사용자인 학교가 50%를 부담한다.

정답 26 ① 27 ④

**28** 「국민건강보험법」상 우리나라의 건강보험에 대한 설명으로 가장 옳지 않은 것은? 21 서울

① 본인부담액의 연간 총액이 개인별 상한액을 넘는 경우 건강보험심사평가원에서 초과액을 환급하며, 이를 '본인부담금환급금제도'라고 한다.

② 공단은 임신·출산 진료비 등 부가급여를 실시할 수 있으며, 해당 비용을 결제할 수 있는 이용권을 발급할 수 있다.

③ 경제성 또는 치료효과성이 불확실하여 추가적인 근거가 필요하거나 경제성이 낮아도 가입자와 피부양자의 건강회복에 잠재적 이득이 있는 경우. 선별급여로 지정하여 실시할 수 있다.

④ 「의료법」 제35조에 따라 개설된 부속의료기관은 요양기관에서 제외할 수 있다.

---

**PLUS**

1. 본인부담금제도

| | | |
|---|---|---|
| **본인부담금 환급금제도** | | 병원에서 진료 후 납부한 건강보험 본인부담금을 심사평가원에서 심사한 결과 과다하게 납부되었음이 확인 되었거나 또는 보건복지부에서 병원을 현지 조사한 결과 본인 부담금을 과다하게 수납하였음이 확인된 경우에는 해당 병원에 지급할 진료비에서 그 과다하게 수납한 금액을 공제 후 진료 받은 사람에게 돌려주는 제도 |
| **본인부담 상한제** | | • 본인부담금 상한제는 건강보험제도에서 본인일부부담의 금액이 과중해지는 것을 완화하기 위한 제도<br>• 과도한 의료비로 인한 가계 부담을 덜어 드리기 위하여 환자가 부담한 건강보험 본인 부담금이 개인별 상한액을 초과하는 경우 그 초과금액을 건강보험공단에서 부담하는 제도 |
| | 사전급여 | 동일 요양기관에서 진료를 받고 발생한 당해 연도 본인부담금 총액이 2020년 기준 582만원(2019년 580만원)을 넘는 경우 환자는 582만원까지만 부담하고, 그 넘는 금액은 병·의원에서 공단으로 청구 |
| | 사후급여 | 당해 연도에 환자가 여러 병·의원(약국포함)에서 진료를 받고 부담한 연간 본인부담금을 다음해 8월 말경에 최종 합산하여 보험료 수준에 따른 본인부담상한액을 넘는 경우에는 그 넘는 금액을 공단이 환자에게 직접 지급 |
| | 제외 | 비급여, 선별급여, 전액본인부담, 임플란트, 상급병실(2-3인실) 입원료, 추나요법 본인일부부담금 등은 제외 |

2. 「국민건강보험법」 요양급여

| | |
|---|---|
| **요양급여 (법 41조)** | 진찰·검사, 약제·치료재료의 지급, 처치·수술 기타의 치료, 예방·재활, 입원, 간호, 이송 |
| **선별급여 (법 41조의4)** | • 요양급여를 결정함에 있어 경제성 또는 치료효과성 등이 불확실하여 그 검증을 위하여 추가적인 근거가 필요하거나, 경제성이 낮아도 가입자와 피부양자의 건강회복에 잠재적 이득이 있는 등 대통령령으로 정하는 경우에는 예비적인 요양급여인 선별급여로 지정하여 실시할 수 있다.<br>• 보건복지부장관은 선별급여에 대하여 주기적으로 요양급여의 적합성을 평가하여 요양급여 여부를 다시 결정하고, 요양급여의 기준을 조정하여야 한다. |

---

**해설**

**28**

① 본인부담액의 연간 총액이 개인별 상한액을 넘는 경우 건강보험심사평가원에서 초과액을 환급하며, 이를 '본인부담상환제'라고 한다.

② 공단은 임신·출산 진료비 등 부가급여를 실시할 수 있으며, 해당 비용을 결제할 수 있는 이용권을 발급할 수 있다. → 부가급여 중 임신출산진료비에 대한 설명

③ 경제성 또는 치료효과성이 불확실하여 추가적인 근거가 필요하거나 경제성이 낮아도 가입자와 피부양자의 건강 회복에 잠재적 이득이 있는 경우, 선별급여로 지정하여 실시할 수 있다. → 선별급여

④ 「의료법」 제35조에 따라 개설된 부속의료기관은 요양기관 에서 제외할 수 있다. → 요양기관에서 제외되는 의료기관

PART
**04**

정답 28 ①

| | | |
|---|---|---|
| 부가급여 | 법50조 | 공단은 요양급여 외에 대통령령으로 정하는 바에 따라 임신·출산 진료비, 장제비, 상병수당, 그 밖의 급여를 실시할 수 있다 |
| | 시행령 23조 | ① 부가급여는 임신·출산(유산 및 사산을 포함한다. 이하 같다) 진료비<br>② 임신·출산 진료비 지원 대상<br>  1. 임신·출산한 가입자 또는 피부양자<br>  2. 2세 미만인 가입자 또는 피부양자의 법정대리인(출산한 가입자 또는 피부양자가 사망한 경우)<br>③ 공단은 제2항 각 호의 어느 하나에 해당하는 사람에게 다음 각 호의 구분에 따른 비용을 결제할 수 있는 임신·출산 진료비 이용권(이하 "이용권"이라 한다)을 발급할 수 있다.<br>  1. 임신·출산한 가입자 또는 피부양자의 진료에 드는 비용<br>  2. 임신·출산한 가입자 또는 피부양자의 약제 치료재료의 구입에 드는 비용<br>  3. 2세 미만 영유아의 진료에 드는 비용<br>  4. 2세 미만 영유아에게 처방된 약제·치료재료의 구입에 드는 비용 |
| 방문요양급여<br>(법 41조의5) | | 가입자 또는 피부양자가 질병이나 부상으로 거동이 불편한 경우 등 보건복지부령으로 정하는 사유에 해당하는 경우에는 가입자 또는 피부양자를 직접 방문하여 요양급여를 실시할 수 있다. |
| 요양급여비용의 청구와 지급(국민건강보험법 제47조) | | ① 요양기관은 공단에 요양급여비용의 지급을 청구할 수 있다. 이 경우 제2항에 따른 요양급여비용에 대한 심사청구는 공단에 대한 요양급여비용의 청구로 본다.<br>② 제1항에 따라 요양급여비용을 청구하려는 요양기관은 심사평가원에 요양급여비용의 심사청구를 하여야 하며, 심사청구를 받은 심사평가원은 이를 심사한 후 지체 없이 그 내용을 공단과 요양기관에 알려야 한다.<br>③ 제2항에 따라 심사 내용을 통보받은 공단은 지체 없이 그 내용에 따라 요양급여비용을 요양기관에 지급 한다. 이 경우 이미 낸 본인일부부담금이 제2항에 따라 통보된 금액보다 더 많으면 요양기관에 지급할 금액에서 더 많이 낸 금액을 공제하여 해당 가입자에게 지급하여야 한다. |

3. 「국민건강보험법」 요양기관 및 요양비

| | |
|---|---|
| 요양기관<br>제 42조 | ① 요양급여(간호와 이송은 제외한다)는 다음 각 호의 요양기관에서 실시한다. 이 경우 보건복지부장관은 공익이나 국가정책에 비추어 요양기관으로 적합하지 아니한 대통령령으로 정하는 의료기관 등은 요양기관에서 제외할 수 있다.<br>  1. 「의료법」에 따라 개설된 의료기관<br>  2. 「약사법」에 따라 등록된 약국<br>  3. 「약사법」 제91조에 따라 설립된 한국희귀·필수의약품센터<br>  4. 「지역보건법」에 따른 보건소·보건의료원 및 보건지소<br>  5. 「농어촌 등 보건의료를 위한 특별조치법」에 따라 설치된 보건진료소 |
| 「국민건강보험법 시행령」 제18조(요양기관에서 제외되는 의료기관 등) | ① "대통령령으로 정하는 의료기관 등"이란 다음 각 호의 의료기관 또는 약국을 말한다.<br>  1. 「의료법」 제35조에 따라 개설된 부속 의료기관<br>  2. 「사회복지사업법」 제34조에 따른 사회복지시설에 수용된 사람의 진료를 주된 목적으로 개설된 의료기관<br>  3. 본인일부부담금을 받지 아니하거나 경감하여 받는 등의 방법으로 가입자나 피부양 자를 유인하는 행위 또는 이와 관련하여 과잉 진료행위를 하거나 부당하게 많은 진료비를 요구하는 행위를 하여 다음 각 목의 어느 하나에 해당하는 업무정지 처분 등을 받은 의료기관<br>    가. 업무정지 또는 과징금 처분을 5년 동안 2회 이상 받은 의료기관<br>    나. 면허자격정지 처분을 5년 동안 2회 이상 받은 의료인이 개설·운영하는 의료기관<br>  4. 업무정지 처분 절차가 진행 중이거나 업무정지 처분을 받은 요양기관의 개설자가 개 설한 의료기관 또는 약국 |

| 의료법<br>제35조(의료<br>기관 개설<br>특례) | ① 제33조제1항·제2항 및 제8항에 따른 자(의사, 치과의사, 한의사, 조산사, 국가나 지방자치단체 의료법인 특별법에 따라 설립 된 비영리법인, 중정부기관, 지방의료원, 한국보훈복지의료공단) 외의 자가 그 소속 직원 종업원, 그 밖의 구성원(수용자를 포함한 다)이나 그 가족의 건강관리를 위하여 부속 의료기관을 개설하려면 그 개설 장소를 관할하는 시장·군수·구청장에게 신고하여야 한다. 다만, 부속 의료기관으로 병원급 의료 기관을 개설하려면 그 개설 장소를 관할하는 시·도지사의 허가를 받아야 한다. |
|---|---|
| 요양비<br>(동법 49조) | 공단은 가입자나 피부양자가 긴급하거나 그 밖의 부득이한 사유로 요양기관과 비슷한 기능을 하는 기관으로서 보건복지부령으로 정하는 기관("준요양기관")에서 질병·부상·출산 등에 대하여 요양을 받거나 요양기관이 아닌 장소에서 출산한 경우에는 그 요양급여에 상당하는 금액을 가입자나 피부양자에게 요양비로 지급한다 |
| 요양비<br>(동법 49조) | 요양비<br>(시행규칙23조) | 1. 요양기관을 이용할 수 없거나 요양기관이 없는 경우<br>2. 만성신부전증 환자가 의사의 요양비처방전에 따라 복막관류액 또는 자동복막투석에 사용되는 소모성 재료를 요양기관 외의 의약품판매업소에서 구입·사용한 경우<br>3. 산소치료를 필요로 하는 환자가 의사의 산소치료 요양비처방전에 따라 보건복지부장관이 정하여 고시하는 방법으로 산소치료를 받는 경우<br>4. 당뇨병 환자가 의사의 요양비처방전에 따라 혈당검사 또는 인슐린주사에 사용되는 소모성 재료나 당뇨병 관리기기를 요양기관 외의 의료기기판매업소에서 구입·사용한 경우<br>5. 신경인성 방광환자가 의사의 요양비처방전에 따라 자가도뇨에 사용되는 소모성 재료를 요양기관 외의 의료기기판매업소에서 구입·사용한 경우<br>6. 보건복지부장관이 정하여 고시하는 질환이 있는 사람으로서 인공호흡기 또는 기침유발기를 필요로 하는 환자가 의사의 요양비처방전에 따라 인공호흡기 또는 기침유발기를 대여받아 사용하는 경우<br>7. 수면무호흡증 환자가 의사의 요양비처방전에 따라 양압기(수면 중 좁아진 기도에 지속적으로 공기를 불어 넣어 기도를 확보해 주는 기구를 말한다)를 대여받아 사용하는 경우 |

**29** 다음 중 우리나라의 의료전달체계에 대한 설명으로 옳지 않은 것은? 21 울산

① 국민건강보험은 1단계와 2단계 요양급여로 운영된다.

② 1단계 요양급여의 이용에는 진료의뢰서가 필요없으며 비용 전액을 본인이 부담한다.

③ 치과, 가정의학과는 1단계 요양급여를 거치지 않고 2단계 요양급여 기관에서 급여를 받을 수 있다.

④ 2단계 요양급여는 상급종합병원에서 받는 요양급여이다.

**PLUS**

| 요양급여절차<br>「국민건강보험<br>요양급여의<br>기준에 관한<br>규칙 제2조 | ① 1단계 요양급여와 2단계 요양급여로 구분하며, 가입자 또는 피부양자는 1단계 요양급여를 받은 후 2단계 요양급여를 받아야 한다.<br>㉠ 1단계 요양급여: 상급종합병원을 제외한 요양기관에서 받는 요양급여 (건강진단 또는 건강검진 포함)<br>㉡ 2단계 요양급여: 상급종합병원에서 받는 요양급여 |
|---|---|

**해설**

**29**
1단계 요양급여 이용 시 진료의뢰서는 필요하지 않으며 비용은 정해진 본인부담률에 의해 부담한다.

**정답** 29 ②

PART

**04**

| 요양급여절차<br>「국민건강보험<br>요양급여의<br>기준에 관한<br>규칙 제2조」 | ② 상급종합병원에서 1단계 요양급여를 받을 수 있는 경우<br>　㉠ 「응급의료에 관한 법률」 제2조 제1호에 해당하는 응급환자인 경우<br>　㉡ 분만의 경우<br>　㉢ 치과에서 요양급여를 받는 경우<br>　㉣ 「장애인복지법」 제32조에 따른 등록 장애인 또는 단순 물리치료가 아<br>　　닌 작업치료・운동치료 등의 재활치료가 필요하다고 인정되는 자가 재<br>　　활의학과에서 요양급여를 받는 경우<br>　㉤ 가정의학과에서 요양급여를 받는 경우<br>　㉥ 당해 요양기관에서 근무하는 가입자가 요양급여를 받는 경우<br>　㉦ 혈우병환자가 요양급여를 받는 경우<br>③ 가입자등이 상급종합병원에서 2단계 요양급여를 받고자 하는 때에는 상급<br>　종합병원에서의 요양급여가 필요하다는 의사소견이 기재된 건강진단・건<br>　강검진결과서 또는 별지 제4호서식의 요양급여의뢰서를 건강보험증 또는<br>　신분증명서(주민등록증, 운전면허증 및 여권)와 함께 제출하여야 한다. |
|---|---|

**30** 다음 중 「국민건강보험법」에 따른 요양급여의 해당하는 것은? 21 충남

① 장제비
② 진찰 및 검사
③ 상병수당
④ 장애인보조기기급여비

| PLUS | |
|---|---|
| 「국민건강보험법」<br>제41조(요양급여) | 가입자와 피부양자의 질병, 부상, 출산 등에 대하여 다음 각호의 요양급여<br>를 실시한다.<br>1. 진찰・검사<br>2. 약제(藥劑)・치료재료의 지급<br>3. 처치・수술 및 그 밖의 치료<br>4. 예방・재활<br>5. 입원<br>6. 간호<br>7. 이송(移送) |

**31** 우리나라의 건강보험 지붕형태로 옳은 것은? 21 경기7급

① 3자지불제, 행위별 수가제
② 인두제. 포괄수가제
③ 행위별 수가제, 인두제
④ 총액계약제, 상환제

**31**
우리나라의 의료제공형태는 3자
지불제에 해당하며 수가체계는
행위별수가제를 전면적으로 시
행하며 일부 진단명에 대해서 포
괄수가제를 적용하고 있다. 요양
병원 보건기관은 정액수가제를
실시하고 있다.

정답 30 ② 31 ①

**32** 다음의 설명에 해당하는 검진대상 암은 무엇인가? 21 경기7급

- 대상: 40세 이상 남·여
- 주기: 2년

① 위암                ② 대장암
③ 간암                ④ 폐암

> **PLUS**
>
> **암의 종류별 검진주기와 연령 기준 등(암관리법 시행령 별표1)**
>
> | 암종 | 검진대상 | 검진주기 |
> |---|---|---|
> | 위암 | 만 40세 이상 남녀 | 2년 주기 |
> | 대장암 | 만 50세 이상 남녀 | 1년 주기 |
> | 간암 | 만 40세 이상 남녀 중 간암 발생 고위험군 해당자 | 6개월 주기 |
> | 유방암 | 만 40세 이상 여성 | 2년 주기 |
> | 자궁경부암 | 만 20세 이상 여성 | 2년 주기 |
> | 폐암 | 만 54세 이상 만 74세 이하의 남녀 중 폐암 발생 고위험군 | 2년 주기 |

PART

**04**

**33** ㉠에 해당하는 것은? 21 경기7급

국가는 매년 예산의 범위에서 해당연도 건강보험료 예상수입액의 ( ㉠ )에 상당하는 금액을 국고에서 공단에 지원한다.

① 100분의 12           ② 100분의 14
③ 100분의 20           ④ 100분의 24

> **PLUS**
>
> | 보험재정에 대한 정부지원 「국민건강보험법」 제108조 | ① 국가는 매년 예산의 범위에서 해당 연도 보험료 예상 수입액의 100분의 14에 상당하는 금액을 국고에서 공단에 지원한다.<br>② 공단은 「국민건강증진법」에서 정하는 바에 따라 같은 법에 따른 국민건강증진기금에서 자금을 지원받을 수 있다.<br>③ 공단은 제1항에 따라 지원된 재원을 다음 각 호의 사업에 사용한다.<br>  1. 가입자 및 피부양자에 대한 보험급여<br>  2. 건강보험사업에 대한 운영비<br>  3. 제75조 및 제110조제4항에 따른 보험료 경감에 대한 지원<br>④ 공단은 제2항에 따라 지원된 재원을 다음 각 호의 사업에 사용한다.<br>  1. 건강검진 등 건강증진에 관한 사업<br>  2. 가입자와 피부양자의 흡연으로 인한 질병에 대한 보험급여<br>  3. 가입자와 피부양자 중 65세 이상 노인에 대한 보험급여 |

정답 32 ① 33 ②

**34** 다음 중 우리나라의 의료보장제도에 대한 설명으로 옳지 않은 것은?

21 경남보건연구사

① 저소득층을 대상으로 의료급여제도를 시행하고 있다.
② 고용 기간이 1개월 미만인 일용직 근로자는 직장가입자에 해당한다.
③ 1989년에 전국민의료보험이 실시되었다.
④ 가입자는 직장가입자와 지역가입자로 구분된다.

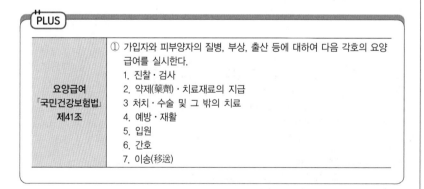

| | |
|---|---|
| **가입자의 종류**<br>**(국민건강보험법**<br>**제6조)** | ① 가입자는 직장가입자와 지역가입자로 구분한다.<br>② 모든 사업장의 근로자 및 사용자와 공무원 및 교직원은 직장가입자가 된다. 다만, 다음 각 호의 어느 하나에 해당하는 사람은 제외한다.<br>　1. 고용 기간이 1개월 미만인 일용근로자<br>　2. 「병역법」에 따른 현역병(지원에 의하지 아니하고 임용된 하사를 포함한다), 전환복무된 사람 및 군간부후보생<br>　3. 선거에 당선되어 취임하는 공무원으로서 매월 보수 또는 보수에 준하는 급료를 받지 아니하는 사람<br>　4. 그 밖에 사업장의 특성, 고용 형태 및 사업의 종류 등을 고려하여 대통령령으로 정하는 사업장의 근로자 및 사용자 와 공무원 및 교직원<br>③ 지역가입자는 직장가입자와 그 피부양자를 제외한 가입자를 말한다. |

**35** 「국민건강보험법」에서 규정하고 있는 요양급여에 해당하지 않는 것은?

22 서울

① 이송　　　　　　　② 예방·재활
③ 진찰·검사　　　　④ 간병·간호

| | |
|---|---|
| **요양급여**<br>**「국민건강보험법」**<br>**제41조** | ① 가입자와 피부양자의 질병, 부상, 출산 등에 대하여 다음 각호의 요양급여를 실시한다.<br>　1. 진찰·검사<br>　2. 약제(藥劑)·치료재료의 지급<br>　3. 처치·수술 및 그 밖의 치료<br>　4. 예방·재활<br>　5. 입원<br>　6. 간호<br>　7. 이송(移送) |

해설

**36** 우리나라 건강보험제도의 특징으로 가장 옳은 것은? 22 서울

① 제한된 영역의 현물급여를 제외하면 대부분 현금급여이다.
② 일정한 조건을 갖추면 국민이 판단하여 가입할 수 있는 임의가입 방식이다.
③ 소득수준이나 재산의 정도 등 부담능력에 따라 보험료가 책정된다.
④ 건강보험심사평가원은 가입자 및 피부양자의 자격관리 보험료의 부과·징수 업무를 담당하고 있다.

**37** 건강보험재원 구성에 대한 설명으로 옳은 것은? 22 지방직

① 건강보험재원 중 가장 큰 비중을 차지하는 수입원은 국고지원이다.
② 매년 국민건강증진기금에서 당해연도 보험료 예상 수입액의 6%에 상당하는 금액을 국민건강보험공단에 지원한다.
③ 매년 보험료 예상 수입액의 20%에 상당하는 금액을 국고로 지원하여 건강보험의 재정건전성을 확보하고 있다.
④ 건강보험재정의 대부분은 지역가입자가 내는 보험료이다.

**38** 「암관리법 시행령」상 암의 종류별 검진주기와 연령기준에 대한 설명으로 옳지 않은 것은? 22 지방직

① 유방암은 40세 이상의 여성이 대상이며 검진주기는 2년이다.
② 위암은 40세 이상의 남·여가 대상이며 검진주기는 2년이다.
③ 자궁경부암은 20세 이상의 여성이 대상이며 검진주기는 2년이다
④ 대장암은 50세 이상의 남·여가 대상이며 검진주기는 2년이다.

**PLUS**

암의 종류별 검진주기와 연령 기준 등(암관리법 시행령 별표1)

| 암종 | 검진대상 | 검진주기 |
|---|---|---|
| 위암 | 만 40세 이상 남녀 | 2년 주기 |
| 대장암 | 만 50세 이상 남녀 | 1년 주기 |
| 간암 | 만 40세 이상 남녀 중 간암 발생 고위험군 해당자 | 6개월 주기 |
| 유방암 | 만 40세 이상 여성 | 2년 주기 |
| 자궁경부암 | 만 20세 이상 여성 | 2년 주기 |
| 폐암 | 만 54세 이상 만 74세 이하의 남녀 중 폐암 발생 고위험군 | 2년 주기 |

**해설**

**36**
① 대부분 현물급여. 일부 영역에서만 현금급여(요양비, 장애인보조기기급여비 등)를 적용하고 있다.
② 건강보험제도는 강제가입방식이다.
④ 국민건강 보험공단에서 가입자 및 피부양자의 자격관리, 보험료의 부과·징수 업무를 담당

**37**
① 건강보험재원 중 가장 큰 비중을 차지하는 가입자가 납부하는 보험료이다.
③ 매년 보험료 예상 수입액의 14%에 상당하는 금액을 국고로 지원하여 건강보험의 재정건전성을 확보하고 있다.
④ 건강보험재정의 대부분은 지역가입자와 직장가입자가 내는 보험료이다.

**정답** 36 ③ 37 ② 38 ④

**39** 「국민건강보험 요양급여의 기준에 관한 규칙」상 상급종합병원에서 1단계 요양급여를 제공받을 수 있는 경우는? 22 지방직

① 혈우병 환자가 요양급여를 받는 경우
② 해당 상급종합병원 직원의 직계존·비속이 요양급여를 받는 경우
③ 정신건강의학과에서 요양급여를 받는 경우
④ 산전 진찰을 목적으로 요양급여를 받는 경우

> **PLUS**
>
> | 상급종합병원에서 1단계 요양급여를 받을 수 있는 경우 | • 응급환자인 경우<br>• 분만의 경우<br>• 치과에서 요양급여를 받는 경우<br>• 작업치료, 운동치료 등의 재활치료가 필요하다고 인정되는 자가 재활의학과에서 요양급여를 받는 경우<br>• 가정의학과에서 요양급여를 받는 경우<br>• 당해 요양기관에서 근무하는 가입자가 요양급여를 받는 경우<br>• 혈우병환자가 요양급여를 받는 경우 |
> |---|---|

제3절 **노인장기요양보험제도**

**01** 고령화에 따른 주요 노인보건관리에 대한 설명으로 가장 옳지 않은 것은?

18 서울

① 기존 가족구조의 변화가 노인부양 문제를 일으킨다.
② 노인은 한 가지 이상의 만성질환을 가지는 경우가 많아서 의료비가 급증한다.
③ 노인장기요양보험 도입으로 65세 이상의 저소득층 노인에 한하여 장기요양서비스를 제공하고 있다.
④ 노인인구집단에 대한 소득보장 및 사회복지 서비스 확대에 따른 재정지출이 증가하고 있다.

**02** 「노인장기요양보험법」에 따른 장기요양급여에 해당하지 않는 것은? 18 충남

① 시설급여
② 장해급여
③ 주·야간보호
④ 특례요양비

**해설**

**01**
노인장기요양보험은 65세 이상의 노인 또는 65세 미만의 자로서 치매, 뇌혈관성 질환 등 노인성 질병을 가진 자 중 6개월 이상 동안 혼자서 일상생활을 수행하기 어렵다고 인정되는 자를 그 수급대상자로 하고 있다.

**02**
노인장기요양보험의 급여
• 재가급여: 방문요양, 방문목욕, 방문간호, 주·야간보호 단기보호 기타 재가급여
• 시설급여
• 특별현금급여: 가족요양비, 특례요양비, 요양병원간병비

**정답** 39 ④ / 01 ③ 02 ②

**03** 노인장기요양보험의 내용으로 옳지 않은 것은? 19 경기

① 65세 이상 노인만 신청할 수 있다

② 서비스 이용 시 재가급여는 15%, 시설급여는 20%의 본인부담금이 있다.

③ 기본이 되는 급여는 재가급여이다.

④ 단기보호는 재가급여에 해당된다.

**04** 노인의 일상생활수행능력 평가를 위한 ADL의 항목에 해당하는 것은?

19 호남권

① 목욕하기               ② 은행가기
③ 전화 받고 걸기         ④ 물건사기

**PLUS**

| | 일상생활 수행 능력(ADL) | 수단적 일상생활 수행 능력(IADL) |
|---|---|---|
| 노인의 일상생활수행능력 (ADL) | • 목욕하기<br>• 옷입기<br>• 화장실 이용하기<br>• 기동하기(침상에서 나오거나 의자로 이동)<br>• 소변 조절하기(요실금)<br>• 식사하기<br>• 세수 | • 머리빗질, 손발톱 깎기, 화장 또는 면도하기<br>• 집안일, 청소하기<br>• 식사준비하기(음식재료를 준비하고 요리하고 밥상을 차리는 일)<br>• 빨래하기<br>• 걸어서 외출하기(가까운 거리 외출하기)<br>• 교통수단 이용하기(원거리 외출하기)<br>• 물건사기<br>• 금전 관리하기<br>• 전화받고 길기<br>• 약 복용하기 |

**05** 노인장기요양보험의 장기요양급여에 대한 내용으로 옳지 않은 것은?

19 호남권

① 재가급여는 20%, 시설급여는 15%의 본인부담금이 있다.

② 재가급여를 우선적으로 제공하여야 한다.

③ 단기보호는 수급자를 일정 기간 동안 장기요양기관에 보호하며 제공하는 재가급여이다.

④ 장기요양급여의 종류는 재가급여, 시설급여, 특별현금급여가 있다.

**06** 다음 중 노인장기요양보험제도에 대한 설명으로 옳은 것은? 19 경북

① 65세 이상의 노인 또는 65세 미만의 자로서 노인성질병을 가진 자 중 1년 이상 동안 혼자서 일상생활을 수행하기 어렵다고 인정되는 자를 수급대 상자로 한다.

② 급여의 종류로는 재가급여, 시설급여, 특별현금급여가 있으며 시설급여에는 주·야간보호와 단기보호 등이 있다.

③ 55세 파킨슨병 환자는 노인장기요양보험에 해당하지 않는다.

④ 등급판정위원회는 신청자격요건을 충족하고 6개월 이상 동안 혼자서 일상생활을 수행하기 어렵다고 인정하는 경우에는 장기요양 1등급~5등급, 인지지원등급 중에 판정한다.

**07** 심신의 기능상태 장애로 일상생활에서 상당 부분 다른 사람의 도움이 필요하여 장기요양인정 점수가 75점 이상 95점 미만인 경우 해당되는 장기요양 등급은? 19 대전

① 장기요양 1등급     ② 장기요양 2등급

③ 장기요양 3등급     ④ 장기요양 4등급

**PLUS**

**등급판정기준 등(법 시행령 제7조)**

| 등급 | 심신의 기능상태 | 장기요양 인정 점수 |
|---|---|---|
| 1등급 | 심신의 기능상태 장애로 일상생활에서 전적으로 다른 사람의 도움이 필요한 자 | 95점 이상 |
| 2등급 | 심신의 기능상태 장애로 일상생활에서 상당 부분 다른 사람의 도움이 필요한 자 | 75점 이상, 95점 미만 |
| 3등급 | 심신의 기능상태 장애로 일상생활에서 부분적으로 다른 사람의 도움이 필요한 자 | 60점 이상, 75점 미만 |
| 4등급 | 심신의 기능상태 장애로 일상생활에서 일정 부분 다른 사람의 도움이 필요한 자 | 51점 이상, 60점 미만 |
| 5등급 | 치매(제2조에 따른 노인성 질병에 해당하는 치매로 한정한다)환자 | 45점 이상, 51점 미만 |
| 장기요양 인지지원등급 | 치매(제2조에 따른 노인성 질병에 해당하는 치매로 한정한다)환자로서 장기요양 인정 | 점수가 45점 미만인 자 |

정답 06 ④ 07 ②

**08** 다음 중 장기요양보험에 대한 설명으로 옳지 않은 것은? 19 울산

① 가입자는 건강보험 가입자와 동일하다.
② 건강보험료와 장기요양보험료를 구분하여 고지한다.
③ 장기요양보험료는 건강보험과 별도로 징수한다.
④ 건강보험료와 장기요양보험료는 독립회계로 관리한다.

> **PLUS**
> • 장기요양보험(법 제7조)
>  – 장기요양보험사업은 보건복지부장관이 관장한다.
>  – 장기요양보험사업의 보험자는 공단으로 한다.
>  – 장기요양보험의 가입자(이하 "장기요양보험가입자"라 한다)는 「국민건강보험법」 제5조 및 제109조에 따른 가입자로 한다.
> • 장기요양보험료의 징수(법 제8조)
>  – 공단은 장기요양사업에 사용되는 비용에 충당하기 위하여 장기요양보험료를 징수한다.
>  – 장기요양보험료는 「국민건강보험법」 보험료와 통합하여 징수한다. 이 경우 공단은 장기요양보험료와 건강 보험료를 구분하여 고지하여야 한다.
>  – 공단은 통합 징수한 장기요양보험료와 건강보험료를 각각의 독립회계로 관리하여야 한다.

**09** 「노인장기요양보험법」에 따른 장기요양보험제도에 대한 설명으로 옳은 것은? 21 울산

① 재원은 건강보험료에 포함하여 통합고지하고 통합 징수한다.
② 의사소견서 제출제외자는 장기요양등급 1~3등급을 받을 것으로 예상되는 자이다.
③ 발급의뢰서를 통하여 의사소견서를 받는 경우 「국민기초생활보장법」에 따른 의료급여 수급자의 발급비용은 본인이 10%, 국가와 지방자치단체가 90% 부담한다.
④ 장기요양기본계획의 내용에는 장기요양요원의 처우에 관한 사항이 포함되어 있다.

> **PLUS**
>
> | 장기요양보험료의 징수 (노인장기요양보험법 제8조, 제9조) | 장기요양보험 가입자는 건강보험 가입자와 동일하며, 장기요양보험료는 건강보험료액에 장기요양보험료율을 곱하여 부과 징수한다. 공단은 건강보험료와 장기요양보험료를 통합 징수하되 이를 구분하여 고지한다. |
> |---|---|
> | 장기요양의 신청(노인장기요양보험법 제13조) | ① 장기요양인정을 신청하는 (이하 "신청인"이라 한다)는 공단에 보건복지부령으로 정하는 바에 따라 장기요양인정신청서(이하 "신청서"라 한다)에 의사 또는 한의사가 발급하는 소견서(이하 "의사소견서"라 한다)를 첨부하여 제출하여야 한다. 다만, 의사소견서는 공단이 제15조제1항에 따라 등급판정위원회에 자료를 제출하기 전까지 제출할 수 있다. ② 제1항에도 불구하고 거동이 현저하게 불편하거나 도서·벽지 지역에 거주하여 의료기관을 방문하기 어려운자 등 대통령령으로 정하는 자는 의사소견서를 제출하지 아니할 수 있다. ③ 의사소견서의 발급비용·비용부담방법·발급자의 범위, 그 밖에 필요한 사항은 보건복지부령으로 정한다. |

**정답** 08 ③  09 ④

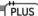
PLUS

해설

| | |
|---|---|
| **의사소견서 제출 제외자 (노인장기요양보험법 시행령 제6조)** | 법 제13조제2항에 따라 장기요양인정을 신청하는 자 중 의사소견서를 제출하지 아니하여도 되는 자는 다음 각 호와 같다. <br> 1. 신청인의 심신상태나 거동상태 등이 보건복지부령으로 정하는 기준에 따라 현저하게 불편한 자로서 법 제14 조제1항에 따른 조사 결과 공단 소속 직원이 이를 확인한 자 <br> 2. 보건복지부장관이 정하여 고시하는 도서·벽지 지역에 거주하는 자 <br> ▶ 의사소견서 제출 제외자(노인장기요양보험법 시행규칙 제3조): 영 제6조제1호에 따라 공단의 조사 결과 영 제7조제1항에 따른 장기요양 1등급 또는 장기요양 2등급을 받을 것으로 예상되는 자로서 보건복지부장관이 정하여 고시하는 거동불편자에 해당하는 자는 의사소견서를 제출하지 아니할 수 있다. |
| **의사소견서 발급비용 등(노인장기요양보험법 시행규칙 제4조)** | ① 법 제13조제3항에 따른 의사소견서의 발급비용은 의료기관의 종류에 따라 보건복지부장관이 정하여 고시 하는 금액으로 한다. <br> ② 신청인이 제2조제4항에 따라 발급의뢰서를 통하여 의사소견서를 발급받는 경우 그 발급비용은 다음 각 호 와 같이 부담한다. <br>   1. 65세 이상의 노인이나 65세 미만의 자로서 노인성 질병을 가진 자: 100분의 20은 본인이, 100분의 80은 공단이 부담한다. <br>   2. 「의료급여법」 제3조제1항제1호에 따른 의료급여를 받는 사람: 지방자치단체가 부담한다. <br>   3. 「의료급여법」 제3조제1항제1호 외의 규정에 따른 의료급여를 받는 사람: 100분의 10은 본인이, 100분의 90은 국가와 지방자치단체가 각각 부담한다. <br>   4. 소득·재산 등이 보건복지부장관이 고시하는 일정 금액 이하인 자와 제34조에 따른 생계곤란자: 100 분의 10은 본인이 100분의 90은 공단이 부담한다. <br> ③ 신청인이 제2조제4항의 절차에 의하지 아니하고 의사·소견서를 발급받은 경우 그 발급비용은 전액 본인이 부담한다. 다만, 신청인이 다음 각 호의 어느 하나에 해당 하는 경우에는 제2항 각 호에 따라 본인이 부담하는 금액을 제외한 나머지 금액을 공단에 청구할 수 있다. <br>   1. 장기요양급여를 받을 자(이하 '수급자'라 한다)로 결정되거나 장기요양등급이 변경된 경우 <br>   2. 최초로 장기요양인정을 신청하거나 법 제20조에 따라 장기요양인정의 갱신을 신청한 경우 <br> ④ 제2조제4항에 따라 의사소견서를 발급한 자는 제1항의 의사소견서 발급비용 중 본인 부담 비용을 제외한 나머지 비용을 별지 제4호 서식의 의사소견서 발급비용 청구서에 따라 공단에 청구하여야 하며, 공단은 청구를 받은 날부터 30일 이내에 이를 심사한 후 지체 없이 그 비용을 지급하여야 한다. |
| **장기요양기본계획(노인장기요양보험법 제6조)** | ① 보건복지부장관은 노인들에 대한 장기요양급여를 원활하게 제공하기 위하여 5년 단위로 다음 각 호의 사항이 포함된 장기요양기본계획을 수립·시행하여야 한다. <br>   1. 연도별 장기요양급여 대상인원 및 재원조달 계획 <br>   2. 연도별 장기요양기관 및 장기요양전문인력 관리 방안 <br>   3. 장기요양요원의 처우에 관한 사항 <br>   4. 그 밖에 노인등의 장기요양에 관한 사항으로서 대통령령으로 정하는 사항 <br> ② 지방자치단체의 장은 제1항에 따른 장기요양기본계획에 따라 세부 시행계획을 수립·시행하여야 한다. |

**10** 노인장기요양보험제도에 대한 설명으로 가장 옳지 않은 것은? 21 서울7급

① 가입자는 65세 이상 노인이다.

② 신청대상은 65세 이상 노인 또는 노인성 질환을 가진 자 중 6개월 이상 혼자서 일상생활을 수행하기 어렵다고 인정된 65세 미만자이다.

③ 장기요양보험료는 국민건강보험료와 통합징수된다.

④ 수혜대상이 된 자는 일부 급여비용을 부담하기도 한다.

**11** 「노인장기요양보험법」에 따른 장기요양급여에 해당하지 않는 것은?

18 충남

① 시설급여
② 장해급여
③ 주·야간보호
④ 특례요양비

PART

**04**

**12** 노인장기요양보험의 내용으로 옳지 않은 것은? 19 경기

① 65세 이상 노인만 신청할 수 있다

② 서비스 이용 시 재가급여는 15%, 시설급여는 20%의 본인부담금이 있다.

③ 기본이 되는 급여는 재가급여이다.

④ 단기보호는 재가급여에 해당된다.

**13** 심신의 기능상태 장애로 일상생활에서 상당 부분 다른 사람의 도움이 필요하여 장기요양인정 점수가 75점 이상 95점 미만인 경우 해당되는 장기요양 등급은? 19 대전

① 장기요양 1등급
② 장기요양 2등급
③ 장기요양 3등급
④ 장기요양 4등급

**PLUS**

**등급판정기준 등(법 시행령 제7조)**

| 등급 | 심신의 기능상태 | 장기요양 인정 점수 |
|------|----------------|-------------------|
| 1등급 | 심신의 기능상태 장애로 일상생활에서 전적으로 다른 사람의 도움이 필요한 자 | 95점 이상 |
| 2등급 | 심신의 기능상태 장애로 일상생활에서 상당 부분 다른 사람의 도움이 필요한 자 | 75점 이상, 95점 미만 |
| 3등급 | 심신의 기능상태 장애로 일상생활 에서 부분적으로 다른 사람의 도움이 필요한 자 | 60점 이상, 75점 미만 |
| 4등급 | 심신의 기능상태 장애로 일상생활 에서 일정 부분 다른 사람의 도움이 필요한 자 | 51점 이상, 60점 미만 |
| 5등급 | 치매(제2조에 따른 노인성 질병에 해당하는 치매로 한정한다)환자 | 45점 이상, 51점 미만 |
| 장기요양 인지지원등급 | 치매(제2조에 따른 노인성 질병에 해당하는 치매로 한정한다)환자로서 장기요양인정 | 점수가 45점 미만인 자 |

**14** 다음 중 장기요양보험에 대한 설명으로 옳지 않은 것은? 19 울산

① 가입자는 건강보험 가입자와 동일하다.
② 건강보험료와 장기요양보험료를 구분하여 고지한다.
③ 장기요양보험료는 건강보험과 별도로 징수한다.
④ 건강보험료와 장기요양보험료는 독립회계로 관리한다.

**PLUS**

1. 장기요양보험(법 제7조)
   • 장기요양보험사업은 보건복지부장관이 관장한다.
   • 장기요양보험사업의 보험자는 공단으로 한다.
   • 장기요양보험의 가입자(이하 "장기요양보험가입자"라 한다)는 「국민건강보험법」 제 5조 및 제109조에 따른 가입자로 한다.
2. 장기요양보험료의 징수(법 제8조)
   • 공단은 장기요양사업에 사용되는 비용에 충당하기 위하여 장기요양보험료를 징수한다.
   • 장기요양보험료는 「국민건강보험법」 보험료와 통합하여 징수한다. 이 경우 공단은 장기요양보험료와 건강 보험료를 구분하여 고지하여야 한다.
   • 공단은 통합 징수한 장기요양보험료와 건강보험료를 각각의 독립회계로 관리하여야 한다.

**15** 다음 빈칸에 들어갈 값은? 24 지방직

장기요양보험가입자가 재가급여를 받을 때 본인부담금은 장기요양급여비용의 100분의 [ ] 이다.

① 5 　　　　② 10 　　　　③ 15 　　　　④ 20

**15**
서비스이용에 대해 재가급여 15%, 시설급여 20% 의 본인 부담률을 적용하고 있다.

**수발급여비용**

• 시설급여 20%(비급여: 식재료비, 이미용료 등은 본인부담), 재가급여 15%
• 의료급여수급권자 등 저소득층은 부담금 60% 감경
• 기초생활수급권자는 무료

**제4절** 의료급여제도

**01** 의료급여제도에 대한 설명으로 옳지 않은 것은? 18 경기

① 세금을 재원으로 조달한다.
② 의료급여 대상자는 외래 이용 시 전액 무료이다.
③ 수급자 대부분 기초생활보장대상자이다.
④ 지방자치단체(시·군·구) 수급자 자격선정 및 관리 업무를 담당한다.

**PLUS**

의료급여제도 본인부담유형

| 구분 | | 1차 (의원급) | 2차 (병원, 종합병원) | 3차 (지정병원) | 식대 | 약국 | PET, MRI, CT 등 |
|---|---|---|---|---|---|---|---|
| 1종 | 입원 | 없음 | 없음 | 없음 | 20% | – | 없음 |
| | 외래 | 1,000원 | 1,500원 | 2,000원 | – | 500원 | 5% |
| 2종 | 입원 | 10% | 10% | 10% | 20% | – | 10% |
| | 외래 | 1,000원 | 15% | 15% | – | 500원 | 15% |

**02** 의료급여에 대한 설명으로 옳지 않은 것은? 18 인천

① 재정은 국고보조금과 지방자치단체가 부담하고 있다.
② 다른 법령에 따라 의료급여에 상당한 급여 또는 비용을 받으면 의료급여를 배제한다.
③ 의료급여기관은 제1차, 제2차, 제3차로 구분하고, 각각 진료범위를 달리한다.
④ 의료급여 1종 수급권자의 입원진료 본인부담금은 급여비용총액의 10%이다.

**PLUS**

| 의료급여 재원 | 국고보조금과 지방자치단체가 분담<br>• 서울특별시 50%를 보조<br>• 다른 시·도에 대해서는 80% 보조 |
|---|---|
| 적용 배제 (의료급여법 4조) | • 수급권자가 업무 또는 공무로 생긴 질병, 부상 재해로 다른 법령에 따른 급여나 보상 또는 보상을 받게 되는 경우에는 이 법에 따른 의료급여를 하지 아니한다.<br>• 수급권자가 다른 법령에 따라 국가나 지방자치단체 등으로부터 의료급여에 상당하는 급여 또는 비용을 받게 되는 경우에는 그 한도에서 이 법에 따른 의료급여를 하지 아니한다. |
| 의료급여 기관 | 1차의료급여기관 | 의원급, 보건소 |
| | 2차의료급여기관 | 병원급 이상 |
| | 3차진료기관 | 상급종합병원 |

| 의료급여 1종 수급권자의 입원진료 본인부담금 | 식대 20% 제외하고는 본인부담금이 없다. |
|---|---|

**03** 우리나라의 의료급여제도에 대한 설명으로 가장 옳지 않은 것은? 19서울(7급)

① 생활유지 능력이 없거나 생활이 어려운 저소득 국민의 의료문제를 국가가 보장하는 공공부조제도이다.

② 응급시나 특수 상황을 제외하고는 1차, 2차, 3차 진료기관 후송체계를 갖고 있다.

③ 수급권자의 본인부담금은 종별로 차등을 두고 있다.

④ 수급권자에 대한 급여는 원칙적으로 개인을 단위로 행하고 있다.

**04** 의료급여에 대한 설명으로 옳지 않은 것은? 20 경기

① 도에 대한 국고보조금 비율은 80%이다.

② 1종과 2종은 근로능력 유무로 구분한다.

③ 의료급여 사업의 총괄 감독업무는 시·도가 맡는다.

④ 1종과 2종의 본인부담금은 차등 적용한다.

> **PLUS**
>
> 1. 「보조금 관리에 관한 법률 시행령」 별표1
>
> | 보조금 지급 대상 사업의 범위와 기준보조율 | 기초생활수급자 의료급여 보조금 기준보조율(%)<br>서울 50%, 지방 80% |
> |---|---|
>
> 2. 의료급여 관리운영체계
>
> | 보건복지부 | 의료급여사업의 정책개발 및 결정, 의료급여사업의 총괄적인 조정 및 지도감독 수행 |
> |---|---|
> | 지방자치단체 | ① 시·도는 의료급여기금의 관리·운영, 보장기관에 대한 지도감독<br>② 시·군·구(보장기관)는 수급권자의 자격선정과 관리 |
> | 건강보험심사평가원 | 진료비 심사 및 급여 적정성 평가 |
> | 국민건강보험공단 | 진료비 지급업무, 수급권자 자격 및 개인별 급여내역의 전산관리 등을 위탁받아 수행 |

**03**
의료급여 수급권자에 대한 급여는 원칙적으로 세대를 단위로 행한다.

**05** 우리나라의 공공부조제도인 **의료급여**에 대한 설명으로 옳은 것은? 20 대구

① 의료급여 수급자는 의료기관 이용 시 본인부담금이 없다.

② 의료급여의 재원은 국민건강보험료이다.

③ 의료급여의 보장기관은 국민건강보험공단이다.

④ 국가무형문화재 보유자와 그 가족은 1종 수급권자에 해당한다.

해설

PLUS

| 의료급여 수급자<br>본인부담금 | 의료기관 이용시 본인부담금이 있다. | |
|---|---|---|
| 의료급여의 재원 | 시·도에 설치되는 의료급여기금 | |
| 의료급여의<br>보장기관 | 지방자치단체 | |
| | 시·도 | • 의료급여기금의 관리·운영<br>• 보장기관에 대한 지도감독 |
| | 시·군·구 | • 수급권자의 자격선정과 관리<br>• 실질적인 보장기관으로서의 역할 |

PART

04

**06** 우리나라의 **의료급여제도**에 대한 설명으로 옳지 않은 것은? 20 울산

① 의료급여 수급권자 중 「국민기초생활보장법」에 따른 수급자는 근로능력 유무에 따라 1종과 2종으로 구분한다.

② 독립유공자, 국가유공자, 보훈보상대상자와 그 가족은 2종 수급권자에 해당한다.

③ 시·도는 의료급여기금의 관리·운영한다.

④ 의료급여의 진료절차는 1차, 2차, 3차 의료급여기관으로 구분하여 3단계로 이루어진다.

**06**
의료급여 수급권자 중 국민기초생활보장법에 따른 수급자를 제외한 나머지 대상(독립유공자, 국가공자, 보훈보상대상자와 그 가족등)은 모두 1종 수급권자이다.

PLUS

| 의료급여<br>수급권자 | 「의료급여법」 제3조제2항 및 동법 시행령 제3조 | |
|---|---|---|
| 1종수급자 | 국민기초생활보장<br>수급권자 | 18세 미만인 자, 65세 이상인 자, 중증장애인 등 근로능력이 없는 세대, 107개 희귀난치성질환자가 속한 세대 및 시설 수급권자 |
| | 타법적용자 | 이재민, 의상자 및 의사자의 유족, 입양아동(18세미만), 국가유공자, 중요무형문화재 보유자, 북한이탈주민, 5·18민주화운동관련자 |
| | 의료급여법에 의한<br>행려환자 | |
| 2종수급자 | 국민기초생활보장수급권자로서 1종수급권자에 해당하지 않는 세대 | |

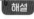 

**07** 우리나라의 의료급여제도에 대한 설명으로 옳은 것은? 24 지방직

① 의료급여 비용을 부담하는 주체는 국민건강보험공단이다.

② 보건소·보건의료원 및 보건지소는 1차 의료급여기관이다.

③ 본인부담금은 1종과 2종 의료급여수급권자에게 동일하게 적용된다.

④ 응급환자는 1차 의료급여기관을 거쳐야 2차 의료급여기관에서 진료를 받을 수 있다.

**해설**

**07**
급여의 비용부담은 정부가 담당한다.

> **PLUS**
>
> | 구분 | | 1차<br>(의원급) | 2차<br>(병원,<br>종합병원) | 3차<br>(지정병원) | 식대 | 약국 | PET, MRI,<br>CT 등 |
> |---|---|---|---|---|---|---|---|
> | 1종 | 입원 | 없음 | 없음 | 없음 | 20% | – | 없음 |
> | | 외래 | 1,000원 | 1,500원 | 2,000원 | – | 500원 | 5% |
> | 2종 | 입원 | 10% | 10% | 10% | 20% | – | 10% |
> | | 외래 | 1,000원 | 15% | 15% | – | 500원 | 15% |
>
> 요양급여절차 「국민건강보험 요양급여의 기준에 관한 규칙 제2조」 22
> • 요양급여는 1단계 요양급여를 받은 후 2단계 요양급여(상급종합병원)를 받아야 한다.
> • 상급종합병원에서 1단계 요양급여를 받을 수 있는 경우 : 응급환자/분/치과/재활치료/ 가정의학과/ 근무하는 가입자/혈우병환자

## 제5절 기타 보건의료체계

**01** 「응급의료에 관한 법률」에 따라 응급의료기금의 사용 용도로 옳은 것은?

20 경남

---
ㄱ. 응급환자 진료비 지불

ㄴ. 응급의료에 관한 교육·홍보사업

ㄷ. 자동심장충격기 등 응급장비 구비 지원

ㄹ. 지역응급의료시행계획의 시행지원

ㅁ. 응급환자 진료비 청구 및 심사에 소요되는 비용 지원

---

① ㄱ, ㄴ, ㄷ

② ㄴ, ㄷ, ㄹ

③ ㄷ, ㄹ, ㅁ

④ ㄱ, ㄹ, ㅁ

**정답** 07 ② / 01 ②

**응급의료기금의 용도(「응급의료에 관한 법률」 제21조)**
- 응급환자의 진료비 중 제22조에 따른 미수금의 대지급
- 응급의료기관들의 육성·발전과 의료기관의 응급환자 진료를 위한 시설 등의 설치에 필요한 자금의 융자 또는 지원
- 응급의료 제공체계의 원활한 운영을 위한 보조사업
- 대통령령으로 정하는 재해 등이 발생하였을 때의 의료 지원
- 구조 및 응급처치 요령 등 응급의료에 관한 교육·홍보사업
- 응급의료의 원활한 제공을 위한 자동심장충격기 등 응급 장비의 구비 지원
- 응급의료를 위한 조사연구 사업
- 기본계획 및 지역응급의료시행계획의 시행 지원
- 응급의료종사자의 양성 등 지원

**02** 「응급의료에 관한 법률」에 따라 지역응급의료기관을 지정할 수 있는 사람은? 20 경남

① 보건복지부장관
② 시·도지사
③ 시장·군수·구청장
④ 보건소장

PLUS

**응급의료기관**
- 중앙응급의료센터(응급의료에 관한 법률 제25조): 보건복지부장관은 응급의료에 관한 업무를 수행하게하기 위하여 「의료법」 제3조의 3에 따른 종합병원 중에서 중앙응급의료센터를 지정할 수 있다.
- 권역응급의료센터(동법 제26조): 보건복지부장관은 응급 의료에 관한 업무를 수행하게 하기 위하여 「의료법」 제3조의 4에 따른 상급종합병원 또는 같은 법 제3조의 3에 따른 300병상을 초과하는 종합병원 중에서 권역응급의료센터를 지정할 수 있다.
- 전문응급의료센터(동법 제29조): 보건복지부장관은 소아환자, 화상환자 및 독극물중독 환자 등에 대한 응급의료를 위하여 중앙응급의료센터, 권역응급의료센터, 지역응급의료센터 중에서 분야별로 전문응급의료센터를 지정할 수 있다.
- 지역응급의료센터(동법 제30조): 시·도지사는 응급의료에 관한 업무를 수행하게하기 위하여 종합병원 중에서 지역응급의료센터를 지정할 수 있다.
- 지역응급의료기관(동법 제31조): 시장·군수·구청장은 응급의료에 관한 업무를 수행하게하기 위하여 종합병원 중에서 지역응급의료기관을 지정할 수 있다.

정답 02 ③

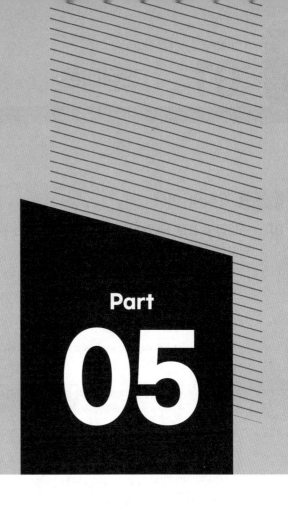

Part

# 05

# 조직 및 인사행정

**제1절** **조직의 이해**

**01** 공동의 목표를 달성하기 위해 분화에서 오는 문제를 해결하고 조직을 통일하는 원리는 무엇인가? 18 충북

① 전문화의 원리　　　　② 조정의 원리
③ 계층제의 원리　　　　④ 통솔범위의 원리

> **PLUS**
>
> **조직의 원리**
>
> | | |
> |---|---|
> | 계층제의 원리 | 권한과 책임의 정도에 따라 직무를 등급화함으로써 상하 계층 간의 직무상의 지휘, 복종관계가 이루어지도록 하는 것으로 역할의 수직적 분담 체계이다. |
> | 통솔범위의 원리 | 한 사람의 관리자가 효과적으로 직접 감독·관리할 수 있는 하급자의 수를 적절하게 정하는 원리이다. |
> | 명령통일의 원리 | 한 사람의 하위자는 오직 한 사람의 상관에 의해서만 지시나 명령을 받아야 한다는 원칙으로 명령일원화의 원칙 |
> | 분업의 원리 (전문화의 원리) | 특정인이 담당하는 업무를 전문화하여 분업화시킴으로써 업무의 전문성과 정확·신속성을 기할 수 있다는 원칙 |
> | 조정의 원리 (통합의 원리) | 업무 수행에서의 중복성과 낭비를 배제하고 혼선을 방지하여 공동목표를 달성할 수 있도록 특정인에게 업무를 조정하는 역할을 부여하여야 한다는 원칙이다. 효과적인 조정을 하기 위해서는 의사소통이 촉진되어야 한다. |

**02** 보건의료조직이 추구하는 목적을 달성하기 위해 행동통일이 가능하도록 하는 조직 관리의 기술은? 18 경기

① 조정·통합의 원리　　　② 계층제의 원리
③ 통솔범위의 원리　　　④ 전문화·분업의 원리

**03** 다음의 설명에 해당하는 조직의 원리는? 18 서울

해설

- 조직의 공동 목표를 달성하기 위해 하위체계 간의 노력을 통일하기 위한 과정
- 협동의 실효를 거둘 수 있도록 집단적, 협동적 노력을 질서있게 배열하는 것
- 자신이 소속된 기관의 이익만을 중심으로 생각하는 할거주의 해소에 필요함
- 조직의 목표를 설정하여 관리하는 것

① 전문화의 원리    ② 조정의 원리
③ 계층제의 원리    ④ 명령통일의 원리

**04** 전제로 계층제의 원리가 확립되어야 적용 가능한 원리로서 누구에게 보고를 하고 보고를 받는가를 알 수 있게 하여 지위의 안정감을 부여하여 조직 책임자의 전체적 조정 및 통합이 가능하도록 하지만 지나치게 강조되면 오히려 비능률을 초래할 수 있는 조직의 원리는? 18 경남

① 전문화의 원리    ② 명령통일의 원리
③ 통합의 원리      ④ 조정의 원리

> **PLUS**
>
> **명령통일의 원리**
> - 어떤 구성원이라도 조직체에 있어서는 오직 한사람의 상관으로부터만 명령을 받고 그에게만 보고하여야 한다는 원리를 말한다. 어떤 단위의 조직체를 막론하고 거기에는 오직 한사람의 장이 있어야 하고 그 장에게 그 조직을 운영할 수 있는 최종 권위가 부여되어야 한다는 것이다.
> - 이러한 명령통일의 원리가 적용되기 위해서는 그 전제로서 계층제의 원리가 확립되어야 한다.
> - 명령통일의 원리는 합법적 권위, 즉 공사적인 계층적 권위만을 극단적으로 강조한다. 명령통일의 원리는 누구에게 보거를 하고 보고를 받는가를 알 수 있게 하여 지위의 안정감을 부여하여 조직책임자의 전체적 조정 및 통합이 가능하도록 한다. 또한 책임의 명확화에도 기여한다.
> - 그러나 업무의 상호연관성이 높아지는 상황에서는 명령 통일의 원리를 강조하면 오히려 비능률적이기 쉽고 참모 기관의 활성화로 상위의 참모기관과 접촉이 요구될 경우 이중 계층제 현상이 야기되면 명령통일의 원리는 수정될 수밖에 없다. 특히 조직의 최고위층이 위원회제인 경우 이 원칙은 제대로 지켜지지 않는다.
> ※ 문재우외, 보건행정학(제7판), 계축문화사, 2018, p.275.

**05** 다음은 조직의 원리 중 어떠한 원리의 내용인가? 18 제주

> • 조직의 공동 목표를 달성하기 위해 노력의 통일을 이루려는 과정이다.
> • 할거주의를 해소하기 위한 방안이다.
> • 귤릭(Gulick)의 POSDCoRB 중에서 "Co"에 해당하는 관리과정이다.

① 명령통일의 원리　　　　② 전문화의 원리
③ 조정의 원리　　　　　　④ 통솔범위의 원리

> **PLUS**
> • 조정의 원리(통합의 원리)는 공동의 목표를 달성하기 위하여 하위체계 간의 노력의 통일을 기하기 위한 과정이다. 할거주의 해소를 위한 방안으로 무니(J. D. Mooney)는 조정의 원리를 현대조직의 최고·제일의 원리라고 하였다.
> • 귤릭의 관리과정인 POSCoRB은 기획, 조직화, 인사, 지휘, 조정, 보고, 예산으로 Co는 조정(Coordination)이다.

**06** 조직의 원리에 대한 내용으로 옳지 않은 것은? 18 대구

① 통솔범위의 원리는 한 사람의 관리자가 능률적으로 통제할 수 있는 부하의 수가 적절해야 한다는 원리이다.
② 계층제의 원리는 권한과 책임의 정도에 따라 직무를 등급화시는 것으로, 관료제의 전형이다.
③ 통솔범위가 넓어지면 조직의 계층 수가 감소한다.
④ 직무가 단순하고 표준화가 높은 조직은 통솔범위를 축소하는 것이 좋다.

**06**
직무가 단순하고 표준화가 높은 조직은 통솔범위를 넓게 할 수 있다.

**07** 다음 글에서 설명하는 보건행정 조직의 운영원리는? 18 부산

> • 공동 목적의 달성을 위한 조직구성원들의 행동통일의 원리
> • 일정한 목적을 향하여 조직구성원의 활동이나 기능이 조화를 이루도록 집결시키는 원리

① 계층제의 원리　　　　② 통솔범위의 원리
③ 명령통일의 원리　　　④ 조정의 원리

**07**
조정의 원리(통합의 원리)는 공동의 목표를 달성하기 위하여 하위체계 간의 노력의 통일을 기하기 위한 과정이다. 할거주의 해소를 위한 방안으로 무니(J. D. Mooney)는 조정의 원리를 현대조직의 최고·제일의 원리라고 하였다.

정답 05 ③　06 ④　07 ④

**08** 다음에서 계층제의 역기능에 대한 설명으로 옳은 것을 모두 고른 것은?

19 서울

| | |
|---|---|
| ㄱ. 내부통제수단 | ㄴ. 서열주의 강조 |
| ㄷ. 권한배분의 기준 | ㄹ. 갈등 및 대립의 조정수단 |
| ㅁ. 비민주적 관리 | ㅂ. 의사소통의 왜곡 |

① ㄱ, ㅁ, ㅂ
② ㄴ, ㄷ, ㄹ
③ ㄹ, ㅁ, ㅂ
④ ㄴ, ㅁ, ㅂ

**PLUS**

**계층제의 장단점**

| 장점 | • 업무분담 및 권한위임의 통로<br>• 지휘·감독을 통한 질서와 통일성 확보<br>• 조직의 통솔·통합·조정 및 갈등의 해결에 기여(내부통제를 확보하는 수단)<br>• 의사소통의 통로, 승진의 통로 |
|---|---|
| 단점 | • 상하 간의 권력 불균형(근무의욕 저하)<br>• 의사전달이 늦거나 제약 또는 왜곡되어 정책결정이나 목표설정에 지장<br>• 조직구성원의 의견 수렴이 어려워짐<br>• 새로운 창의성을 요구하는 업무나 위험부담을 수반하는 일을 하기 어려움<br>• 조직의 경직화와 계층 간의 불신이 가중될 수 있음 |

**09** 업무의 동질화를 일으켜 업무능력 발전을 저해하는 것은? 19 부산

① 조정의 원리
② 전문화의 원리
③ 계층제의 원리
④ 명령통일의 원리

**09**
전문화의 원리(분업의 원리)는 업무를 성질별로 구분하여 가급적 한 사람에게 한 가지 업무를 분담시키는 것이다. 분업은 가급적 세분화하고, 세분화된 직무는 가급적 동질적인 것들 끼리 묶어서 조직단위를 형성해야 한다.

**PLUS**

| 의의 | 업무를 성질별, 기능별로 분할하여 계속적인 수행을 거쳐 조직의 능률성을 제고하고자 하는 원리를 말한다. 분업의 원리라고도 하며, J. D. Mooney는 기능의 원리라고도 하였다. |
|---|---|
| 분업의<br>유형 | • 수직적 분업(계층별) : 중앙·각 도·시·군 또는 서울특별시의 경우 시청·구청·동사무소<br>• 수평적 분업(기능 업무의 성질별) : 각 부처 간의 분업 또는 국별, 과별 분업<br>• 상향적 분업<br>• 하향적 분업<br>• 일의 전문화 : 업무를 세분화하여 반복적·기계적 업무로 단순화시키는 것<br>• 사람의 전문화 : 사람이 교육과 훈련에 의하여 전문가가 되는 것 |

해설

| | 장점 | 단점 |
|---|---|---|
| 분업의 장·단점 | • 업무 세분화를 통해 업무를 익히는 데 걸리는 시간을 단축시킨다.<br>• 전문화에 의해 능률적 업무 수행이 가능해지고 시간과 경비가 절약된다.<br>• 조직의 합리적 편성이 이루어지며 인간의 능력을 기계적으로 이용할 수 있다.<br>• 특정 분야의 전문가 양성이 가능하다.<br>• 조직의 목표를 달성하기 위한 능률적인 수단이다. | • 단순 업무의 반복, 흥미를 상실<br>• 개인 간, 부서 간 할거주의/조정·통합 저해<br>• 창조성이 결여/ 권태감· 소외감<br>• 특정 분야에 대해서는 전문가이지만 시야가 좁고 전체적 통찰력을 지니기 어렵다.<br>• 인간의 기계화를 초래할 우려가 있다.<br>• 업무의 동질화를 일으켜 업무능력 발전을 저해 |

**10** 조직의 원리에 대한 설명으로 가장 옳지 않은 것은? 19 서울(7급)

① 일치의 원리 – 책임과 그 책임의 완수를 위하여 필요한 권한의 양자가 일치해야 한다.

② 예외의 원리 – 사이몬(H.A. Simon)은 '계획에서의 Gresham의 법칙'이라 부른다.

③ 조정의 원리 – Mooney는 '제1의 원리'라고 하였다.

④ 통솔범위의 원리 – 직속상관에게만 명령을 받고 보고해야 한다.

**PLUS**

**조직의 원리**

| POSDCoRB의 원리 | • 귤릭, 행정 관리자의 기능을 기획(Panning), 조직(Organizing), 인사(Staffing), 지휘(Directing), 조정(Coordinating), 보고접수(Reporting), 예산(Budgeting)의 7종으로 구분 |
|---|---|
| 일치의 원리 | • 정해진 책임과 그 책임의 완수를 위하여 필요한 권한의 양자가 일치해야 한다는 것을 의미한다. 여기서 권한이란 자기의 직무를 공적으로 수행함에 있어 부여되는 권리 또는 힘을 말하며, 책임이란 직무상 마땅히 수행해야 할 임무를 말한다. |
| 예외의 원리 | • 과학적 관리의 테일러에 의하여 주장<br>• 대부분의 행정관리자들은 취임 초기에는 자기조직의 장래문제와 목표에 직결된 정책적 문제들을 생각하는데 대부분의 시간을 보내게 된다.<br>• 사이몬(H.A. Simon)은 이 현상을 「계획에서의 Gresham의 법칙」이라 부른다.<br>• 악화는 관례적인 일이고, 양화는 계획적·정책적인 일이다.<br>• 이러한 현상에서 조직을 관리하는 행정관리자로 하여금 예외의 원칙을 철저하게 지키게 하는 일이다. 이것은 대부분 관례적인 결정, 즉 항상 동일하게 하는 똑같은 결정들은 부하들에게 대폭 위임하고 자기는 예외적인 것, 즉 특별한 사건 또는 특별히 나쁜 것이나 특별히 좋은 것만 결정하도록 하라는 것이다. |
| 목적의 원리 | 조직의 편성이나 부서관리에 있어서 행정 관리자는 명확한 목적을 가져야 한다는 것을 의미한다. 조직을 행정 관리하는 자는 세밀한 계획에 의하여 수행하여야 함을 두말할 것도 없다. 그런데 이런 계획에는 최우선적인 요건으로써 목적을 정확하게 정해야 구체적인 계획의 입안이 가능해진다. 디모크(dimock)는 구체적인 계획의 입안을 하려면 어디로 향하여 나갈 것인가 하는 것, 즉 목적을 정하는 것이 제일 먼저 필요한 것이고, 목적은 마치 북극성과 같은 것이어서 어떤 사람이 밤중에 길을 잃었을 때 지침의 역할을 한다고 하였다. |

정답 10 ④

**11** 다음에서 설명하는 조직의 원리로 가장 옳은 것은? 20 서울

- 한 사람의 상관이 몇 사람의 부하를 직접 적절하게 감독할 수 있는가의 문제이다.
- 직무의 성질, 시간적·공간적 요인, 인적요인을 고려한다.

① 통솔범위의 원리      ② 조정의 원리
③ 명령통일의 원리      ④ 전문화의 원리

**PLUS**

**통솔범위의 원리**

| 통솔범위 | - 한 사람의 상관이 몇 사람의 부하를 직접 적절하게 감독할 수 있는가를 의미<br>- 이 개념은 개인이 기울일 수 있는 주의력의 범위에는 심리적·생리적으로 한계가 있음에 근거를 두고 있다. → 관리한계의 원리, 관리책임의 원리<br>- 한 사람의 상관이 무제한적으로 통솔할 수 없으며 지나치게 소극적으로 감독할 경우 계층의 수가 많아지고 이로 인한 부작용이나 역기능을 초래할 수 있다. 통솔범위가 넓어지면 계층의 수가 감소하고, 통솔범위가 좁아지면 계층의 수가 증가한다.<br>- 이로 인한 부작용이나 역기능을 초래할 수 있다. 통솔범위의 수는 기계적·획일적으로 어느 경우나 적용되는 것은 아니고 직무의 성질, 시간적 요인, 공간적 요인, 인적요인 등에 따라 신축성 있게 고려되어야 한다. |
|---|---|
| 명령통일의<br>원리 | 직속상관에게만 명령을 받고 보고해야 하는 것 |

**12** 업무를 성질별로 구분하여 가급적 한 사람에게 한 가지 업무를 분담시키는 것을 의미하는 조직의 원리는 무엇인가? 20 인천

① 전문의 원리      ② 계층제의 원리화
③ 조정의 원리      ④ 명령통일의 원리

**12**
전문화의 원리(분업의 원리)는 업무를 성질별로 구분하여 가급적 한 사람에게 한 가지 업무를 분담시키는 것이다. 분업은 가급적 세분화하고, 세분화된 직무는 가급적 동질적인 것들 끼리 묶어서 조직단위를 형성해야 한다.

**정답** 11 ① 12 ①

**13** **조직의 원리에 대한 설명으로 옳지 않은 것은?** 20 충북

① 조정의 원리는 할거주의 해소를 위한 방안으로 현재조직의 최고·제일의 원리라고 할 수 있다.

② 계층제의 원리는 업무를 성질별로 구분하여 가급적 한 사람에게 한 가지 업무를 분담시키는 것이다.

③ 통솔범위의 원리는 한 사람의 상관이 몇 사람의 부하를 직접 적절하게 감독할 수 있는가를 의미한다.

④ 명령통일의 원리는 한 사람의 업무담당자는 직속상관에게만 명령을 받아 복종하여야 한다는 것으로 조직의 혼란을 방지하고 책임을 분명히 하는 원리이다.

**14** **다음의 (가)와 (나)에 해당하는 개념을 옳게 짝지은 것은?** 21 서울

> 조직 내에서 분업의 원리에 따라 일을 세분화하여 담당자에게 전달하도록 할당하거나 배분하는 것을 ( 가 )라고 하며, 한 사람의 상관이 몇 사람의 부하를 직접 적절하게 감독할 수 있는가를 결정하는 것을 ( 나 )(이)라고 한다.

| | (가) | (나) | | (가) | (나) |
|---|---|---|---|---|---|
| ① | 전문화 | 통솔범위 | ② | 부문화 | 조정 |
| ③ | 전문화 | 명령통일 | ④ | 부문화 | 계층제 |

---

**PLUS**

**조직의 원리**

| | |
|---|---|
| **계층제의 원리** | 권한과 책임의 정도에 따라 직무를 등급화 함으로써 상하 계층 간의 직무상의 지휘, 복종관계가 이루어지도록 하는 것으로 역할의 수직적 분담 체계이다. |
| **통솔범위의 원리** | 한 사람의 관리자가 효과적으로 직접 감독·관리할 수 있는 하급자의 수를 적절하게 정하는 원리이다. |
| **명령통일의 원리** | 한 사람의 하위자는 오직 한 사람의 상관에 의해서만 지시나 명령을 받아야 한다는 원칙으로 명령일원화의 원칙이다. |
| **분업의 원리 (전문화의 원리)** | 특정인이 담당하는 업무를 전문화하여 분업화시킴으로써 업무의 전문성과 정확·신속성을 기할 수 있다는 원칙이다. |
| **조정의 원리 (통합의 원리)** | 업무 수행에서의 중복성과 낭비를 배제하고 혼선을 방지하여 공동목표를 달성할 수 있도록 특정인에게 업무를 조정하는 역할을 부여하여야 한다는 원칙이다. 효과적인 조정을 하기 위해서는 의사소통이 촉진되어야 한다. |

---

**해설**

**13**
계층제의 원리는 권한과 책임의 정도에 따라 직무를 등급화 시킨 피라미드 구조이며 상하계층 간에 직무상 지휘·감독관계에 서게 하는 것을 말한다. 업무를 성질별로 구분하여 가급적 한 사람에게 한 가지 업무를 분담시키는 것은 전문화의 원리이다.

**정답** 13 ② 14 ①

**제2절** **조직이론**

**01** 조직이론으로 메이요(Mayo) 등이 연구한 인간관계론에 대한 설명으로 옳지 않은 것은? 18 경기

① 비공식집단의 활용이 조직 생산성에 기여한다.
② 사회적 동물이 조직 생산성에 기여한다.
③ 의사결정 참여확대가 조직 생산성을 향상시킨다.
④ 직무분석을 통한 표준화된 작업방법 개발이 생산성을 향상시킨다.

**02** 하버드대학 메이요(Mayo) 교수의 호오손 공장실험을 통한 조직관리에 대한 주장을 다음에서 모두 고른 것은? 19 서울

ㄱ. 지나친 인간의 기계화, 작업 세분화는 오히려 작업의 능률 저하를 보였다.
ㄴ. 조직구성원의 감정과 대인관계의 중요성을 보여주었다.
ㄷ. 업무배분을 통한 전문화의 성과로 과학적 관리론의 중요성을 보여주었다.
ㄹ. 최소한의 비용과 노동으로 최대의 생산효과를 찾는 것을 거부하였다.

① ㄱ
② ㄱ, ㄴ
③ ㄱ, ㄴ, ㄷ
④ ㄱ, ㄴ, ㄷ, ㄹ

> **PLUS**
>
> **신고전적 조직이론**
> • 과학적 관리법이 지나치게 인간을 계시하고 작업을 세분화함으로써 인간소외 흥미상실 인간성의 무시로 인해 작업의 능률저하를 초래한다는 비판에서 제기된 이론이다.
> • 과학적 관리론의 문제점을 파악하고 개선책을 강구하기 위해 하버드대학의 메이요(Mayo) 교수를 중심으로 호손공장 실험(Hawthorne Studies, 1927~1932)을 진행하였다.
> • 호손공장 연구의 결론은 노동자의 생산력을 결정하는 요인은 물리적·경제적·육체적 조건보다는 인간관계의 사회심리적 요인이 더욱 중요하다는 것이다.

**03** 현대적 조직이론으로서 체제이론에 대한 설명으로 옳지 않은 것은? 19 경북

① 조직은 환경과 상호작용한다.
② 조직은 목적을 달성하기 위한 기능을 수행한다.
③ 조직 내부에서의 성과와 보상에 대한 시스템이 존재한다.
④ 조직은 투입 – 전환 – 산출의 과정을 거친다.

**해설**

**01**
직무분석을 통한 표준화된 작업 방법 개발이 생산성을 향상시킨다는 접근은 고전적 조직이론인 과학적 관리론에 해당한다.

**03**
체제이론(System Theory) : 시스템(system)은 일반적으로 4가지 속성을 가지며 조직을 시스템으로 설명하는 것이 체제이론이다.

**정답** 01 ④ 02 ② 03 ③

> **PLUS**
>
> **체제이론**
>
> | 목표지향성 | 어떤 시스템이든 그것이 시스템으로 기능하기 위해서는 목표지향성을 가져야 한다. |
> |---|---|
> | 환경적응성 | 시스템은 자신을 둘러싼 환경과 부단한 상호작용을 한다. |
> | 분화와 통합성 | 시스템은 문화와 동시에 통합적인 성격을 갖고 있다. 하위시스템은 다시 하나의 전체로서 통합 되는 속성이 있다. |
> | 투입–전환–산출과정 | 시스템은 외부환경으로부터 투입을 받아들여 내부변환과정을 거쳐 산출물을 만들어내는 일련의 과정을 거친다. 외부로 배출된 산출물은 피드백과정을 통해 시스템의 다음 번 순환과정을 위한 투입물이 된다. |

**04** 외부환경으로부터 투입물을 받아들여 내부변환 과정을 거쳐 산출물을 만들어내는 일련의 과정으로 조직을 기능을 설명한 현대조직이론은? 20 강원

① 체계이론　　　　　　② 상황이론
③ 자원의존론　　　　　④ 생태론

> **PLUS**
>
> **현대조직이론**
>
> | 체계이론 | 시스템은 외부환경으로부터 투입물을 받아들여 내부변환과정을 거쳐 산출물을 만들어내는 일련의 과정을 거친다. 병원이라는 조직은 보건의료인력·시설·장비 등의 투입물을 통해 환자진료와 치료라는 전환과정을 거쳐 의료서비스라는 산출물을 만들어낸다. 그리고 외부로 배출된 산출물은 피드백(feedback, 출력을 입력쪽으로 되돌리는 것, 즉 되먹임) 과정을 통해 시스템의 다음번 순환과정을 위한 투입물이 된다. |
> |---|---|
> | 상황이론 | 모든 상황에 맞는 보편적이고 최선의 조직관리전략은 없다는 전제로 가장 훌륭한 조직화 전략은 결국 보편적 관리원칙이 아닌 조직구조와 그것의 환경간의 적합여부에 달려있다는 이론 |
> | 자원의존론 | 어떤 조직도 외부환경으로부터 모든 자원을 획득할 수 없음을 전재로 조직관리자의 핵심적 희소자원 확보를 위한 전략적 선택강조 |
> | 생태론 | 조직의 변화가 외부환경의 선택에 따라 좌우된다고 주장하는 극단적 환경결정론적 관점 |

## 05 테일러(Taylor)가 개척한 과학적 관리론에 대한 설명으로 옳지 않은 것은? 20 인천

① 기업의 생산성 향상에 크게 기여한 이론이다.
② 기계적 인간관에 기초하는 이론이다.
③ 외부환경요인을 고려한 개방적 행정이론이다.
④ 명확한 목표를 세우고, 직무를 분석하여 각 직무마다 표준화된 작업 방법 개발하고 반복적 훈련을 강조하였다.

> **PLUS**
>
> **과학적 관리론**
> • 최소한의 노동과 비용으로 최대의 생산효과를 확보할 수 있는 최선의 방법을 찾아내기 위한 관리이론이다.
> • 과학적 관리론의 발전은 기업관리의 합리화를 위해 경영 학자들에 의해 개발되어 기업 생산성 향상에 크게 기여하였다. 구성원들을 기계의 부속품으로 취급한다고 해서 기계적 인간관 또는 합리적 경제인관에 기초하는 이론이다.
> • 과학적 관리론은 내용을 보면 개개의 작업을 가장 간단한 요소동작으로 분해하고 각 요소동작의 형태·순서·소요 시간을 시간연구와 동작연구로 표준화하여 하루의 공정한 작업량, 즉 과업을 설정하고 과업을 기준으로 하는 관리의 과학화를 성취해야 한다는 것이다. 일명 테일러리즘(Taylorism)이라고도 한다.
> ※ 문상식 외, 보건행정학(제8판), 보문각, 219. p.159.

**해설**

**05**
고전적 조직이론의 기틀이 된 과학적 관리론은 외부환경적 요인을 고려하지 않은 폐쇄적 행정이론이다.

## 06 테일러(Taylor)가 개척한 과학적 관리론에 대한 설명으로 옳지 않은 것은? 21 경북

① 경영합리화를 추구한 이론이다.
② 공식구조 중심의 관리기술을 연구하는 관리이론이다.
③ 사회적 인간관을 전제로 한다.
④ 기계적 능률성을 중시한다.

> **PLUS**
>
> 테일러의 과학적 관리론은 고전적 조직이론의 관리이론이다. 고전적 조직이론은 조직의 구조적 또는 기계적인 관점을 대표하는 초기의 행정이론으로, 외부환경보다는 조직 내부의 합리적·능률적 관리에 초점을 둔다. 최소의 비용과 노력으로 최대의 산출을 확보하는 능률성을 가장 중요한 가치기준으로 삼고, 공식구조 중심의 과학적 관리기술을 연구하는 관리이론이다.

**06**
과학적 관리론은 인간을 합리적 경제인으로 전제한다. 사회적 인간관을 전제로 하는 이론은 인간관계론이다.

**정답** 05 ③ 06 ③

PART
**05**

**제3절** 조직유형

**01** 조직의 유형 중 매트릭스 조직의 특성으로 옳지 않은 것은? 18 경남

① 수직선으로 편성된 조직과 수평적인 조직이 결합된 모형이다.
② 계선조직보다 계층 수가 많다.
③ 명령통일의 원칙에 위배된다.
④ 민주적 의사결정이 조직의 동력으로 작용한다.

**02** 대규모병원 조직에서 주로 나타나는 조직유형은? 18 강원

① 라인 조직
② 라인스탭 조직
③ 매트릭스 조직
④ 프로젝트 조직

**03** 조직의 효율성과 유연성이 강점이지만 갈등이 빈번하게 발생하는 조직유형은 무엇인가? 18 경기

① 막료 조직
② 행렬 조직
③ 프로젝트 조직
④ 태스크포스 조직

**04** 조직이 대규모화되는 초기상황, 경영환경이 안정적이고 확실성이 높은 상황에 효과적인 조직 형태는? 18 서울

① 라인스태프 조직(line staff organization)
② 라인 조직(line organization)
③ 프로젝트 조직(project organization)
④ 매트릭스 조직(matrix organization)

---

**해설**

**01**
매트릭스 조직은 개선조직보다 계층 수가 적고 의사결정이 분권화되고 공식적 절차와 규칙에 얽매이지 않는다.

**02**
기계적 구조와 유기적 구조를 양극단으로 하고, 조직구조의 유형 5가지 모형으로 분류할 수 있다. [기능 구조 → 사업 구조 → 매트릭스 구조 → 수평 구조 → 네트워크 구조]의 순으로 유기적 구조의 특징이 강하다. 대규모 병원 같은 보건의료조직은 매트릭스 조직의 특성을 가지고 있다.

**03**
복합구조[매트릭스(Matrix) 조직, 행렬 조직] : 조직의 기능에 따라 수직선으로 편성된 기능조직에 수평적 측면적인 프로젝트 조직의 모형을 부가시켜 조직의 효율성과 유연성을 동시에 높이고자 운영하는 조직모형이다. 단점으로 이중 지휘체계에 의한 구성원들의 역할과 관련된 갈등문제가 있다.

**04**
라인스태프 조직(Line and Staff Organization)
• 라인(Line)은 수직조직을, 스태프(Staff, 막료, 참모)는 수평조직을 의미한다.
• 조직의 규모가 커질수록 기존의 라인기능만으로는 모든 업무수행이 불가능하므로 라인업무를 지원할 수 있도록 스태프 기능이 분화되어 발달한다.
• 라인스태프 조직은 조직이 대규모화되는 초기상황, 경영 환경이 안정적이고 확실성이 높은 상황에 효과적인 조직 형태이다

**정답** 01 ② 02 ③
03 ② 04 ①

**05** 매트릭스 조직의 특징으로 옳은 것은? 18 경남

① 수직적 조직의 유형이다

② 신축성이 결여되는 유형이다.

③ 의사결정에 시간이 많이 소요된다.

④ 명령통일의 원리가 준수된다.

해설

**05**
① 수직적 조직과 수평적 조직이 결합된 유형이다.
② 환경변화에 신속히 대응할 수 있는 융통성과 신축성이 있는 조직구조이다.
③ 많은 사람들이 의사결정에 관여하므로 복잡하고 의사결정에 시간이 많이 소요된다.
④ 이중적인 명령체계로 명령통일의 원리에 위배되는 조직이다.

**06** 군대식 조직으로 의사결정과 집행을 담당하는 부서들만 존재하는 조직형태는? 18 충북

① 라인 조직      ② 라인스탭 조직
③ 매트릭스 조직      ④ 프로젝트팀

> **PLUS**
>
> **계선 조직(Line Organization, 라인 조직)**
>
> | 라인<br>계선조직 | • 전통적 조직구조<br>• 군대식 조직으로서 업무의 결정과 실행을 담당하는 부서들이 있는 조직 형태<br>• 계선 조직의 목표는 비용절감과 같은 효율성의 제고 및 생산성 향상<br>• 위계질서 및 분업의 원리에 따라서 부서가 나누어지는 분화가 일어나는 동시에 생산부, 영업부 등 기능별로 짜인 형태의 조직<br>• 명령통일의 원칙, 전문화의 원칙, 통솔범위의 원칙, 권한과 책임의 원칙이 지켜지는 조직 |
> |---|---|

**07** 민츠버그(Mintzberg)의 조직 분류에서 대학, 종합병원, 사회복지기관은 어떠한 조직유형에 해당하는가? 18 대구

① 대형지부조직
② 임시특별조직
③ 전문적 관료제조직
④ 기계적 관료제조직

**07**
민츠버그는 조직의 규모와 복잡성의 정도에 따라 단순구조조직(자동차 딜러), 기계적 관료조직(우체국, 항공사, 전문적 관료조직(대학, 종합병원, 사회복지기관), 대형지부조직(재벌기업, 대학), 임시특별조직(광고회사, 우주센터)으로 구분하였다.

**08** **라인스태프 조직에 관한 설명으로 옳지 않은 것은?** 18 인천

① 능률적인 업무수행이 가능하고 신속한 의사결정이 이루어진다.

② 라인과 스탭의 권한과 책임이 분명하여 갈등이 발생하지 않는다.

③ 스탭의 지원을 받는 상층관리자의 통솔범위가 넓어진다.

④ 라인은 스탭으로부터 조언과 권고를 받을 수 있어 추진업무에 전념할 수 있다.

> **PLUS**
>
> **라인스태프 조직(Line and Staff Organization)**
>
> | | |
> |---|---|
> | 개념 | • 라인(Line)은 수직조직<br>• 스태프(Staff, 막료, 참모)는 수평 조직<br>• 조직이 대규모화되는 초기상황, 경영환경이 안정적이고 확실성이 높은 상황에 효과적인 조직형태 |
> | 장점 | • 업무수행이 능률적으로 이루어지고 의사결정을 신속하게 하며 강력한 통솔력과 안정성을 확보할 수 있다.<br>• 기관장의 통솔범위가 넓어지고 전문지식을 활용할 수 있으며 객관적 합리적 의사결정이 가능해진다.<br>• 라인은 스태프로부터 유익한 조언과 권고를 받을 수 있고 추진업무에 전념할 수 있다. |
> | 단점 | • 복잡한 조직에서는 업무량이 과중될 우려가 있고 책임자의 독단적 결정을 초래할 수 있으며, 유능한 인재를 잃으면 조직의 기능이 마비될 수 있다.<br>• 스태프 조직 내의 인사관계가 복잡해지고 권한과 책임을 둘러싼 라인과 스태프 간의 갈등과 알력이 커지면서 행정의 지연과 의사소통의 혼란이 초래될 수 있다.<br>• 효율성과 생산성을 증대시키기 위해 많은 부문과 계층이 생겨나면서 조직이 비대해지고 이른바 관료제가 촉진된다. |

**09** **프로젝트 조직을 임시조직이 아니라 공식 조직으로 전환할 경우 나타나는 조직유형으로 대규모 병원조직이 전형적인 형태는?** 18 복지부

① 태스크포스팀      ② 매트릭스 조직

③ 라인스탭 조직      ④ 관료제 조식

⑤ 계선 조직

> **PLUS**
>
> | | |
> |---|---|
> | 매트릭스<br>조직 | • 프로젝트 조직을 공식조직으로 전환할 경우 나타나는 조직, 전통적인 조직원리(명령통일의 원리) 무시, 행렬식조직, 대규모병원 조직이 전형적인 매트릭스 조직(진료과, 진료지원부, 행정부)<br>• 프로젝트의 책임과 기능적 전문지식이 모두 필요할 경우, 적합한 방식<br>• 소량주문생산기술을 이용하는 상황, 시장 환경이 빨리 변화하는 상황, 조직의규모가 지역별로 다변화된 상황에서 효과적인 조직형태<br>• 장점은 인적자원의 효율적 사용, 시장의 새로운 변화에 융통성 있게 대처<br>• 단점은 이중 지휘체계로 인한 갈등, 구성원의 시간 및 성과배분 애로, 의사결정의 복잡화, 부서간 권력투쟁 가능성<br>• 전통적인 기능적 조직의 장점과 프로젝트 조직의 장점을 모두 포용하는 강점이있음 |

**정답** 08 ②   09 ②

| 프로젝트<br>조직과의<br>차이점 | 태스크포스 또는 프로젝트 조직은 시간적으로 임시적이어서 임무가 완수되면 해체<br>된다는 특성이 있는 반면 매트릭스 조직은 시간적으로 더 영속적이라는 면에서 차<br>이점이 있다. |
| --- | --- |

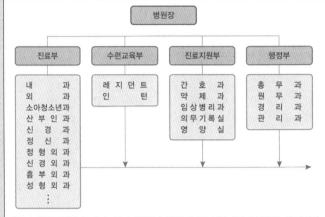

대규모 병원조직에서 내과, 외과 등의 각 진료과목은 나름대로 독립성을 유지하면
서 환자를 치료하게 된다. 그런데 이러한 치료행위는 간호, 약제 등의 진료지원부
의 지원활동과 총무, 경리 등의 행정부의 지원을 받게 된다. 총무, 경리 등의 가능
업무는 해당기능의 계통상에서 제기되는 명령만 수행하는 것이 아니라 각 진료과
목의 업무를 수행하도록 되었다. 그리고 경우에 따라서는 진료과목들 간에 중환자
수술 등과 같이 여러 과의 상호협조가 필요하게 되는 경우도 있다. 그러나 이러한
업무가 완수되면 다시 본래의 임무를 수행하게 된다.

**해설**

**10** 매트릭스 조직에 대한 설명으로 가장 옳지 않은 것은? 19 서울

① 구성원의 능력과 재능을 최대한 활용할 수 있다.

② 강력한 추진력으로 의사결정을 신속하게 할 수 있다.

③ 고객의 요구나 시장의 변화에 신속하게 대응할 수 있다.

④ 구성원들의 역할과 관련된 갈등이나 모호성이 발생할 수 있다.

**11** 조직의 유형 중 매트릭스 조직의 특징으로 옳은 것으로 바르게 연결된 것
은? 19 경기

```
ㄱ. 명령통일 일원화의 원칙에 위배된다.
ㄴ. 의사결정이 분권화된다.
ㄷ. 조직의 기능적 효율성을 높이는 조직이다.
ㄹ. 권력투쟁이 발생할 가능성이 있다.
```

① ㄱ, ㄴ, ㄷ
② ㄱ, ㄷ
③ ㄴ, ㄹ
④ ㄱ, ㄴ, ㄷ, ㄹ

**11**
매트릭스 조직 : 조직의 기능에
따라 수직선으로 편성된 기능조
직에 수평적·측면적인 프로젝
트 조직의 모형을 부가시켜 조직
의 효율성과 유연성을 동시에 높
이고자 운영하는 조직모형으로
계선조직보다 계층 수가 적고 의
사결정이 분권화되어 공식적 절
차와 규칙에 얽매이지 않는다.
조직의 기능적 효율성, 조직구성
원의 높은 만족도 및 성과, 조직
의 유연성 제고 등의 장점이 있
으나 구성원들의 역할과 관련된
갈등 이해관계를 가진 많은 사람
들이 얽혀 있어 의사결정이 복잡
해지고 거대해지는 단점이 있다.

**정답** 10 ② 11 ④

PART
**05**

**12** 조직의 유형 중 에치오니가 제시한 규범적 조직에 해당하는 조직은? 19 경남

① 군대
② 병원
③ 기업
④ 교도소

**PLUS**

**에치오니의 조직 유형**

| | | |
|---|---|---|
| 강제적 조직 | 조직구성원들에게 강제로 조직의 명령에 따르도록 하는 조직으로(질서 목표), 구성원은 조직에 대해 소외감을 느낀다. | 군대, 교도소, 경찰, 감금 정신병원, 강제수용소 |
| 공리적 조직 | 승진, 보수 등이 조직구성원으로 하여금 명령에 순응하게 하는 조직으로 (경제적 목표), 대다수 구성원은 타산적으로 행동하게 된다 | 기업, 경제단체, 이익단체, 평상시의 군대 |
| 규범적 조직 | 이념이나 규범이 조직에 따르도록 하는 조직으로(문화적 목표), 구성원은 조직에 대하여 헌신적이고 사명감을 지니고 도덕적으로 행동한다. | 종교단체, (이념)정당, 정치단체, 가족, 대학 |

**13** 조직의 유형 중 에치오니가 분류한 규범조직에 해당하는 것은? 19 부산

① 교도소
② 병원
③ 기업
④ 군대

**PLUS**

| 강제적 조직 | 군대, 교도소, 경찰, 감금 정신병원, 강제수용소 |
|---|---|
| 공리적 조직 | 기업, 경제단체, 이익단체, 평상시의 군대 |
| 규범적 조직 | 종교단체, (이념)정당, 정치단체, 가족, 대학 |

**14** 관련부서 직원들이 어떤 목적 달성을 위하여 파견되어 구성되는 임시조직에 해당하는 조직은? 19 인천

① 라인조직
② 라인스탭 조직
③ 프로젝트 조직
④ 매트리스 조직

**14**
프로젝트 조직은 관련부서 직원들이 어떤 목적 달성을 위하여 파견되어 구성되는 임시조직으로 태스크포스팀(TFT: Task Force Team)이라고 불린다. 중요한 일이나 새로운 일을 추진할 때 각 부서 및 해당부서에서 선발되어 업무와 관련된 인재들이 구성한 팀을 의미한다.

**정답** 12 ② 13 ② 14 ③

**15** 비공식 조직의 순기능으로 가장 옳지 않은 것은? 19 서울

① 직무수행에 있어 개인의 창의력과 혁신을 고취하는 환경을 제공한다.
② 구성원 상호 간 직무에 관한 협조와 경험을 나누는 통로가 된다.
③ 공식 조직이 가진 기계적 능률의 원리가 지배한다.
④ 구성원의 심리적 안정감을 형성한다.

**16** 병원 조직에 대한 설명으로 가장 옳은 것은? 19 서울(7급)

① 전형적인 관료제 구조의 피라미드 형태이다.
② 권한에 대한 갈등은 적다.
③ 조직의 이중성을 가지고 있다.
④ 대규모 병원조직은 프로젝트 조직이 많다.

**17** 민츠버그(Minzberg)가 분류한 조직의 유형 연결이 옳지 않은 것은?

19 강원

① 전문적 관료제조직 – 전문가집단이 일하는 대규모 조직 – 대학, 종합병원
② 기계적 관료제조직 – 구조가 단순하며 유동성이 강한 조직 – 자동차 딜러
③ 임시특별조직 – 복잡한 형태이며 연구개발 조직과 같은 성향의 조직 – 광고회사
④ 대형지부조직 – 각 사업부서가 책임을 지고 자율적인 활동을 하는 조직 – 재벌기업

> **PLUS**
>
> **민츠버그(Henry Mintzberg)의 조직 분류**
>
> | 유형 | 정의 | 조직 사례 |
> |---|---|---|
> | 단순구조조직 | 구조가 단순하고 소규모이면서 유동성이 강한 조직 | 자동차, 딜러 |
> | 기계적 관료조직 | 조직의 역사가 길며 대규모로서 표준화되어있는 안정적 조직 | 우체국, 항공사 |
> | 전문적 관료조직 | 전문가집단이 일하는 대규모 조직적으로 작업기술 표준화에 의한 조정을 통해 과업을 조정하며 전문가들은 많은 자율권을 부여받는 조직 | 대학, 종합병원, 사회복지관 |
> | 대형지부조직 (사업부제조직) | 고객의 다양성에 대처하기 위해 각 사업부서가 책임을 지고 자율적인 활동을 하는 조직 | 재벌기업, 대학 |
> | 임시특별조직 (애드호크라시) | 복잡한 형태이며 연구개발조직과 같은 성향의 조직 | 광고회사, 우주센터 |

**해설**

**15**
공식 조직은 기계적 능률의 원리가 지배하고 비공식 조직은 감정의 원리가 지배한다.

**16**
① 매트릭스 조직
② 수직적 조직과 수평적 조직이 공존하므로 조직의 이중인 지휘체계로 인해 권한에 대한 갈등이 많이 발생한다.
④ 대규모 병원조직은 대표적인 매트릭스 조직에 해당되어 수직적 조직과 수평적 조직이 공존하므로 조직의 이중성을 가진다고 볼 수 있다.

**정답** 15 ③ 16 ③ 17 ②

**18** 매트릭스 조직에 대한 설명으로 옳지 않은 것은? 19 경북

① 고객의 요구나 시장의 급격한 변화에 신속하게 대응할 수 있다.
② 민주적 의사결정이 조직의 동력으로 작용한다.
③ 이중지휘체계에 기인한 구성원들의 역할과 관련된 갈등 존재할 수 있다.
④ 한시적이라는 성격 때문에 추진업무의 일관성이 유지되기 어렵다.

**해설**

**18**
프로젝트 조직과 매트릭스 조직은 영속적이다.

**19** 다음 중 관료제의 역기능으로 가장 옳지 않은 것은? 19 대전

① 전문화로 인한 무능          ② 정실개입의 통로
③ 번문욕례 현상              ④ 할거주의

**19**
정실개입의 통로가 되는 것은 비공식조직의 역기능에 해당 한다.

---

**PLUS**

**관료제의 역기능**
• 서면주의: 형식주의, 번문욕례(번거로운 글, 번다한 예법/지나치게 번잡하고 거추장스러운 허례허식), 형식적 측면만 지나치게 강조
• 수단과 목표의 대치: 동조과잉(지나친 규칙, 절차의 엄수), 규칙의 내면화
• 전문화로 인한 무능: 전문성에 의한 제약
• 현상 유지 보수주의: 변화에 대한 저항
• 할거주의
• 인격적 관계의 상실
• 무사안일: 책임회피, 상관에 의존
• 폐쇄적인 특권 집단화
• 갈등조정 수단의 부족

---

**20** 프로젝트 조직에 대한 설명으로 옳지 않은 것은? 19 충북

① 목적달성을 위해 관련부서의 직원들이 파견되어 구성되는 조직이다.
② 조직구성원은 수직적이라기보다는 수평적인 관계에서 운영된다.
③ 신규 혁신적·비일상적인 과제의 해결을 위하여 형성되는 동태적 조직 이다.
④ 당초 계획한 사업목적이 이루어지면 새로운 상설조식으로 운영된다.

**20**
프로젝트 조직은 목적달성을 위해 관련부서의 직원들이 파견되어 구성되는 임시조직으로 프로젝트팀(Protect Team) 태스크포스(TF: Task Force)로 불린다. 해산을 전제로 하여 임시로 편성된 일시적 조직이며, 신규·혁신적·비일상적인 과제의 해결을 위하여 형성되는 동태적 조직이다. 당초 계획한 사업목적이 이루어지면 그 구성원들이 다시 본래 소속되어 있던 부서로 돌아가게 된다.

**정답** 18 ④ 19 ② 20 ④

**21** **다음의 설명에 해당하는 조직유형은?** 19 충남

> • 애드호크라시 조직 중 하나이다.
> • 기능조직에 프로젝트조직을 결합시킨 이중의 지휘체계를 갖는 조직구조이다.
> • 대규모 병원조직에서 볼 수 있는 조직구조이다.

① 프로젝트팀        ② 태스크포스팀

③ 매트릭스 조직      ④ 담당관제

**PLUS**

| | |
|---|---|
| 애드호크라시<br>(Adhocracy) | • 미국의 미래학자 앨빈 토플러가 「미래의 충격」(1969)에서 종래의 관료조직을 대체할 미래조직을 가리키는 말로 사용한 용어<br>• 애드호크라시는 관료조직처럼 지위나 역할에 따라 종적으로 조직된 것이 아니라 기능과 전문적 훈련에 의해 유연하게 기능별로 분화된 횡적 조직을 말한다.<br>• 애드호크라시는 관료제와는 달리 유연성, 적응성, 대응성, 혁신성이 높다는 점에서 유기적 조직구조에 속한다. |
| 프로젝트팀<br>(Project Team) | 특정 과제나 프로젝트를 해결하기 위해서 창설된 임시적·기동적 조직으로 횡적 협조체제로써 조직을 편성한다. 일단 목적을 달성하면 해체되는 것이 보통이다. |
| 태스크포스팀<br>(Task Force Team) | 군사용어로서 특정임무를 수행하기 위하여 편성된 조직이다. task force project team에 비하여 상설적이며 때로는 업무의 내용 변경이 가능하다. 프로젝트팀이 정규 부서에 재직하면서 참가하는 형식을 취하나, 태스크포스는 정규부서의 소속에서 이탈하여 근무하게 된다. |
| 매트릭스 조직<br>(Matrix Organization) | 조직활동을 기능별로 전문화시키면서 전문화된 부문들을 프로젝트로 통합시키는 조직형태이다. 기능조직에다 프로젝트 조직을 결합시킨 이중의 지휘체계를 갖는 조직구조이다. 환경의 다양화에 대응하기 위한 필요에 따라 생겼으나, 이원적 관리에 따른 조직질서의 혼란이 최대 문제로 지적된다. |
| 담당관제 | 행정의 융통성 있는 운영을 위한 제도로서 수직적 계층제 조직의 경직성과 업무의 고정성을 보완하고 행정 환경(계층제)에 신축성 적응성·전문성을 부여하고 행정의 전문화와 정책수립의 질적 향상에 목적을 둔 막료제도라 할 수 있다. |
| 공동관리구조<br>(동료조직:<br>Collegial Structure) | 대학교, 연구소 등 고도의 전문직 조직에서 널리 사용되고 있는 애드호크라시의 형태이다. 공동관리구조는 최고도의 분권화를 가지고 있다. 최소한도의 지침만 허용하고 자유재량의 폭을 넓게 가진다. |

**PART**

**05**

**22** 다음 중 라인스태프 조직에 대한 설명으로 옳지 않은 것은? 19 전북(12월)

① 지휘명령제품의 일원성을 유지하면서 전문화의 이점도 활용한다.
② 지도자 밑에 스태프를 둘 경우 지도자의 통솔범위가 넓어진다.
③ 라인과 스태프 간에 의사소통의 혼선과 갈등이 많아질 수 있다.
④ 라인은 스태프로 인해 업무량이 늘어나고 본연의 업무에 충실할 수 없다.

**해설**

**PLUS**

| 보조형 막료 | 인사·회계·예산·서무 등과 같이 계선기관을 유지·관리·보조함으로 써 봉사 기능을 수행하고, 군대의 특별 참모에 해당하며, 계선기관의 하부조직을 형성 한다. |
|---|---|
| 자문형 막료 | 기획·조사·자문·연구 등의 기능을 담당하는 좁은 의미의 막료이며, 군대의 일반참모에 해당하고 계선·보조 양 기관에 대해 조언·권고하며 (고유한 의미), 최고집행자 직속(심의관, 담당관, 차관보 등)에 있는 막료이다. |

• 라인스태프 조직(Line and Staff Organization) : 라인(Line)은 수직조직을, 스태프 (Staff, 막료, 참모)는 수평조직을 의미한다. 조직의 규모가 커질수록 기존의 라인기능만으로는 모든 업무수행이 불가능하므로 라인업무를 지원할 수 있도록 스태프 기능이 분화되어 발달한다. 라인은 스태프로부터 유익한 조언과 권고를 받을 수 있고 추진업무에 전념할 수 있다.

**23** 보건 조직에 대한 설명으로 옳은 것은? 20 경기

① 에치오니는 병원을 규범적 조직으로 분류하였다.
② 보건조직은 노동집약적인 반면 자본비중은 낮다.
③ 응급 등 위기관리 특수상황으로 통제와 조정이 잘 된다.
④ 블라우와 스코트는 행정기관을 호혜조직으로 분류하였다.

**23**
② 보건조직은 자본집약적이며 노동집약적인 조직이다.
③ 응급 등 위기관리 특수상황으로 통제와 조정이 어렵다.
④ 블라우와 스코트는 행정기관을 공익조직으로 분류하였다.

**PLUS**

1. **에치오니(A. Eizioni)의 분류** :조직 권위(상하 간)의 복종관계를 기준으로 한 분류

| 구분 | 권위의 유형 | 특징 | 종류 |
|---|---|---|---|
| 강제적 조직 | 강제적 권위 | •조직구성원들에게 강제로 조직의 명령에 따르도록 하는 조직(질서 목표) •조직구성원이 고도의 소외감을 느끼는 조직, | 군대, 교도소, 경찰, 감금 정신병원 |
| 공리적 조직 | 보수적 권위 | •승진, 보수 등이 조직구성원으로 하여금 명령에 순응하게 하는 조직으로 (경제적 목표) •개인의 타산적 이해관계에 따라 관여하는 조직 | 회사,기업, 경제단체, 이익단체, 평상시의 군대 |
| 규범적 조직 | 규범적 권위 | •이념이나 규범이 조직에 따르도록 하는 조직(문화적 목표) 개인이 권위나 권력에 대하여 높은 일체감을 갖는 조직, 구성원은 조직에 대하여 헌신적이고 사명감을 지니고 도덕적으로 행동한다. | 학교, 교회, 종교단체 |

**정답** 22 ④ 23 ①

2. 파슨스(T. Parsons)의 분류

조직의 사회적 기능을 기준으로 한 분류, 사회시스템으로써 '적응, 목표달성, 통합, 형상 유지'의 4가지 기능을 기준으로 한 분류

| 경제 조직(적응 기능) | 사회나 구성원이 소비하는 상품을 생산하는 조직 | 기업. 경제조직 |
|---|---|---|
| 정치 조직<br>(목표달성 기능) | 사회가치를 창출하고 권력을 창출하여 배분하는 역할을 수행 하는 조직 | 정당, 정부, 정치조직 |
| 통합 조직(통합 기능) | 사회구성원의 갈등을 해소하는 역할을 수행하는 조직 | 사회복지조직, 경찰, 사법기관 |
| 현상유지 조직<br>(현상유지 기능) | 교육이나 문화 활동을 통해 사회의 틀이 오랫동안 유지 되도록 하는 조직 | 학교, 종교집단, 정부기관, 문화단체 |

**24** 비공식 조직과 공식 조직 장단점으로 옳은 것은? 20 경북

① 비공식 조직의 장점은 구성원의 심리적 안정감을 형성하는 것이다.
② 공식 조직 장점 조직의 쇄신적 분위기를 조성하는 것이다.
③ 비공식 조직의 단점은 공식 조직의 능률성을 저하시키는 것이다.
④ 공식 조직의 단점은 부분적 불만이 전체화될 수 있다는 것이다.

**25** 다음 중 공식 조직과 비공식 조직에 대한 설명으로 옳지 않은 것은? 20 부산

① 공식 조직은 부분적 질서를 중요시하고, 비공식 조직은 전체의 질서를 중요시한다.
② 공식 조직은 제도적인 조직이고, 비공식 조직은 비제도적인 조직이다.
③ 공식 조직은 능률의 원리가 지배하고, 비공식 조직은 감정의 원리가 지배한다.
④ 공식 조직은 경직성의 특징이 있고, 비공식 조직은 동태적인 조직이다.

**해설**

**24**
• 비공식 조직의 장점: 공식 조직의 경직성 완화, 공식적 리더십 보완, 구성원의 심리적 안정감 형성, 공식 조직의 능률성 제고, 공식적 의사소통의 결함 보완 쇄신적 분위기 조성
• 비공식 조직의 단점: 부분적 불안이 전체화될 수 있음. 공식적 의사소통의 왜곡 가능성, 정실 개입의 통로, 이익집단으로 작용 가능

**25**
공식 조직은 전체적 질서를 위해 활동하고 비공식 조직은 부분적 질서를 위해 활동한다.

PART **05**

정답 24 ① 25 ①

**26** 파슨스의 분류에 따르면 사회체제의 목표를 수립·집행하는 조직은 어디에 해당하는가? 20 부산

① 경제조직
② 정치조직
③ 통합조직
④ 형상유지조직

**PLUS**

파슨스(Talcoot Parson)는 조직이 어떠한 사회적 필요성을 충족시키는가에 따라 적응, 목표달성, 통합, 형상유지 등 4가지 기능을 주장하였다.

| 경제 조직(적응 기능) | 사회나 구성원이 소비하는 상품을 생산하는 조직 | 기업. 경제조직 |
|---|---|---|
| 정치 조직 (목표달성 기능) | 사회가치를 창출하고 권력을 창출하여 배분하는 역할을 수행 하는 조직 | 정당, 정부, 정치조직 |
| 통합 조직 (통합 기능) | 사회구성원의 갈등을 해소하는 역할을 수행하는 조직 | 사회복지조직, 경찰, 사법기관 |
| 현상유지 조직 (현상유지 기능) | 교육이나 문화 활동을 통해 사회의 틀이 오랫동안 유지 되도록 하는 조직 | 학교, 종교집단, 정부기관, 문화단체 |

**27** 라인-스태프 조직에 대한 설명으로 가장 옳지 않은 것은? 20 서울

① 스태프 조직은 실질적인 집행권이나 명령권을 가진다.
② 조직이 대규모화 되면서 업무 조언을 위한 기능이 설치된 조직이다
③ 스태프는 라인의 합리적인 의사결정을 도울 수 있다.
④ 라인과 스태프 간의 권한과 책임의 소재가 불분명할 수 있다.

**27**
스태프 조직은 라인 조직(수직조직)이 목표달성을 위하여 원활하게 가능하도록 지원 조성 촉진하는 역할을 하는 조직으로 실질적인 집행권이나 명령권은 가지고 있지 않다.

**28** 조직의 유형 중 자연적으로 생겨나는 조직에 해당하는 것은? 20 호남권

① 프로젝트 조직
② 매트릭스 조직
③ 공식 조직
④ 비공식 조직

**28**
비공식 조직은 구성원 상호 간의 인간적 관계나 친근성으로 인해 자생적으로 형성되는 소집단 성격의 조직으로 공식적 조직의 비정서적 측면 신축성 결여와 업무처리 자연 일반적 포괄적 성격으로 인해 자연스럽게 비공식 조직이 발생한다.

**29** 다음 중 비공식 조직의 순기능으로 옳지 않은 것은? 20 강원

① 구성원의 역할과 권한이 명확하다.
② 공식 조직의 경직성이 완화된다.
③ 구성원의 심리적 안정감 형성을 돕는다.
④ 쇄신적인 분위기를 조성한다.

**30** 다음 중 프로젝트 조직에 대한 설명으로 옳지 않은 것은? 20 대전

① 다양한 전문성을 가진 구성원을 팀으로 조직한다.
② 수직적인 조직과 수평적인 조직이 혼합되어 운영된다.
③ 직원들이 목표달성을 위해 파견되어 구성되는 임시 조직이다.
④ 수직적 명령계통, 기능적 분화, 통솔범위에 일반적으로 구애받지 않아 유연성을 가진다.

**31** 다음 중 매트릭스 조직에 대한 설명으로 옳지 않은 것은? 20 인천

① 조직의 효율성과 유연성을 동시에 높이고자 운영하는 조직모형이다.
② 명령통일의 원칙에 위배되는 조직이다.
③ 의사결정이 집권화되고 빨라진다.
④ 대규모 병원조직은 전형적인 매트릭스 조직이다.

**32** 파슨스(T. Parsons)의 조직유형 중 형상유지기능을 하는 조직에 해당하는 것은? 21 강원

① 기업　　　　② 경찰
③ 학교　　　　④ 정당

**해설**

**29**
구성원의 역할과 권한에 관한 법령이 마련되어 있어 명확한 것은 공식 조직의 특징이다.

**30**
프로젝트 조직의 조직 구성원은 수직적이라기보다는 수평적인 관계에서 운영된다. 수직적인 조직과 수평적인 조직이 혼합되어 운영되는 것은 매트릭스 조직이다.

**31**
매트릭스 조직은 조직의 기능에 따라 수직선으로 편성된 기능조직에 수평적 측면적인 프로젝트 조직의 모형을 부가시켜 조직의 효율성과 유연성을 동시에 높이고자 운영하는 조직모형이다. 민주적인 의사결정이 조직의 동력으로 작용하는 장점이 있는 반면 이해관계를 가진 많은 사람들이 얽혀 있어서 의사결정이 복잡하고 거대해지는 단점이 있다.

해설

**PLUS**

파슨스(Talcoot Parson)는 조직이 어떠한 사회적 필요성을 충족시키는가에 따라 적응, 목표달성, 통합, 형상유지 등 4가지 기능을 주장하였다.

| 경제 조직<br>(적응 기능) | 경제적 재화의 생산과 분배에 종사하는 조직 | 기업. 경제조직 |
|---|---|---|
| 정치 조직<br>(목표달성 기능) | 사회체제의 목표를 수집·집행하는 기능과 관련된 조직 | 정당, 정부, 정치조직 |
| 통합 조직<br>(통합 기능) | 사회구성원의 갈등을 조정하고 안정을 유지하는 조직 | 사회복지조직, 경찰, 사법기관 |
| 형상유지 조직<br>(형상유지 기능) | 교육이나 문화 활동을 통해 사회의 틀이 오랫동안 유지 되도록 하는 조직 | 학교, 종교집단, 정부기관, 문화단체, 연구소 |

**33** 특정 사안을 해결하기 위하여 부서의 경계를 두지 않고 다양한 전문성을 가진 구성원을 팀으로 조직하여 그 사안이 해결될 때까지 일시적으로 운영하는 조직은? 21 강원

① 프로젝트 조직
② 매트릭스 조직
③ 막료 조직
④ 계선 조직

**34** 공식적 조직과 비공식 조직의 특징으로 옳지 않은 것은? 21 경북

① 공식적 조직은 인위적이고 비공식적 조직은 자연발생적이다.
② 공식적 조직은 부분적 질서를 강조하고 비공식적 조직은 전체적 질서를 강조한다.
③ 공식적 조직은 전체 조직원으로 구성되고 비공식적 조직은 일부 조직원으로 구성된다.
④ 공식적 조직은 제도적 조직으로 규범이 문서화 되어 있고 비공식 조직은 감정적 조직으로 인간관계론에 근거한 조직이다.

**33**
프로젝트 조직은 특정 사안을 해결하기 위하여 부서의 경계를 두지 않고 다양한 전문성을 가진 구성원을 팀으로 조직하여 그 사안이 해결될 때까지 운영하도록 하는 조직이다. 해산을 전제로 하여 임시로 편성된 일시적 조직이며, 신규·혁신적·비일상적인 과제의 해결을 위하여 형성되는 동태적 조직이다. 당초 계획한 사업목적이 이루어지면 그 구성원들이 다시 본래 소속되어 있던 부서로 돌아가게 된다.

**34**
공식적 조직은 전체적 질서를 강조하고 비공식 조직은 부분적 질서를 위해 활동한다.

정답 33 ① 34 ②

**PLUS**

| 구분 | 공식적 조직 | 비공식적 조직 |
|---|---|---|
| 조직의 생성 | 외면적·가시적·인위적·제도적·합리적 조직 | 내면적·불가시적·비제도적·감정적 조직 |
| 목적 | 공적 목적 추구 | 사적 목적 추구 |
| 원리 | 능률의 원리가 지배 | 감정의 원리가 지배 |
| 질서 | 전체적 질서를 위해 활동(관료제이론) | 부분적 질서를 위해 활동(자생조직) |
| 성문화 여부 | 합법적 절차에 따른 규범의작성(서문화) | 구성원의 상호행위에 의한 규범의 형성(불문화) |
| 관리기법 | 과학적 관리 | 인간관계론 |
| 생성의도 | 계층적 조직, 고전적 조직, 관료제 조직 | 자생적 조직 |
| 특징 | 영속성, 경직성, 명확성 | 비영속성, 동태성 불명료성 |

**해설**

**35** 비공식 조직의 특성에 대한 설명으로 가장 옳은 것은? 21 서울

① 감정의 원리가 지배한다.
② 과학적 관리기법을 중시한다.
③ 능률의 원리가 지배한다.
④ 공적 목적을 추구하고, 인위적이며 제도적이다.

PART

**05**

**36** 최근 다문화 가족의 이혼이 증가함에 따라 해당 문제에 대처하기 위해 보건복지부, 법무부, 여성가족부 등을 포함하여 한시적으로 '다문화 가족 정책위원회'를 운영하기로 했다. 이 조직구조의 장점에 해당하지 않는 것은? 21 서울

① 인력 구성의 탄력성을 보인다.
② 목적 달성을 위해 자원을 집중할 수 있다.
③ 환경변화에 적응성이 높은 편이다.
④ 최고 관리자가 지속적으로 장기계획에 집중할 수 있다.

**36**
여러 부서의 인원이 모여 한시적으로 운영되는 '다문화 가족 정책위원회'는 프로젝트 조직의 유형으로 볼 수 있다. 프로젝트조직은 임시조직으로 목표달성 후 해산을 전제로 하기 때문에 지속적으로 장기계획에 집중하기 어렵다.

**정답** 35 ① 36 ④

**37** 조직의 기능에 따라 수직선으로 편성된 기능조직에 수평적·측면적인 프로젝트 조직의 모형을 부가시켜 조직의 효율성과 유연성을 동시에 높이고자 운영하는 조직모형은? 21 경기7급

① 매트릭스 조직                    ② 프로젝트 조직
③ 시스템 조직                      ④ 테스크포스팀

**38** 라인 조직에서 서로 다른 부서에 소속된 팀원을 차출하여 건강증진사업팀을 구성하여 한시적으로 운영하는 경우에 해당하는 조직유형은 무엇인가? 21 경남보건연구사

① 라인 조직                        ② 라인스태프 조직
③ 프로젝트 조직                    ④ 매트릭스 조직

---

**PLUS**

| | |
|---|---|
| 라인 조직 | 전통적 조직구조이다. 라인 조직이란 군대식 조직으로서 업무의 결정과 실행을 담당하는 부서들만 있는 조직형태이다. 과업의 분화라든가 부문화가 진전되지 않은 매우 초보적인 조직형태로 계선조직이라고도 한다. 라인 조직의 목표는 비용절감과 같은 효율성 제고 및 생산성 향상이다. 명령통일의 원칙, 전문화의 원칙, 통솔범위의 원칙 권한과 책임의 원칙 등 전통적인 조직원이 충실히 지켜지는 조직이다. |
| 라인스태프 조직: | 라인(Line)은 수직조직을 스태프(Staff, 막료, 참모)는 수평조직을 의미한다. 조직의 규모가 커질수록 기존의 라인기능만으로는 모든 업무수행이 불가능 하므로 라인업무를 지원할 수 있도록 스태프 기능이 분화 되어 발달한다. 라인스태프 조직은 조직이 대규모화되는 초기상황, 경영환경이 안정적이고 확실성이 높은 상황에 효과적인 조직형태이다. |
| 프로젝트 조직 | 목적달성을 위해 관련부서의 직원들이 파견되어 구성되는 임시조직으로 프로젝트 팀(Project Team), 태스크포스(Task Force, TF)로 불린다. 프로젝트 조직은 해산을 전제로 하여 임시로 편성된 일시적 조작이며 신규·혁신적·비일상적인 과제의 해결을 위하여 형성되는 동태적 조직이다. |
| 매트릭스 조직 | 조직의 기능에 따라 수직선으로 편성된 기능조직에 수평적·측면적인 프로젝트 조직의 모형을 부가시켜 조직의 효율성과 유연성을 동시에 높이고자 운영하는 조직모형으로 조직의 유연성을 높이는 장점이 있으나 명령통일의 원칙에 위배되어 이중 지휘체계에 의한 구성원들의 역할과 관련된 갈등이 야기되는 단점이 있다. |

---

**해설**

**37**
매트릭스 조직은 전통적인 조직 기능(수직적)과 프로젝트 조직(수평적)을 합한 것으로 조직의 기능에 따라 수직선으로 편성된 기능조직에 수평적·측면적인 프로젝트 조직의 모형을 부가시켜 조직의 효율성과 유연성을 동시에 높이고자 운영하는 조직모형이다.

**38**
여러 부서의 팀원을 차출하여 하나의 사업팀을 구성하였으며 '한시적'으로 운영하는 조직이므로 프로젝트 조직에 해당한다.

**정답** 37 ① 38 ③

**39** 에치오니(Amitai Etzioni)의 분류에 따른 조직유형 중 학교와 병원, 가족 등의 조직에 해당하는 것은? 21 경남보건연구사

① 공리조직　　　　　　② 규범조직
③ 공공조직　　　　　　④ 강제조직

해설

**PLUS**

에치오니(Amitai Etzioni)의 분류

| 구분 | 권위의 유형 | 특징 | 종류 |
|---|---|---|---|
| 강제적 조직 | 강제적 권위 | • 조직구성원들에게 강제로 조직의 명령에 따르도록 하는 조직(질서 목표)<br>• 조직구성원이 고도의 소외감을 느끼는 조직 | 군대, 교도소, 경찰, 감금 정신병원 |
| 공리적 조직 | 보수적 권위 | 승진, 보수 등이 조직구성원으로 하여금 명령에 순응하게 하는 조직으로 (경제적 목표) 개인의 타산적 이해관계에 따라 관여하는 조직 | 회사, 기업, 경제단체, 이익단체, 평상시의 군대 |
| 규범적 조직 | 규범적 권위 | • 이념이나 규범이 조직에 따르도록 하는 조직 (문화적 목표)<br>• 개인이 권위나 권력에 대하여 높은 일체감을 갖는 조직, 구성원은 조직에 대하여 헌신적이고 사명감을 지니고 도덕적으로 행동한다. | 학교, 교회, 종교단체 |

**40** 다음에서 명령통일의 원리가 가장 잘 적용된 조직은? 22 서울

| ㄱ. 참모조직 | ㄴ. 계선조직 |
|---|---|
| ㄷ. 막료조직 | ㄹ. 비공식조직 |

① ㄱ　　　　　　② ㄴ
③ ㄷ　　　　　　④ ㄹ

**41** 팀제 조직의 특성에 대한 설명으로 옳지 않은 것은? 22 지방직

① 상급자에게 직무 권한이 대부분 집중되어 있다.
② 팀장 및 팀원 간의 유기적인 관계로 시너지 효과를 기대할 수 있다.
③ 빠른 의사결정으로 다양한 욕구에 능동적으로 대처할 수 있다.
④ 팀원의 능력과 팀의 실적 등을 기초로 보수체계가 구성되어 있다.

PART

**05**

**40**
계선조직(Line organization, 라인조직)
• 라인조직은 전통적 조직구조이다. 라인조직이란 군대식 조직으로서 업무의 결정과 실행을 담당하는 부서들만 있는 조직형태이다.
• 과업의 분화라든가 부문화가 진전되지 않은 매우 초보적인 조직행태로 계선조직이라고도 한다.
• 라인조직의 목표는 비용절감과 같은 효율성의 제고 및 생산성 향상이다.
• 명령통일의 원칙, 전문화의 원칙, 통솔범위의 원칙, 권한과 책임의 원칙 등 전통적 조직원칙이 충실히 지켜지는 조직이다.

정답 ▶ 39 ② 40 ② 41 ①

> **PLUS**
>
> **팀제조직**
>
> | 개념 | 팀제란 환경변화에 능동적으로 대응하여, 소수 정예의 전문인들로 구성된 소규모 형태의 조직 |
> |---|---|
> | 특징 | • 팀원의 전원참가 형식에 의한 의사결정방식<br>• 상승효과 제고로 인한 잉여생산능력의 확보<br>• 잉여창출에 의한 잉여분을 분배하는 보상체계 확립 |
> | 필요성 | • 환경변화에 적극적으로 대응하기 위해서 고객중심의 서비스를 제공하기 위해 필요한 조직이다.<br>• 고객중심의 서비스를 제공하려면 시장중심의 수평조직 형태로 변화하고 협력적이고 참여적인 경영문화를 구축하여 유연성을 갖추어야 한다. |
>
> ※ 출처: 문재우 외, 보건행정학(제8판), 계축문화사, 2021. p.286.

## 42 다음 사례에 해당하는 조직구조는? 23 지방직

> 보건소의 각 부서에서 인원을 차출하여 가칭 '건강증진도시팀'을 일정기간 운영하였다.

① 라인 조직(line organization)
② 프로젝트 조직(project organization)
③ 매트릭스 조직(matrix organization)
④ 라인스태프 조직(line staff organization)

> **PLUS**
>
> | 라인 조직 | 전통적 조직구조이다. 라인조직이란 군대식 조직으로서 업무의 결정과 실행을 담당하는 부서들만 있는 조직형태이다. 과업의 분화라든가 부문화가 진전되지 않은 매우 초보적인 조직형태로 계선조직이라고도 한다. 라인조직의 목표는 비용절감과 같은 효율성 제고 및 생산성 향상이다. 명령통일의 원칙, 전문화의 원칙, 통솔범위의 원칙 권한과 책임의 원칙 등 전통적인 조직원이 충실히 지켜지는 조직이다. |
> |---|---|
> | 프로젝트 조직 | 목적달성을 위해 관련부서의 직원들이 파견되어 구성되는 임시조직으로 프로젝트 팀(Project Team), 태스크포스(Task Force, TF)로 불린다. 프로젝트 조직은 해산을 전제로 하여 임시로 편성된 일시적 조작이며 신규·혁신적·비일상적인 과제의 해결을 위하여 형성되는 동태적 조직이다. |
> | 매트릭스 조직 | 조직의 기능에 따라 수직선으로 편성된 기능조직에 수평적·측면적인 프로젝트 조직의 모형을 부가시켜 조직의 효율성과 유연성을 동시에 높이고자 운영하는 조직모형으로 조직의 유연성을 높이는 장점이 있으나 명령통일의 원칙에 위배되어 이중 지휘체계에 의한 구성원들의 역할과 관련된 갈등이 야기되는 단점이 있다. |
> | 라인스태프 조직: | 라인(Line)은 수직조직을 스태프(Staff, 막료, 참모)는 수평조직을 의미한다. 조직의 규모가 커질수록 기존의 라인기능만으로는 모든 업무수행이 불가능 하므로 라인업무를 지원할 수 있도록 스태프 기능이 분화 되어 발달한다. 라인스태프 조직은 조직이 대규모화되는 초기상황, 경영환경이 안정적이고 확실성이 높은 상황에 효과적인 조직형태이다. |

**43** 민츠버그(Mintzberg)의 조직 유형 중 상급종합병원에 적합한 것은?

23 지방직

① 애드호크라시(Adhocracy)  ② 단순 조직
③ 기계적 관료제 조직  ④ 전문적 관료제 조직

---

**PLUS**

**민츠버그(Henry Mintzberg)의 조직 분류**

| 유형 | 정의 | 조직 사례 |
|------|------|-----------|
| 단순구조조직 | 구조가 단순하고 소규모이면서 유동성이 강한 조직 | 자동차, 딜러 |
| 기계적 관료조직 | 조직의 역사가 길며 대규모로서 표준화되어있는 안정적 조직 | 우체국, 항공사 |
| 전문적 관료조직 | 전문가집단이 일하는 대규모 조직적으로 작업기술표준화에 의한 조정을 통해 과업을 조정하며 전문가들은 많은 자율권을 부여받는 조직 | 대학, 종합병원, 사회복지관 |
| 대형지부조직 (사업부제조직) | 고객의 다양성에 대처하기 위해 각 사업부서가 책임을 지고 자율적인 활동을 하는 조직 | 재벌기업, 대학 |
| 임시특별조직 (애드호크라시) | 복잡한 형태이며 연구개발조직과 같은 성향의 조직 | 광고회사, 우주센터 |

---

**44** 공식 조직과 비교하여 비공식 조직의 특성으로 옳은 것은? 24 보건직

① 능률의 논리에 입각한 조직이다.
② 조직자체의 경직성을 야기할 수 있다.
③ 구성원의 심리적 안정감을 형성한다.
④ 직제 등에 의해 형성된 인위적이고 제도화된 조직이다.

---

**PLUS**

| 구분 | 공식 조직 | 비공식 조직 |
|------|-----------|-------------|
| 조직의 생성 | 외면적, 가시적, 인위적, 제도적, 합리적으로 생성된 조직(계층적,고전적, 관료제조직) | 내면적, 비가시적, 자연발생적, 비제도적, 감정적으로 생성된 조직 |
| 성격 및 | 합리적 조직 | 비합리적 조직 |
| 명문화 여부 | 합법적 절차(서문화) | • 인간관계에 의한 규범<br>• 구성원의 상호행위에 의한 규범의 형성(불문화) |
| 목적 | 공적 목적 추구 | 사적 목적 추구 |
| 행동기준 | 능률, 효율 | 감정, 인간 |
| 논리 | 능률과 과학적 합리성의 논리가 지배 | 인간의 감정의 논리가 지배 |
| 질서 | 전체적 질서를 위해 활동(관료제이론) | 부분적 질서를 위해 활동(자생조직) |
| 관리기법 | 과학적 관리 | 인간관계론 |
| 특징 | 안정적, 불변 | 가변 비영속성, 동태성, 불명료성 |
| 형태 | 외면적, 외재적 조직 | 내면적, 내재적 조직 |

**정답** 43 ④  44 ③

## 제4절 조직의 인간관리

해설

**01** 천성적으로 게으르고 일하기 싫어하기 때문에 이러한 인간관 하에서의 관리 전략은 경제적 보상체계의 강화와 아울러 엄격한 감독과 통제를 실시하여야 한다고 강조하는 동기부여 이론은? 18 경남

① 욕구단계설　　　　　② X이론

③ 2요인 이론　　　　　④ ERG 이론

**01**
맥그리거의 X– Y이론 중 X이론적 인간에 대한 설명이다.

**02** 매슬로우 욕구계층이론에서 회사에서 승진과 인정받는 욕구는 다음 중 무엇인가? 18 충북

① 생리적 욕구　　　　　② 안전의 욕구

③ 존중의 욕구　　　　　④ 자아실현의 욕구

**02**
존중의 욕구는 자신에 대한 긍지를 가지려 하고 자신이 높게 평가받고, 다른 사람으로부터 존경받기를 원하는 욕구이다.

**03** 동기부여 이론 중 Alderter의 욕구이론에서 제시된 욕구의 내용이 아닌 것은? 18 강원

① 존재　　　　　　　　② 관계

③ 성장　　　　　　　　④ 안전

**03**
Alderfer의 ERG 이론은 욕구충족을 위한 행동이 얼마나 추상적인가를 기준으로 존재(E: Existence), 관계(R: Relatedness), 성장(G: Growth)의 3단계로 분류한다.

**04** 기대감, 수단성, 유인성으로 동기의 강도를 설명한 기대이론을 제시한 학자는 누구인가? 18 강원

① Vroom　　　　　　　② Argyris

③ McGregor　　　　　④ Alderfer

**04**
Vroom의 기대이론은 동기의 강도는 자신의 노력이 성과(1차적 결과)로 이어진다는 기대와 성과가 보상(2차적 결과)을 가져올 것이라는 믿음, 예상되는 보상에 대한 자신의 선호도(유의성)에 달려있다고 보는 과정이론이다.

정답　01 ②　02 ③
　　　03 ④　04 ①

**05** 맥그리거(Mcgregor)의 Y이론에 대한 설명으로 가장 옳은 것은? 서울

① 구성원은 처벌과 봉제를 해야 한다.

② 조직구성원들의 경제적 욕구 추구에 대응한 경제적 보상체계가 확립되어야 한다.

③ 자기 통제와 자기 지시를 행할 수 있다.

④ 인간은 자기중심적이고 책임지는 것을 싫어한다.

**PLUS**

**맥그리거(McGregor)의 X – Y이론**

| 개념 | 맥그리거는 매슬로우의 욕구단계이론을 바탕으로 인간관을 X·Y 두 가지로 대별하고 각각의 인간관에 따른 관리 전략을 제시하였다. X이론적 인간관에 입각한 관리전략은 현대인에게 적합하지 않으며, Y이론적 인간관에 따른 관리를 주장하였다. |
|---|---|
| X이론적 인간 | 본질적으로 일을 싫어하며 가능하면 일을 하지 않으려고 하고, 야망이 없고 책임지기를 싫어하고 외재적인 지도를 받으려 한다. |
| Y이론적 인간 | • 자기 행동의 방향을 스스로 정하고 자율적으로 자기규제를 할 수 있는 존재이다. 조직의 문제를 해결할 때 비교적 높은 수준의 창의력과 상상력을 발휘할 수 있고 적절한 조건만 갖추어지면 책임지기를 원하며 책임 있는 행동을 수행하고자 한다.<br>• Y이론에서의 인간은 자기 행동의 방향을 스스로 정하고 자율적으로 자기규제를 할 수 있는 존재이므로 처벌과 통제 보다는 민주적 리더십과 권한 위임, 직무확장 등의 관리전략이 필요하다. |
| 동기부여 | X이론의 인간의 동기부여는 생리적·안전적 수준에서 나타난다.<br>Y이론의 인간의 동기부여는 존중의 욕구·자아 실현욕구가 직무동기이다. |

**06** 다음의 내용에 해당하는 동기부여이론은? 18 경남

• 일을 싫어하는 사람에게는 엄격한 감독과 통제를 통한 관리가 필요하다.
• 일을 좋아하는 사람에게는 권한의 위임 목표에 의한 관리가 적합하다.

① X–Y이론
② 미성숙–성숙이론
③ 욕구충족이론
④ 성취동기이론

해설

## PLUS

### 맥그리거(McGregor)의 X − Y이론

| | |
|---|---|
| 개념 | 맥그리거는 매슬로우의 욕구단계이론을 바탕으로 인간관을 X · Y 두 가지로 대별하고 각각의 인간관에 따른 관리 전략을 제시하였다. X이론적 인간관에 입각한 관리전략은 현대인에게 적합하지 않으며, Y이론적 인간관에 따른 관리를 주장하였다. |
| X이론적 인간 | 본질적으로 일을 싫어하며 가능하면 일을 하지 않으려고 하고, 야망이 없고 책임지기를 싫어하고 외재적인 지도를 받으려 한다. |
| Y이론적 인간 | • 자기 행동의 방향을 스스로 정하고 자율적으로 자기규제를 할 수 있는 존재이다. 조직의 문제를 해결할 때 비교적 높은 수준의 창의력과 상상력을 발휘할 수 있고 적절한 조건만 갖추어지면 책임지기를 원하며 책임 있는 행동을 수행하고자 한다.<br>• Y이론에서의 인간은 자기 행동의 방향을 스스로 정하고 자율적으로 자기규제를 할 수 있는 존재이므로 처벌과 통제 보다는 민주적 리더십과 권한 위임, 직무확장 등의 관리전략이 필요하다. |
| 동기부여 | • X이론의 인간의 동기부여는 생리적 · 안전적 수준에서 나타난다.<br>• Y이론의 인간의 동기부여는 존중의 욕구 · 자아 실현욕구가 직무동기이다. |

## 07 허츠버그(Herzberg)의 위생−동기요인에 대한 설명으로 옳지 않은 것은?

18 제주

① 위생요인은 근무환경과 관련된 요인으로 조직의 정책, 감독, 보수, 대인 관계 등이다.
② 동기요인은 직무자체와 관련있는 직무상의 성취감, 인정, 보람, 책임 등 이다.
② 위생요인이 충족되면 불만족이 감소한다.
④ 만족요인과 불만족 요인은 동일선상의 양 극점에 위치해 있다.

## PLUS

### 허츠버그의 2요인론(이원적 욕구충족이론)

| | |
|---|---|
| 2요인론 | 조직 구성원에게 불만을 주는 요인(위생요인)과 만족을 주는 요인(동기요인)은 상호 독립되어 있음을 제시하였다 만족의 반대는 불만족이 아닌 만족이 없는 상태이며, 불만족의 반대는 만족이 아닌 불만족이 없는 상태이다. |
| 위생요인 | 감독, 보수, 대인관계, 작업조건 등 → 충족 시 생산성 향상(만족) |
| 동기요인 | 직무상의 성취(승진 등), 직무에 대한 타인으로 부터의 인정, 보람 있는 직무, 직무상의 책임, 성장 및 발전(자아개발) 등 → 미충족시 불만족 |

**08** 동기부여 이론에 대한 설명으로 옳지 않은 것은? 18 대구

① 허츠버그는 조직구성원에게 불만을 주는 위생요인과 만족을 주는 만족요인을 구분하였다.

② 허츠버그의 동기요인에는 조직의 정책과 관리, 임금, 승진, 직무상 책임 등이 있다.

③ 맥그리거는 욕구단계이론을 바탕으로 인간을 X · Y 두 가지로 대별 하고 각각의 인간관에 따른 관리전략 제시하였다.

④ 맥그리거의 Y이론은 적극적이고 능동적인 인간관을 가정하는 성선 설에 가깝다.

---

**PLUS**

**허츠버그의 2요인론(이원적 욕구충족이론)**

| 2요인론 | 조직 구성원에게 불만을 주는 요인(위생요인)과 만족을 주는 요인(동기요인)은 상호 독립되어 있음을 제시하였다 만족의 반대는 불만족이 아닌 만족이 없는 상태이며, 불만족의 반대는 만족이 아닌 불만족이 없는 상태이다. |
|---|---|
| 위생요인 | 감독, 보수, 대인관계, 작업조건 등 → 충족 시 생산성 향상(만족) |
| 동기요인 | 직무상의 성취(승진 등), 직무에 대한 타인으로 부터의 인정, 보람 있는 직무, 직무상의 책임, 성장 및 발전(자아개발) 등 → 미충족시 불만족 |

---

**09** 조직 구성원의 동기부여이론 중 과정이론에 해당하는 것은? 18 대전

① 기대이론　　　　　② 욕구계층이론

③ 미성숙–성숙이론　　④ 성취동기이론

---

**10** 조직에서 인간의 동기를 설명하는 허츠버그(Herzberg)의 이론에 대한 설 명으로 가장 옳지 않은 것은? 19 서울

① 사람의 욕구를 만족과 불만족의 2요인으로 설명하고 있다.

② 욕구를 단계적으로 보고 하위욕구가 충족되면 다음 단계의 욕구가 동기 부여를 할 수 있다.

③ 임금에 대한 불만족을 제거하여야 하지만 이를 통해 동기가 부여되 는 것은 아니다.

④ 성취감, 승진 등의 동기요인이 만족되면 적극적인 태도로 유도될 수 있다.

---

PART

**05**

PLUS

**허츠버그의 2요인론(이원적 욕구충족이론)**

| 2요인론 | 조직 구성원에게 불만을 주는 요인(위생요인)과 만족을 주는 요인(동기요인)은 상호 독립되어 있음을 제시하였다 만족의 반대는 불만족이 아닌 만족이 없는 상태이며, 불만족의 반대는 만족이 아닌 불만족이 없는 상태이다. |
|---|---|
| 위생요인 | 감독, 보수, 대인관계, 작업조건 등 → 충족 시 생산성 향상(만족) |
| 동기요인 | 직무상의 성취(승진 등), 직무에 대한 타인으로 부터의 인정, 보람 있는 직무, 직무상의 책임, 성장 및 발전(자아개발) 등 → 미충족시 불만족 |

**11** Herzberg의 2요인이론에서 위생요인에 해당하는 것은? 19 경기

① 임금      ② 승진

③ 성취감      ④ 인정

PLUS

**허츠버그의 2요인론(이원적 욕구충족이론)**

| 2요인론 | 조직 구성원에게 불만을 주는 요인(위생요인)과 만족을 주는 요인(동기요인)은 상호 독립되어 있음을 제시하였다 만족의 반대는 불만족이 아닌 만족이 없는 상태이며, 불만족의 반대는 만족이 아닌 불만족이 없는 상태이다. |
|---|---|
| 위생요인 | 감독, 보수, 대인관계, 작업조건 등 → 충족 시 생산성 향상(만족) |
| 동기요인 | 직무상의 성취(승진 등), 직무에 대한 타인으로 부터의 인정, 보람 있는 직무, 직무상의 책임, 성장 및 발전(자아개발) 등 → 미충족시 불만족 |

**12** 맥클리랜드가 제시한 동기부여 이론에 대한 설명으로 옳지 않은 것은?

19 경남

① 개인의 동기는 사회문화와 상호 작용하는 과정에서 학습되는 것이다.
② 개인마다 욕구의 계층에 차이가 있다.
③ 욕구의 유형은 안전욕구, 권력욕구, 성취욕구로 분류하였다.
④ 조직 내에서 동기를 유발하는 욕구는 성취욕구이다.

정답 11 ①   12 ③

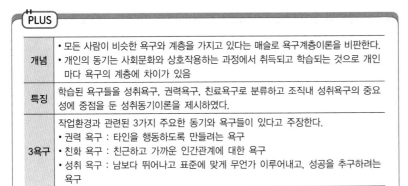

| | |
|---|---|
| 개념 | • 모든 사람이 비슷한 욕구와 계층을 가지고 있다는 매슬로 욕구계층이론을 비판한다.<br>• 개인의 동기는 사회문화와 상호작용하는 과정에서 취득되고 학습되는 것으로 개인마다 욕구의 계층에 차이가 있음 |
| 특징 | 학습된 욕구들을 성취욕구, 권력욕구, 친료욕구로 분류하고 조직내 성취욕구의 중요성에 중점을 둔 성취동기이론을 제시하였다. |
| 3욕구 | 작업환경과 관련된 3가지 주요한 동기와 욕구들이 있다고 주장한다.<br>• 권력 욕구 : 타인을 행동하도록 만들려는 욕구<br>• 친화 욕구 : 친근하고 가까운 인간관계에 대한 욕구<br>• 성취 욕구 : 남보다 뛰어나고 표준에 맞게 무언가 이루어내고, 성공을 추구하려는 욕구 |

**13** 조직 내 구성원의 동기부여와 관련하여 인간의 욕구를 존재욕구, 관계욕구, 성장욕구로 구분하여 설명한 학자는? 19 부산

① Maslow
② Alderfer
③ Argyris
④ McClelland

**14** 맥클리랜드(McClelland)의 동기이론에서의 제시된 욕구에 해당하지 않는 것은? 19 인천

① 생존욕구
② 성취욕구
③ 권력욕구
④ 친교욕구

**PLUS**

| | |
|---|---|
| 개념 | • 모든 사람이 비슷한 욕구와 계층을 가지고 있다는 매슬로 욕구계층이론을 비판한다.<br>• 개인의 동기는 사회문화와 상호작용하는 과정에서 취득되고 학습되는 것으로 개인마다 욕구의 계층에 차이가 있음 |
| 특징 | 학습된 욕구들을 성취욕구, 권력욕구, 친료욕구로 분류하고 조직내 성취욕구의 중요성에 중점을 둔 성취동기이론을 제시하였다. |
| 3욕구 | 작업환경과 관련된 3가지 주요한 동기와 욕구들이 있다고 주장한다.<br>• 권력 욕구 : 타인을 행동하도록 만들려는 욕구<br>• 친화 욕구 : 친근하고 가까운 인간관계에 대한 욕구<br>• 성취 욕구 : 남보다 뛰어나고 표준에 맞게 무언가 이루어내고, 성공을 추구하려는 욕구 |

**해설**

**13**
Alderfer의 ERG이론은 욕구충족을 위한 행동이 얼마나 추상적인가를 기준으로 존재(E: Existence), 관계(R: Relatedness), 성장(G: Growth)의 3단계로 분류한다.

PART

05

**15** 아지리스(Argyris)의 미성숙-성숙이론에 대한 설명으로 옳지 않은 것은?

19 강원

① 인간을 미성숙한 인간과 성숙한 인간으로 설명하였다.
② 미성숙한 인간과 성숙한 인간을 구별하는 7가지의 특징을 제시하였다.
③ 비공식조직은 구성원의 미성숙 상태를 조장하고 있다고 보았다.
④ 관료제조직은 구성원이 성숙 상태로 발전하는 데 장애가 된다고 보았다.

**PLUS**

**아지리스(Argyris)의 미성숙-성숙이론**

| 개념 | 인간이 미성숙에서 성숙의 단계로 발전하여, 공식조직에 초점을 맞춘 고전적 관리전략은 인간을 미성숙 상태로 조장한다고 비판하며 인간을 미성숙 상태로 고정시키거나 조장하는 고전적 관리전략을 대체할 관리전략으로 모든 구성원들이 스스로 욕구를 충족시키고 성장 성숙의 기회를 얻을 수 있는 분위기를 조장해야 함을 강조하였다. |
|---|---|
| 미성숙인 | 수동적 활동, 의존적 행동, 한정된 행동능력, 변덕스럽고 피상적인 관심, 단기적 안목, 종속적 지위에 만족, 자아의식의 결여 |
| 성숙인 | 능동적 활동, 독립적 행동, 다양한 행동능력, 강하고 집중된 관심, 장기적 안목, 대등·우월적 지위, 자아의 의식과 통제 |

**16** 동기부여이론에 대한 설명으로 가장 옳은 것은? 19 충북

① 매슬로(Maslow)의 욕구계층이론에서는 상위 욕구의 충족이 좌절되면 하위욕구로의 후진적·하향적 퇴행을 설명하고 있다.
② 허츠버그(Herberg)의 욕구충족에서 만족요인과 불만요인은 일직선상의 양 극점에 해당하므로 불만족이 해소되면 만족감을 느끼게 된다.
③ 맥그리거(McGregor)의 X-Y이론에서 X이론적 인간은 본질적으로 일을 싫어하는 것이 아니고 자율적으로 자기규제를 할 수 있는 존재이다.
④ 브룸(Vroom)의 기대이론에서 3가지 변수는 기대감, 수단, 유의성이다.

**해설**

**16**
① 매슬로(Maslow)의 욕구계층이론은 만족과 진행만을 설명하며 욕구의 후진, 퇴행에 대해서는 설명하지 않았다. 앨더퍼(Alderfer)는 욕구의 좌절에 따른 후진 및 퇴행을 설명한 좌절-퇴행접근법을 특징으로 한다.
② 허츠버그(Herzberg)의 욕구충족이론에서 만족요인과 불만요인은 서로 독립된 별개의 입장으로 설명하고 있다.
③ 맥그리거(McGregor)의 X-Y이론에서 Y이론적 인간은 본질적으로 일을 싫어하는 것이 아니고 자율적으로 자기규제를 할 수 있는 존재이다.

**정답** 15 ③ 16 ④

**17** 조직의 인간관리를 위한 동기부여이론 중 과정이론에 해당하지 않는 것은? 20 경북

① Adams의 형평성이론
② Vroom의 VIE기대이론
③ Porter & Lawler의 업적-만족이론
④ Herzberg의 2요인이론

해설

PLUS

| | '인간의 동기를 유발하는 내용'을 설명하는 이론으로 인간의 욕구와 욕구에서 비롯되는 충동, 욕구의 배열, 유인 또는 달성하려는 목표 등을 분석한다. | |
|---|---|---|
| 내용이론 | 이론 | • Maslow의 욕구단계설, Alderfer의 ERG이론<br>• 맥그리거 (McGregor)의 X·Y이론<br>• 아지리스(Argyris)의 미성숙 성숙이론<br>• 허츠버그(Herzberg)의 2요인 이론(욕구충족 이론)<br>• 맥클리랜드(MoClelland)의 성취동기이론 |
| | '인간의 행동이 어떤 과정을 통해 동기유발이 되는가' 를 설명하는 이론으로 사람들이 어떠한 방법을 통해 욕구를 충족시키고 욕구충족을 위한 여러 가지 행동 대안 중 어떤 방법으로 행동선택을 하는가에 중점을 둔다 둔다. | |
| 과정이론 | 이론 | • 아담스(Adams)의 형평성이론<br>• 보룸(Vroom)의 VIE 기대이론<br>• 포터와 로울러(Porter & Lawler)의 업적 – 만족이론 |

PART

**05**

**18** 동기부여 이론 중 내용이론이 아닌 것으로 가장 옳은 것은? 20 서울

① 매슬로우(Maslow)의 욕구단계이론
② 아지리스(Argyris)의 미성숙-성숙이론
③ 브룸(Vroom)의 기대이론
④ 허츠버그(Herzberg)의 2요인이론

PLUS

| | '인간의 동기를 유발하는 내용'을 설명하는 이론으로 인간의 욕구와 욕구에서 비롯되는 충동, 욕구의 배열, 유인 또는 달성하려는 목표 등을 분석한다. | |
|---|---|---|
| 내용이론 | 이론 | • Maslow의 욕구단계설, Alderfer의 ERG이론<br>• 맥그리거 (McGregor)의 X·Y이론<br>• 아지리스(Argyris)의 미성숙 성숙이론<br>• 허츠버그(Herzberg)의 2요인 이론(욕구충족 이론)<br>• 맥클리랜드(MoClelland)의 성취동기이론 |
| | '인간의 행동이 어떤 과정을 통해 동기유발이 되는가' 를 설명하는 이론으로 사람들이 어떠한 방법을 통해 욕구를 충족시키고 욕구충족을 위한 여러 가지 행동 대안 중 어떤 방법으로 행동선택을 하는가에 중점을 둔다 둔다. | |
| 과정이론 | 이론 | • 아담스(Adams)의 형평성이론<br>• 보룸(Vroom)의 VIE 기대이론<br>• 포터와 로울러(Porter & Lawler)의 업적 – 만족이론 |

정답 17 ④ 18 ③

**19** 다음 중 브룸의 기대이론에 대한 설명으로 옳지 않은 것은? 20 호남권

① 동기의 강도는 기대감, 수단성, 유의성에 의해 정해진다.

② 기대감이란 자신의 노력이 일정한 성과를 달성한다는 기대이다.

③ 유의성이란 보상에 대한 주관적 선호의 강도이다.

④ 동기부여는 세 가지 변수 중 유의성이 높을 때 가장 높다.

---

**PLUS**

**브룸(Vroom)의 VIE 기대이론**

| 개념 | • 동기를 사람이 자발적으로 여러 행동대안을 선택할 수 있을 때 하나의 대안을 선택하는 과정으로 정의 하고 있다. 동기의 크기는 어떤 결과에 부여하는 가치와 특정한 행동이 결과를 가져다줄 것이라는 기대에 의존한다.<br>• 동기의 강도는 자신의 노력이 성과(1차적 결과)로 이어진다는 기대와 성과가 보상(2차적 결과)을 가져올 것이라는 믿음, 예상되는 보상에 대한 자신의 선호도(유의성)에 달려있다고 주장하였다.<br>• 동기유발=(유인가*기대감*수단성)의 합 | |
|---|---|---|
| 실증적 연구 | ① 개인의 성취욕이 강할수록, ② 일에 비해 과분한 보상을 받고 있다고 생각할 때, ③ 결정에 참여시 ④ 자기의 재능과 일치되는 일을 할 때 조직의 업적은 높아진다고 하였다. | |
| 주요 변수 | 기대감(Expectancy) | 자신의 노력이 일정한 성과를 달성한다는 기대 |
| | 수단성(instrumentally) | 성과가 보상을 가져올 것이라는 믿음 |
| | 유의성, 유인가(Valence) | 보상에 대한 주관적 선호의 강도 |

---

**20** 동기의 크기는 어떤 결과에 부여하는 가치와 특정한 행동이 결과를 가져다 줄 것이라는 기대에 의존한다고 주장한 학자는? 20 충북

① 브룸(V. H. Vroom)       ② 아담스(Adams)

③ 아지리스(Argyrls)       ④ 허츠버그(Herzberg)

해설

**PLUS**

**브룸의 VIE 기대이론**

| | |
|---|---|
| 개념 | • 동기를 사람이 자발적으로 여러 행동대안을 선택할 수 있을 때 하나의 대안을 선택하는 과정으로 정의 하고 있다. 동기의 크기는 어떤 결과에 부여하는 가치와 특정한 행동이 결과를 가져다줄 것이라는 기대에 의존한다.<br>• 동기의 강도는 자신의 노력이 성과(1차적 결과)로 이어진다는 기대와 성과가 보상(2차적 결과)을 가져올 것이라는 믿음, 예상되는 보상에 대한 자신의 선호도(유의성)에 달려있다고 주장하였다.<br>• 동기유발=(유인가*기대감*수단성)의 합 |
| 실증적연구 | ① 개인의 성취욕이 강할수록 ② 일에 비해 과분한 보상을 받고 있다고 생각할 때, ③ 결정에 참여시 ① 자기의 재능과 일치되는 일을 할 때 조직의 업적은 높아진다고 하였다. |
| 주요 변수 | 기대감(Expectancy) / 자신의 노력이 일정한 성과를 달성한다는 기대 |
| | 수단성(instrumentally) / 성과가 보상을 가져올 것이라는 믿음 |
| | 유의성, 유인가(Valence) / 보상에 대한 주관적 선호의 강도 |

**21** 조직 구성원의 동기부여 이론 중 과정이론에 해당하는 것은? 21 경기

① 맥그리거의 X · Y이론
② 브룸의 기대이론
③ 허츠버그의 2요인 이론
④ 아지리스의 미성숙—성숙이론

**21**
① 맥그리거의 X · Y이론 → 내용이론
② 브룸의 기대이론 → 과정이론
③ 허츠버그의 2요인 이론 → 내용이론
④ 아지리스의 미성숙—성숙이론 → 내용이론

PART

**05**

**PLUS**

동기부여이론에는 내용이론과 과정이론이 있다.

| | | |
|---|---|---|
| 내용<br>이론 | | '인간의 동기를 유발하는 내용'을 설명하는 이론으로 인간의 욕구와 욕구에서 비롯되는 충동, 욕구의 배열, 유인 또는 달성하려는 목표 등을 분석한다. |
| | 이론 | Maslow의 욕구단계설, Alderfer의 ERG이론,<br>맥그리거 (McGregor)의 X · Y이론,<br>아지리스(Argyris)의 미성숙 성숙이론,<br>허츠버그(Herzberg)의 2요인 이론(욕구충족 이론),<br>맥클리랜드(MoClelland)의 성취동기이론 |
| 과정<br>이론 | | '인간의 행동이 어떤 과정을 통해 동기유발이 되는가' 를 설명하는 이론으로 사람들이 어떠한 방법을 통해 욕구를 충족시키고 욕구충족을 위한 여러 가지 행동 대안 중 어떤 방법으로 행동선택을 하는가에 중점을 둔다 둔다. |
| | 이론 | 아담스(Adams)의 형평성이론,<br>보룸(Vroom)의 VIE 기대이론,<br>포터와 로울러(Porter & Lawler)의 업적 – 만족이론 |

정답 21 ②

**22** Maslow가 제시한 욕구의 단계로 옳은 것은? 21 경남

① 생리적 욕구 – 사회적 욕구 – 안전의 욕구 – 자아실현의 욕구 – 존중의 욕구

② 생리적 욕구 – 안전의 욕구 – 사회적 욕구 – 자아실현의 욕구 – 존중의 욕구

③ 생리적 욕구 – 안전의 욕구 – 사회적 욕구 – 존중의 욕구 – 자아실현의 욕구

④ 생리적 욕구 – 사회적 욕구 – 안전의 욕구 – 존중의 욕구 – 자아실현의 욕구

해설

> **PLUS**
>
> 1. 매슬로(Maslow)는 동기를 중요성에 따라 욕구를 5가지(생리, 안전, 소속감, 존중, 자아실현) 계층으로 분류하고 각 단계의 욕구가 순차적으로 유발됨을 설명하였다.
>
> | 계층 | 욕구의 내용 및 특징 | 욕구의 일반적 예시 | 욕구충족과 관련된 조직요소 |
> |---|---|---|---|
> | 생리적 욕구 (Physiological) | 욕구의 강도가 가장 높고, 생존을 위해 반드시 충족시켜야 할 욕구 | 의식주 | 보수(기본급), 근무환경 |
>
> 2. 욕구의 5단계
>
> | 안전의 욕구 (Safely) | 위험과 사고로부터 자신을 방어, 보호하고자 하는 욕구 | 안전 방어 | 후생복지(연금), 신분(청년) |
> |---|---|---|---|
> | 사회적 욕구 (Belongness & Love) | 소속감을 느끼는 상호관계를 유지하고자 하는 욕구 | 우정, 친교 | 결속력이 강한 근무 집단 |
> | 존중의 욕구 (Esteem) | 자신에 대한 긍지를 가지려 하고, 자신이 높게 평가받고, 다른 사람으로부터 존경받기를 원하는 욕구 | 명예, 지위, 인정 | 사회적 인정, 타인이 인정해 주는 직무 |
> | 자아실현욕구 (Self-Actualization) | 가장 추상적·고차원적 욕구. 자기완성에 대한 갈망을 의미하며, 자신의 잠재적 역량을 최대한 실현하려는 욕구 조직과 개인간의 갈등이 심화 될 가능성이 높음 | 성취, 능력, 발전 | 도전적 직무, 창의력을 발휘 할 수 있는 기회, 자신이 정한 목표달성 |

정답 22 ③

**23** 브룸(Vroom)의 기대이론에 대한 설명으로 가장 옳지 않은 것은? 21 서울7급

① 기대성, 수단성, 유의성의 세 가지 요소가 모두 높을 때 동기 부여 수준이 가장 높다.

② 수단성은 기대하는 수준의 성과를 달성하면 보상을 받을 것이라는 믿음이다.

③ 기대성은 자신의 노력이 일정한 성과를 달성한다는 기대이다.

④ 기대성의 대표적인 예로는 인센티브, 승진 등이 있다.

해설

> **PLUS**
>
> 브룸(Vroom)의 VIE 기대이론
>
> | 개념 | • 동기를 사람이 자발적으로 여러 행동대안을 선택할 수 있을 때 하나의 대안을 선택하는 과정으로 정의 하고 있다. 동기의 크기는 어떤 결과에 부여하는 가치와 특정한 행동이 결과를 가져다줄 것이라는 기대에 의존한다.<br>• 동기의 강도는 자신의 노력이 성과(1차적 결과)로 이어진다는 기대와 성과가 보상(2차적 결과)을 가져올 것이라는 믿음, 예상되는 보상에 대한 자신의 선호도(유의성)에 달려있다고 주장하였다.<br>• 동기유발=(유인가 * 기대감 * 수단성)의 합 | |
> |---|---|---|
> | 주요 변수 | 기대감(Expectancy) | 자신의 노력이 일정한 성과를 달성한다는 기대 |
> | | 수단성(instrumentally) | 성과가 보상을 가져올 것이라는 믿음 |
> | | 유의성, 유인가(Valence) | 보상에 대한 주관적 선호의 강도 |

PART

**05**

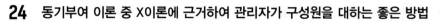

**24** 동기부여 이론 중 X이론에 근거하여 관리자가 구성원을 대하는 좋은 방법은? 22 지방직

① 경제적 보상과 제재
② 권한의 위임
③ 자율성 존중
④ 민주적 리더십

해설

---

**PLUS**

**맥그리거(McGregor)의 X − Y이론**

| 개념 | 맥그리거는 매슬로우의 욕구단계이론을 바탕으로 인간관을 X·Y 두 가지로 대별하고 각각의 인간관에 따른 관리 전략을 제시하였다. X이론적 인간관에 입각한 관리전략은 현대인에게 적합하지 않으며, Y이론적 인간관에 따른 관리를 주장하였다. |
|---|---|
| X이론적 인간 | 본질적으로 일을 싫어하며 가능하면 일을 하지 않으려고 하고, 야망이 없고 책임지기를 싫어하고 외재적인 지도를 받으려 한다.<br>관리전략: 경제적 보상체계의 강화, 권위주의적 리더십의 확립, 엄격한 감독과 통제제도의 확립, 상부책임 제도의 강화, 고층적 조직구조 |
| Y이론적 인간 | • 자기 행동의 방향을 스스로 정하고 자율적으로 자기규제를 할 수 있는 존재이다. 조직의 문제를 해결할 때 비교적 높은 수준의 창의력과 상상력을 발휘할 수 있고 적절한 조건만 갖추어지면 책임지기를 원하며 책임 있는 행동을 수행하고자 한다.<br>• Y이론에서의 인간은 자기 행동의 방향을 스스로 정하고 자율적으로 자기규제를 할 수 있는 존재이므로 처벌과 통제 보다는 민주적 리더십과 권한 위임, 직무확장 등의 관리전략이 필요하다.<br>• 관리전략: 조직목표와 개인목표의 통합 추진, 민주적 리더십의 확립, 분권화와 권한의 위임, 목표에 의한 관리, 직무확장, 비공식 조직의 활용, 자체평가제도의 활성화, 평면적 조직구조 |
| 동기부여 | • X이론의 인간의 동기부여는 생리적·안전적 수준에서 나타난다.<br>• Y이론의 인간의 동기부여는 존중의 욕구·자아 실현욕구가 직무동기이다. |

제1절 리더십

**해설**

**01** 리더가 부하들에게 모든 일을 위임하고 그들이 하는 대로 내버려 두는 유형의 리더십은? 18 경남

① 지시형 리더십      ② 민주형 리더십

③ 자유방임형 리더십      ④ 권위형 리더십

**PLUS**

| 자유방임형 (위임적 리더십) | • 대부분의 의사결정권을 부하직원들에게 위임하는 형태로서 위임적 리더십이라고 한다.<br>• 부하 스스로 프로그램의 목표를 세우고 그에 따르는 계획을 수립하게 된다. 따라서 특정 과업해결을 위한 전문가 중심 조직에 적합할 수 있다.<br>• 이러한 유형은 구성원의 능력이 골고루 우수하고 업무의 내용이 고도로 전문직업적인 성격을 가져 자율성이 있는 경우 이점을 발휘할 수 있지만 그렇지 못한 경우 규율이 서지 못하고 일의 진전이 늦어져 성과가 저하되기 쉽다. |
|---|---|

**02** 의사결정권을 부하직원에게 위임하는 형태로, 자율권을 존중하는 전문가 중심의 조직에 적합한 리더십 유형은? 18 경남

① 권위형      ② 민주형

③ 자유방임형      ④ 참여형

**02**
자유방임형
• 대부분의 의사결정권을 부하직원들에게 위임하는 형태로서 위임적 리더십이라고 한다.
• 부하 스스로 프로그램의 목표를 세우고 그에 따르는 계획을 수립하게 된다. 따라서 특정 과업해결을 위한 전문가 중심 조직에 적합할 수 있다.
• 이러한 유형은 구성원의 능력이 골고루 우수하고 업무의 내용이 고도로 전문직업적인 성격을 가져 자율성이 있는 경우 이점을 발휘할 수 있지만 그렇지 못한 경우 규율이 서지 못하고 일의 진전이 늦어져 성과가 저하되기 쉽다.

**03** 리더십 이론의 발전과정으로 옳은 것은? 18 호남권

① 자질론 – 상황론 – 행태론      ② 행태론 – 자질론 – 상황론

③ 자질론 – 행태론 – 상황론      ④ 상황론 – 자질론 – 행태론

**PLUS**

리더십이론은 1920~1950년대 속성론에서 1950~1960년대 행태론으로 발전하였고 1970년대는 상황론이 주요이론으로 발달하였다.

**정답** 01 ③ 02 ③ 03 ③

**04** 블레이크와 머튼(Blake & Mouton)의 관리격자이론 중 인간에 대한 관심은 매우 높으나 생산에 대한 관심은 낮은 리더의 유형은? 18 제주

① 무관심형
② 친목형
③ 과업중심형
④ 팀형

**05** 섬기는 자세를 가진 봉사자로서의 역할을 강조하는 리더십으로 부하들의 창조성을 개발하고 헌신과 학습을 유도하는 리더십은? 18 교육청

① 거래적 리더십
② 전략적 리더십
③ 변혁적 리더십
④ 서번트 리더십

**06** 다음에서 보건행정조직에서 리더십이 강조되는 이유로 옳은 것을 모두 고른 것은? 19 서울

ㄱ. 다양한 전문가들의 복잡한 구조로 이루어져 있어 이를 조직성과로 이끄는 데 리더십이 필요하다.
ㄴ. 끊임없이 변화하는 외부환경에 적절히 대응하고 적응하기 위해 리더십이 필요하다.
ㄷ. 새로운 기술의 도입과 같은 변화가 조직에 통합될 수 있도록 리더십이 필요하다.
ㄹ. 보건행정조직은 빠른 의사결정과 통합을 위해 조직의 상하 수직관계의 리더십이 더욱 강조된다.

① ㄱ
② ㄱ, ㄴ
③ ㄱ, ㄴ, ㄷ
④ ㄱ, ㄴ, ㄷ, ㄹ

**PLUS**

**보건행정조직에서 리더십이 중요한 이유**
- 보건행정조직에는 다양한 전문가가 고용되어 있어 전문가로서의 자율성과 조직의 통제 욕구 사이에 부단한 긴장이 존재하고 있고, 이와 같은 긴장으로 인해 구성원들을 조직의 규칙과 과정을 준수하게끔 유도하는 리더십이 필요하다.
- 보건의료서비스 분야는 끊임없이 변화하는 외부환경에 적응하기 위한 압력이 증가하고 있다. 외부욕구에 적절히 대응하고 생존하기 위해서는 이에 걸맞는 리더십이 필요 하다.
- 보건의료서비스 분야에 있어서 새로운 기술 또는 새로운 구조의 도입과 같은 중요한 내부적 변화는 이와 같은 변화가 조직에 통합될 수 있도록 리더십을 필요로 한다.
- 보건행정조직에서 구성원들의 전문적 목표는 조직의 목표와 완전히 일치하지 않을 수 있다. 구성원의 조직목표와 조직의 목표사이에 가능한 많은 일치를 가져올 수 있도록 노력하는 데 리더십이 요구된다.

**07** 리더십 유형 중 지시한 업무나 과업에서 성과가 없으면 벌이나 불이익을 주는 유형은? 19 경기

① 거래적 리더십
② 서번트 리더십
③ 변혁적 리더십
④ 전략적 리더십

**08** 경로-목표 모형 리더십의 유형에서 부하가 의사결정 등에 참여함으로써 과업과 역할기대를 학습하도록 하는 유형은? 19 경남

① 지시적
② 지원적
③ 참여적
④ 성취지향적

**PLUS**

**하우스와 에반스(House & Evans)의 경로 – 목표모형**
부하가 업무목표와 개인목표의 연계성을 자각하는 데 미치는 리더의 영향을 중요시하고 그 상황 적응성을 설명하는 이론이다. 리더십의 유형은 상황변수인 부하의 특성(능력, 성격, 동기 등)과 근무환경의 특성(과업의 구조화 정도, 직업집단의 특성, 조직 내의 규칙 및 절차)에 따라 지시적 리더십 지원적 리더십, 참여적 리더십, 성취지향적 리더십으로 구분하였다.

| | |
|---|---|
| 지시적 리더십 | 부하들의 활동을 계획, 조정, 통제하는 유형으로 업무지시 및 명확성을 지향, 부하들의 역할 모호성이 높은 상황에서 효과적 |
| 지원적 리더 | 작업환경의 부정적 측면을 최소화함으로써 부하가 더욱 원활하게 작업을 수행할 수 있도록 해 주는 유형으로 조직의 분위기 향상 지향, 부하들이 자신감이 결여되고 있거나 실패에 대한 공포가 높은 상황에서 효과적 |
| 참여적 리더십 | 부하가 의사결정 등에 참여함으로써 과업과 역할기대를 학습하도록 하는 유형 부하들이 구조화 되지 않은 과업수행 시 필요 |
| 성취지향적 리더십 | 추종자들의 도전적인 목표를 설정하는 데 몰두하며, 부하들의 성과에 대한 확신을 나타내는 유형으로 직원들의 능력개발 지향 참여적 리더십과 마찬가지로 부하들이 구조화되지 않은 과업수행 시 필요 |

**해설**

**07**
거래적 리더십 : 일상적인 과업 수행 과정에서 리더에 대한 복종의 대가로 부하들에게 어떤 보상을 지급하는 일종의 거래관계로 리더십을 설명한다. 거래적 리더십은 부하에게 과업목표를 알려주고 그 목표를 달성했을 경우에 어떤 보상 또는 벌을 지급받게 되는지를 명확히 해준다. 과업수행과정에는 특별한 경우를 제외하고는 개입하지 않는다. 즉 리더가 원하는 과업목표와 부하들이 원하는 보상이 교환되는 과정에서 리더십이 발휘되는 것이다.

PART
05

**정답** 07 ① 08 ③

**09** 리더십 상황이론에 대한 설명으로 옳지 않은 것은? 19 강원

① 리더와 상황이 잘 맞아야 조직의 성과가 높아진다는 접근이다.
② 상황을 구성하는 요소로는 리더와 부하의 특성, 과업성격, 집단구조 등 다양하다.
③ 피들러(Fiedler)는 상황적합성 이론에서 리더의 유형을 LPC점수로 구분하였다.
④ 허시와 블랜차드(Hersey & Blanchard)는 부하의 성숙도를 3가지로 구분 하고, 각 상황에 맞는 3가지 리더십 유형을 소개하였다.

**해설**

**09**
허시와 블랜차드(Hersey & Blanchard)의 리더십 상황이론은 리더십을 관계지향적인 행동과 과업지향적인 행동을 기준으로 규정한 다음, 상황변수로서 '부하의 성숙도'라는 하나의 차원을 추가한 3차원적 모형이다. 리더십의 유형을 지시형, 설득형, 참여형, 위임형으로 분류하였다.

**10** 하우스(House)의 경로-목표이론에서 부하가 의사결정 등에 참여함으로써 과업과 역할 기대를 학습하도록 하는 유형의 리더십은? 19 경남

① 지시적 리더십       ② 지원적 리더십
③ 참여적 리더십       ④ 성취지향적 리더십

**PLUS**

| | |
|---|---|
| 지시적 리더십 | 부하들의 활동을 계획, 조정, 통제하는 유형으로 업무지시 및 명확성을 지향, 부하들의 역할 모호성이 높은 상황에서 효과적 |
| 지원적 리더 | 작업환경의 부정적 측면을 최소화함으로써 부하가 더욱 원활하게 작업을 수행할 수 있도록 해 주는 유형으로 조직의 분위기 향상 지향, 부하들이 자신감이 결여되고 있거나 실패에 대한 공포가 높은 상황에서 효과적 |
| 참여적 리더십 | 부하가 의사결정 등에 참여함으로써 과업과 역할기대를 학습하도록 하는 유형 부하들이 구조화 되지 않은 과업수행 시 필요 |
| 성취지향적 리더십 | 추종자들의 도전적인 목표를 설정하는 데 몰두하며, 부하들의 성과에 대한 확신을 나타내는 유형으로 직원들의 능력개발 지향 참여적 리더십과 마찬가지로 부하들이 구조화되지 않은 과업수행 시 필요 |

**11** 조직구성원에게 업무와 관련된 자율권 보장의 잠재력을 극대화시키는 리더십으로 권한의 공유와 혁신을 핵심요소로 하는 리더십은? 19 대구

① 변혁적 리더십       ② 전략적 리더십
③ 거래적 리더십       ④ 임파워먼트 리더십

**11**
임파워먼트 리더십은 조직구성원에게 업무와 관련된 자율권 보장의 잠재력을 극대화시키는 리더십으로 관리자들이 지니고 있는 권한을 실무자에게 이양하여 그들의 책임범위를 확대함으로써 직원들이 보유하고 있는 잠재능력 및 창의력을 최대한 발휘하도록 하는 방법이다.

**정답** 09 ④   10 ③   11 ④

**12** 변혁적 리더십에 대한 설명으로 옳지 않은 것은? 20 대구

① 개인의 차이를 존중하고 다른 사람의 공헌을 존중한다.

② 비판과 피드백을 장려한다.

③ 부하들이 새로운 시도를 도전하도록 자극한다.

④ 과업목표를 알려주고 목표를 달성했을 경우 받을 보상을 명확히 해준다.

**해설**

**12**
과업목표를 알려주고 목표를 달성했을 경우 받을 보상을 명확히 해주는 것은 거래적 리더십의 특징이다.

> **PLUS**
>
> 1. **변혁적 리더**
>    부하들이 자신에 대해 갖고 있는 생각을 탈바꿈시켜 높은 수준의 동기가 유발되고 보다 성취지향적인 행동이 유도되어 목표를 적극적으로 추진하게 된다. 결국 부하들은 자신감이 크게 높아지며 자신을 보다 가치있는 사람으로 인식하게 되어 스스로를 존중할 수 있게 된다.
> 2. **변혁적 리더의 자질**
>    • 개인 차이를 존중
>    • 다른 사람의 공헌을 존중
>    • 비판과 피드백을 장려
>    • 타인에 대한 긍정적인 기대
>    • 미래에 대한 낙관 그리고 자신과 목표 사이의 장벽 극복
>    • 높은 수준의 자각
>    • 충격과 영향력을 행사하기 위해 스타일과 행태를 조정할 수 있는 사회적 기술과 능력
>    • 적당한 자부심

**13** 리더십이론 중 미시간대학의 연구에서 제시된 업무중심 리더십의 특징으로 옳은 것은? 20 인천

① 부하에게 권한과 책임을 위임한다.

② 세밀한 감독과 합법적인 권력을 활용한다.

③ 구성원의 복지에 관심을 갖는다.

④ 부하의 개인적인 성장에 관심을 갖는다.

> **PLUS**
>
> 미시간대학 연구는 리커트(Likert)의 주도하에 수행되었으며, 연구의 주된 목적은 집단성과를 높이는 리더의 유형을 밝히기 위한 것이다. 연구결과 두 가지 유형의 리더십 행동 유형을 발견하였다.
>
> | 직무중심적 리더십 유형(Job-Centered Leadership Style) | 세밀한 감독과 합법적이고 강제적인 권력을 활용하며, 업무계획표에 따라 실천하고 성과를 평가하는 데 중점을 둠 |
> |---|---|
> | 직원중심적 리더십 유형 (Employee-Centered Leadership Style) | 직원중심적 리더십은 보다 인간지향적이며 권한과 책임의 위임과 구성원의 복지와 욕구, 승진, 개인적인 성장에 관심을 둠 |
> | 연구결과 | 직원중심적 리더십이 보다 높은 생산성과 직무만족도를 보여준 반면, 직무중심적 리더십은 상대적으로 낮은 집단생산성과 낮은 직무만족도를 보여주었다. |

**PART**
**05**

**정답** 12 ④ 13 ②

**14** 다음 중 현대적 리더십에 대한 설명으로 옳지 않은 것은? 20 충남

① 변혁적 리더십의 전략적 변화를 통해 항상 새로운 창조와 혁신을 할 수 있도록 비전을 제시해 준다.

② 거래적 리더십은 구성원의 과업수행 과정에 리더가 지속적으로 개입한다.

③ 임파워먼트 리더십은 조직구성원에게 업무와 관련된 자율권 보장의 잠재력을 극대화시키는 리더십이다.

④ 서번트 리더십은 부하들의 욕구가 무엇이며 어떤 방법으로 충족시킬 것인가에 관심을 갖는다.

**15** 부하들에게 새로운 시도를 도전하도록 고무하고 스스로 문제해결책을 찾도록 격려하는 지적자극을 부여하는 리더십은? 21 부산

① 서번트 리더십  ② 변혁적 리더십
③ 권위적 리더십  ④ 임파워먼트 리더십

> **PLUS**
>
> **변혁적 리더십**
> - 조직합병을 주도하고, 신규부서를 만들며, 조직문화를 새로 창출해 내는 등 조직에서 중요한 변화를 주도하고 관리하는 리더십이다.
> - 변혁적 리더는 부하들이 자신에 대해 갖고 있는 생각을 탈바꿈시켜 높은 수준의 동기가 유발되고 보다 성취지향적인 행동이 유도되어 목표를 적극적으로 추진하게 된다. 결국 부하들은 자신감이 크게 높아지며 자신을 보다 가치 있는 사람으로 인식하게 되어 스스로를 존중할 수 있게 된다.
> - 구성요소
>   - 카리스마적 리더십: 리더가 난관을 극복하고 현 상태에 대한 각성을 표명함으로써 부하들에게 자긍심과 신념을 부여
>   - 영감적 리더십: 부하가 도전적 목표와 임무, 미래에 대한 비전을 열정적으로 받아들이고 계속 추구하도록 격려
>   - 개별적 배려: 부하에 대한 특별한 관심과 특정한 요구를 이해함으로써 개인적 존중감을 전달
>   - 지적 자극: 부하들에게 변혁적이고 새로운 시도를 도전하도록 고무하며 스스로 문제해결책을 찾도록 격려하고 자극

**16** 변혁적 리더십(Transformational Leadership)의 구성요인에 해당하지 않는 것은? 21 서울

① 카리스마  ② 개별적 배려
③ 조건적 보상  ④ 지적인 자극

**해설**

**14**
거래적 리더십은 부하에게 과업목표를 알려주고 그 목표를 달성했을 경우에 어떤 보상(또는 벌)을 지급받게 되는지를 명확히 해준다. 과업수행과정에는 특별한 경우를 제외하고는 개입하지 않는다. 즉 리더가 원하는 과업목표와 부하들이 원하는 보상이 교환되는 과정에서 리더십이 발휘되는 것이다.

**정답** 14 ② 15 ② 16 ③

**17** 그린리프(Greenleaf)가 제시한 '타인을 위한 봉사에 초점을 두며 종업원, 고객 및 커뮤니티를 우선으로 여기고 그들의 욕구를 만족시키기 위해 헌신하는 리더십'은? 21 서울7급

① 거래적 리더십
② 변혁적 리더십
③ 전략적 리더십
④ 서번트 리더십

해설

> **PLUS**
>
> 서번트 리더십(봉사적 리더십, Servant Leadership)
> 봉사적 리더십은 섬기는 자세를 가진 봉사자로서의 역할을 강조하는 리더십으로 봉사적 리더는 부하들의 욕구를 충족시키기 위해 섬기는 자세로 봉사한다. 부하들의 욕구가 무엇이 며 어떤 방법으로 충족시킬 것인가에 관심을 갖는다. 부하들의 창조성을 최대한 개발하고 완전한 헌신과 학습을 자연적으로 유도하기 때문에 학습조직에 유용하다.

**18** 임파워먼트 리더십(empowerment leadership)의 주요 개념에 해당하는 것만을 모두 고르면? 23 보건직

> ㄱ. 업적에 따른 보상
> ㄴ. 핵심적 권한의 공유
> ㄷ. 섬김과 솔선수범

① ㄱ
② ㄴ
③ ㄱ, ㄴ
④ ㄴ, ㄷ

**18**
ㄱ. 업적에 따른 보상−거래적 리더십, 목표를 달성시 보상 (또는 벌) 지급
ㄷ. 섬김과 솔선수범− 서번트 리더십

PART
**05**

정답 17 ④ 18 ②

**제2절** **갈등관리**

**01** 갈등 상태에 있는 당사자가 상호교환과 희생을 통해 부분적 만족을 취하는 개인 간 갈등 해결 방식은? 18 제주

① 협조형 　　　　　　　② 강요형

③ 타협형 　　　　　　　④ 수용형

**PLUS**

| 협조형 | 갈등을 겪고 있는 당사자들의 관심사를 모두 만 즉시키는 해결방식 |
|---|---|
| 강요형 | 자신의 욕구만 충족시키고 상대방의 주장을 일축하는 것 |
| 타협형 | 갈등 상태에 있는 당사자가 상호교환과 희생을 동해 부분적 만족을 취하는 해결방식 |
| 수용형 | 타인의 관심부분을 충족시켜 주기 위해서 자신의 관심부분을 양보 또는 포기한다 |

**02** 갈등부서끼리 직원을 교환하거나 부서 간 갈등을 중재·조정하는 상급 조정자를 두는 집단의 갈등해결 방법은? 18 복지부(7급)

① 자원의 확충 　　　　　② 의사소통의 활성화

③ 상위목표의 설정 　　　　④ 조직구조의 개편

⑤ 중재자의 개입

**PLUS**

| 자원의 확충 | 많은 경우 갈등은 자원의 제한성 때문에 발생되는데 자원자체의 규모를 늘림으로써 갈등을 해결할 수 있다. |
|---|---|
| 의사소통의 활성화 | 무엇보다도 집단 간의 의사소통이 잘 이루어진다면 이미 발생한 갈등을 상호협상과 타협으로 해결할 수 있다. |
| 상위목표의 제시 | 개별적 목표를 초월하여 공동으로 추구해야 할 상위목표를 제시함으로써 갈등을 완화시킨다. |
| 조직구조의 혁신 | 일의 흐름에 따라 업무순서를 바꾸거나, 상급조정자를 두거나, 상설 조정기구를 설치할 수도 있다. |
| 중재자의 개입 | 이해관계가 맞서있는 갈등 당사자들의 직접적인 접촉에서 올 수 있는 갈등증폭현상을 완화하기 위하여 제3자와 같은 조정자의 개입이 필요할 때가 있다. |

**03** 사이먼과 마치(Simon & March)는 조직이 집단 간 갈등에 개입하는 방법과 개입하지 않고 집단에 맡기는 방법을 제시하였다. 다음 중 개입적 방법인 것은? 19 경북

① 설득(presuasion)
② 관심전환(detractin)
③ 협상(bargaining)
④ 문제해결(problem-solvent)

**PLUS**

**마치와 사이몬(March & Simon, 1958)의 갈등관리전략**

개입 여부를 기준으로 갈등관리전략을 조직이 집단 간 갈등에 개입하는 방법(intervention approach)과 개입하지 않고 집단에게 맡겨 버리는 비개입적 방법(nonintervention approach) 으로 나누어 제시하고 있다.

| | | |
|---|---|---|
| 개입적 방법 | 무마(smoothing) | 갈등이 발생하면 그것을 근본적으로 해결하기보다는 우선 말썽만 없게 무시시킴으로써 상관이나 조직의 체면을 유지하고 화합과 단합을 과시하는 방법으로 임시방편적 방법 |
| | 강압(repressing) | 갈등이 발생하면 당사자의 입장을 듣지 않고 강압적인 방법으로 해결하는 방법 |
| | 관심전환 (비방, detracting) | 갈등의 원인을 무시하고 집단들의 관심을 다른 데로 돌림으로써 갈등을 해결 하는 방법이다. |
| 비개입적 방법 | | 문제해결(probiem solvent), 설득(pesussion), 협상(negotiation/bargaining), 정략적 행동(politics) |

**04** 다음 중 집단 간 갈등의 해결방법으로 적절하지 않은 것은? 19 울산

① 개별 목표 설정
② 의사소통의 활성화
③ 자원의 확충
④ 설득

**05** 다음에서 설명하는 갈등해소 방법은? 20 서울

- 단기적으로 갈등을 완화시키는 방법이다.
- 갈등을 일으킬 수 있는 의사결정을 보류한다.
- 자기주장과 양보가 모두 적다.

① 회피
② 협조
③ 수용
④ 강요

**해설**

**04**
집단 간 갈등을 해결하기 위해서는 개별 목표 설정이 아닌 상위 목표(공동 목표)를 설정해야 한다.

**05**
① 회피: 직면한 문제를 피하고자하는 것이다. 문제가 사소한 것이나 피하는 것이 오히려 이익이 될 경우에 적합한 대안이다.
② 협조: 갈등을 겪고 있는 당사자들의 관심사를 모두 만족시키는 해결방식이다.
③ 수용: 타인의 관심부분을 충족시켜 주기 위해서 자신의 관심부분을 양보 또는 포기한다.
④ 강요: 공식적인 권위를 사용하여 복종을 유도하기 때문에 받아들이기 싫은 해결책이 제시될 때 주로 쓰인다.

**정답** 03 ② 04 ① 05 ①

**06** 공통된 문제에 대하여 서로간의 합의를 형성함으로써 서로 상충되는 이익을 조정해 나가는 집단 간 갈등해결 방법은 무엇인가? 20 제주

① 협상
② 설득
③ 중재자 개입
④ 정치적 타결

해설

**PLUS**

| | |
|---|---|
| 협상<br>(negotiation/<br>bargaining) | • 어떤 공통된 문제에 대하여, 서로간의 합의를 형성함으로써 서로 상충되는 이익을 조정해 나가는 과정이라고 볼 수 있다. 협상은 '주고 받는' 하나의 교환관계로서 서로 간에 수용가능한 행동대안을 형성하기 위하여 상호간의 입장을 조정하는 과정을 거치게 된다.<br>• 토론을 통한 타협으로 협상에 의해서 얻어지는 결정은 어느 당사자에게도 최적의 결정이 될 수 없다. 따라서 협상은 갈등의 원인을 제거하지 못하고 갈등을 일시적으로 모면하게 하는 것이므로 잠정적인 갈등해소법이다. |
| 설득(persuasion) | • 비록 개별목표의 차이가 있기는 하지만 어느 수준(상위수준)에선가 공동목표에 대한 합의가 이루어질 수 있으며 이를 위해 설득이 필요하다.<br>• 설득이란 자신의 입장은 전혀 변경(양보)하지 않은 채 자신의 입장을 다른 사람에게 확신시켜 다른 사람들을 자기의 입장으로 끌어 들이는 노력이라고 볼 수 있다. 설득을 하는 방법도 매우 다양하겠으나, Lindblom 특히 분석(analysis)의 중요성을 강조하고 있다. 분석은 자신의 입장을 분명히 하는데 특히 도움이 되기 때문 이다. |
| 위협(threats) | Holsti는 위협을 긍정적 위협(positive threats)과 박탈적 위협 (threats of deprivation)의 두 가지로 나누고 있다. 긍정적 위협은 새로운 불이익을 부과하는 형태를 띠고 박탈적 위협은 이미 약속하거나 제공한 보상이나 이익을 '유보' 또는 '철회'하는 형식을 띤다. |
| 중재자의 개입 | • 이해관계가 맞서있는 갈등 당사자들의 직접적인 접촉에서 올 수 있는 갈등증폭현상을 완화하기 위하여 제3자와 같은 조정자의 개입이 필요할 때가 있다.<br>• 제3자로서의 조정자는 갈등 당사자들의 직접적인 접촉에서 오는 충격을 흡수 완화하는 완충역할을 함으로써 갈등해결에 있어 촉매의 역할을 할 수 있다. 조정자가 이러한 역할을 수행할 수 있는 이유는 중재자는 비교적 객관적 입장에서 보다 공명하고 합리적인 대안제시가 가능하기 때문이다. |
| 정치적 타결 | 각 갈등 당사자가 정부나 이론 대중 등과 같은 제3자의 지지를 얻어 협상하려는 것이다. 협상과 마찬가지로 갈등의 원인을 제거하지 못하고 표출된 갈등만을 해소시키는 방법이다. |

정답 06 ①

**제3절** 의사소통

**01** 공식적 의사소통 중 하의상달 방법을 옳게 짝지은 것은? 22 서울

① 편람, 회람
② 품의, 제안
③ 회람, 보고
④ 회의, 결재제도

해설

**01**

② 공식적 의사소통

- 상향식 의사소통(상의하달): 보고, 면접 및 직원 의견조사, 제안제도, 고충처리, 품의제 상담 등
- 하향식 의사소통(하의상달): 명령, 일반정보, 편람, 기관지, 게시판, 강연회 등
- 수평적 의사소통: 사전심사제도, 사후통보, 회람, 회의, 위원회제도, 협조전, 조회 등

**제4절** 조직의 혁신

**01** 경영혁신의 기법 중 하나로 비용, 품질, 서비스의 속도와 같은 핵심적인 성과의 극적인 향상을 이루기 위해 행정 및 시스템의 프로세스를 근본적으로 재설계하는 조직혁신 기법은? 18 경기

① TQM
② SWOT
③ 리엔지니어링
④ 전사적 자원관리

**01**

리엔지니어링(Re-engineering)은 리스트럭처링(조직 구조개선)의 하위 개념으로, 프로세스 리엔지니어링을 의미한다. 기존의 제도에 질 좋은 행정서비스를 제공할 수 있도록 재공정하자는 개념이다. 비용, 품질, 서비스, 속도와 같은 핵심적인 성과에서 극적인 향상을 이루기 위해 기업이나 행정의 업무프로세스를 근본적으로 재설계하는 것을 말한다.

**02** 조직변화를 설명하는 레윈(Lewin)의 이론에 대한 설명으로 가장 옳지 않은 것은? 18 서울

① 조직변화를 위한 준비단계를 해빙기라고 한다.
② 변화기에는 문제해결을 통해 변화하고자 하는 동기를 갖는다.
③ 변화 영역에 변화를 주고자 하는 단계를 변화기라고 한다.
④ 재결빙기가 있으면 안정화된다.

**02**

레윈(Lewin)의 조직변화 단계

- 해빙단계(unfreezing): 해방단계는 개인들이 변화욕구를 의식하는 과정으로 변화하고자 하는 힘이 반대되는 힘보다 더 강할 때 생겨난다. 해방은 반대되는 힘을 감소시키고 변화력을 증가시키고자 하는 힘에 의해 생길 수 있다.
- 변화단계(changing): 변화단계는 기존의 상태에서 새로운 변화의 결과로 생겨나는 단계이다. 새로운 기계의 도입이나 새로운 제도의 도입 등이 그 예이다.
- 재결빙단계(refreezing): 재동결단계는 변화의 추진력과 저항력 사이에 새로운 균형이 이루어져 변화가 바람직한 방향으로 나아가고 정착됨을 말한다. 변화 후에 유지하기 위한 활동이 필요하다.
※ 정민숙 외, 간호관리학, 현문사 p.101

**정답** 01 ② / 01 ③ 02 ②

PART
05

**03** SWOT 분석에서 SO전략으로 볼 수 있는 경우는? 18 충남

① 사업구조, 영역, 시장의 확대 등의 공격적 전략
② 새로운 사업 진출, 새로운 기술, 새로운 고객 확보 등의 다각화 전략
③ 구조조정, 혁신 운동 등의 국면전환 전략
④ 사업의 축소나 폐기 등의 방어적 전략

해설

> **PLUS**
>
> **SWOT 분석을 통한 전략의 도출**
>
> | | 기회(외부, 긍정적) | 위협(외부, 부정적) |
> |---|---|---|
> | **강점<br>(내부, 긍정적)** | 강점-기회전략(SO)<br>• Maxi-Maxi<br>• 조직의 어떤 강점이 기회를 극대화<br>하기 위해 사용될 수 있는가?<br>• 공격적 전략: 사업구조, 영역, 시장<br>의 확대 | 강점 위협 전략(ST)<br>• Maxi-Mini<br>• 확인된 위협을 최소화하기 위해 조<br>직의 강점을 어떻게 사용할 것인가?<br>• 다각화 전략: 새로운 사업 진출, 새<br>로운 시장, 새로운 기술, 새로운 고객 |
> | **약점<br>(내부, 부정적)** | 약점-기회 전략(WO)<br>• Mini-Maxi<br>• 조직의 약점을 최소화하기 위해 확<br>인된 기회를 활용하여 어떤 행동을<br>취할 수 있는가?<br>• 국면전환 전략: 구조조정, 혁신운동 | 약점-위협 전략(WT)<br>• Mini-Mini<br>• 위협을 회피하기 위해 조직의 약점<br>을 어떻게 최소화할 것인가?<br>• 방어적 전략: 사업의 축소나 폐기 |

**04** 조직과 기업의 이미지를 높이는 기법으로써 조직의 존속과 성장을 계속하기 위하여 조직을 둘러싸고 있는 환경을 자신에게 유리하도록 조성하는 전략은? 19 경북

① SWOT
② CI(Corporate Identity)
③ MBO(Management by objective)
④ Re-engineering

**04**
CI(Corporate Identity)
• 조직과 기업의 이미지를 높이는 기법으로써 조직의 존속과 성장을 계속하기 위하여 조직을 둘러싸고 있는 환경을 자신에게 유리하도록 조성하는 전략을 말한다.
• 조직 스스로가 자기 확인 자기 확신을 바탕으로 조직의 가치와 개성을 창출하고 그것을 내외부에 알림으로써 외부에서 바라보는 자기 조직의 이미지를 향상시켜 외부의 호감과 공감대를 형성시키는 조직의 전략기법을 말한다.
※ 김기훈 외. 보건행정학, 계축문화사, 2015. p.260

정답 03 ① 04 ②

**05** 목표관리제도(MBO)에 대한 설명으로 옳지 않은 것은? 19 제주

① 조직구성원들은 목표성취를 위해 자발적으로 협조하고 합리적으로 행동함을 전제로 하는 제도이다.

② 목표설정에서부터 환류과정에 이르기까지 모든 조직구성원이 상하 계층에 관계없이 공동으로 참여한다.

③ 하나의 목표성취를 위해 조직의 구성요소들이 상호의존적인 입장에서 팀워크를 이루면서 활동한다.

④ 개방체계적 성격을 지니고 있어 환경과 관리상황이 유동적인 경우 효율적이다.

**06** A지역 보건소에서 보건프로그램개발을 위한 SWOT분석 결과가 다음과 같을 때 적절한 전략은 무엇인가? 19 제주

> • 보건복지부에서 노인보건사업에 대한 예산지원을 확대하기로 하였다.
> • 보건소의 인력 중 노인보건을 위한 새로운 전담팀을 구성하고 경험 많은 인력을 배치하였다.

① SO전략      ② ST전략
③ WO전략      ④ WT전략

**07** SWOT 분석 결과 내부의 강점과 외부의 기회를 이용하는 전략으로 옳은 것은? 20 호남권

① SO      ② ST
③ WO      ④ WT

**해설**

**05**
① Y인간관
④ 목표관리제도는 폐쇄체제적 성격을 가지고 있어서 불확실하고 유동적인 환경에서는 효용성이 떨어진다.

**06**
• 보건복지부의 예산지원 확대
→ 기회(O)
• 보건소 조직 내 인력확보
→ 강점(S)

**07**
• S: 조직 내부의 강점, W: 조직 내부의 약점
• O: 외부환경의 기회, T: 외부환경의 위협

PART
**05**

**정답**   05 ④   06 ①   07 ①

**08** 조직의 전체문화를 변화시켜 환자나 고객의 요구에 부응할 수 있는 높은 수준의 행정품질 기준을 확립하는 기법은 무엇인가? 21 경북

① 목표관리제도(MBO)　② 총체적품질관리(TQM)
③ 조직발전(OD)　　　　④ SWOT분석

> **PLUS**
> ① 목표관리제도(MBO): 참여과정을 통해 조직단위와 구성원들이 실천해야 할 생산활동의 단기적 목표를 설정하고 그에 따라 생산활동을 수행하고 그 결과를 평가·환류하는 관리체제이다.
> ② 총체적품질관리(TQM): 고객에 대한 서비스 품질향상을 목표로 조직 내 모든 사람이 참여하여 지속적으로 업무수행 방식을 개선하고자 하는 관리방식으로 산출물과 서비스의 질을 개선하기 위한 포괄적인 고객중심 관리 기법이다.
> ③ 조직발전(OD): '조직구성원의 형태변화를 통한 조직의 생산성과 환경적응능력 향상'을 목표로 변동 담당자에 의해 조직전반에 걸쳐 진행되는 관리전략이다(조직문화의 변화를 포함).
> ④ SWOT분석: 조직의 환경분석을 통해 강점과 약점, 기회와 위협 요인을 규정하고 이를 토대로 마케팅 전략을 수립하는 기법이다.

**09** 다음 중 MBO에 대한 설명으로 옳지 않은 것은? 21 부산

① 목표는 상사와 부하직원이 협의하여 정한다.
② 상부의 목표와 하부의 목표가 상충 될 때는 하부의 목표를 따른다.
③ 환류의 과정을 거친다.
④ 단기적이고 계량적인 목표를 설정한다.

> **PLUS**
> 목표관리(MBO: Management by Objective)는 참여과정을 통해 조직단위와 구성원들이 실천해야 할 생산활동의 단기적 목표를 설정하고 그에 따라 생산활동을 수행하고 그 결과를 평가 환류하는 관리체제이다. 상위목표가 설정된 뒤 그에 따라 하위목표가 설정되며 하위목표의 설정은 상사와 부가안의 합의에 의해 이루어진다.

**10** 다음의 보건의료분야 SWOT 분석에 따른 대응전략으로 가장 옳은 것은?

22 서울

> • 최첨단 의료시설과 장비, 최고의 의료진
> • 정부의 통제와 규제, 새로운 경쟁자의 등장

① SO전략

② WO전략

③ ST전략

④ WT전략

**11** 다음은 초등학교의 건강증진사업을 위해 해당 학교 대상의 SWOT 분석을 한 내용이다. 옳은 것만을 모두 고르면? 22 지방직

> ㄱ. 강점 – 사회적 분위기가 점차 건강을 우선시하고 있다.
> ㄴ. 기회 – 소속 초등학교 교원들의 능력이 우수한 편이다.
> ㄷ. 약점 – 교내 건강증진활동을 수행할 공간이 부족한 편이다.
> ㄹ. 위협 – 시골이어서 주변에 연계할 수 있는 관련 기관이 부족하다.

① ㄱ, ㄴ

② ㄴ, ㄷ

③ ㄷ, ㄹ

④ ㄴ, ㄷ, ㄹ

---

**해설**

**10**

SWOT분석(SWOT Analysis)은 조직의 환경분석을 통해 강점과 약점, 기회와 위협 요인을 규정하고 이를 토대로 마케팅 전략을 수립하는 기법이다. 어떤 조직의 내부환경을 분석하여 강점과 약점을 발견하고, 외부환경을 분석하여 기회와 위협을 찾아내어 이를 토대로 강점은 살리고 약점은 죽이며, 기회는 활용하고 위협은 억제하는 마케팅을 수립하는 전략이다.
• 최첨단 의료시설과 장비, 최고의 의료진 – 강점(S)
• 정부의 통제와 규제, 새로운 경쟁자의 등장 – 위협(T)

**11**

ㄱ. 강점-소속 초등학교 교원들의 능력이 우수한 편이다.
ㄴ. 기회-사회적 분위기가 점차 건강을 우선시하고 있다.

PART

**05**

**정답** 10 ③ 11 ③

## 제1절   인사행정제도

**01**   **인사행정제도 중 실적주의의 장점으로 옳지 않은 것은?** 18 경기

① 기회균등을 통해 민주적 요구를 존중한다.

② 정치적 중립을 통해 공정성에 기여한다

③ 신분보장을 통해 행정의 안정적 운영에 기여한다.

④ 국민의 요구에 민감하게 반응하여 국민 중심의 행정에 기여한다.

> **PLUS**
>
> **실적주의 4대 속성**
>
> | 능력주의, 자격주의 | 공무원 임용 등의 인사관리는 능력, 자격, 실적을 기준으로 하며 정실이나 당파성은 배제된다. |
> |---|---|
> | 공직임용상의 기회균등과 공개경쟁시험 | 공직은 모든 국민에게 개방되어야 하고, 성별, 신앙, 사회 신분, 출신 지역 학별 등에 의한 차별을 받지 않는다. 이러한 의미에서 공개경쟁시험은 필수이다. |
> | 정치적 중립 | 공무원은 어떤 정당이 집권하든지 당성을 떠나 전문적 지식과 경험에 의해 공평하게 봉사하고 특수이익이 공익을 추구해야 한다. |
> | 공무원의 신분보장 | 공무원은 법령에 저촉되지 않는 한, 부당한 정치적 영향력으로부터 신분위협을 받지 않는다. |

**02**   **인사제도에서 관주의의 장점으로 옳지 않은 것은?** 18 부산

① 민주정치 발전에 공헌

② 국민 요구에 대한 대응 증대

③ 행정의 능률성에 기여

④ 정치적 리더십 강화

정답   01 ④   02 ③

> **PLUS**
>
> 엽관주의는 정당에의 충성도와 공헌도를 관직의 임용기준으로 삼는 인사 행정제도로, 선거라는 전쟁에서 승리한 정당이 전리품에 해당하는 공직을 차지하는 권한을 가진다.
>
> | 장점 | • 민주정치 발전과 행정의 민주화에 기여(공직개방)<br>• 민주정치의 기초가 되는 정당제도 발달과 유지에 기여(정당의 충성도)<br>• 국민요구에 대한 관료적 대응성 향상(선거/다수당)<br>• 선출된 정치지도자의 국정지도력 강화(공익/정책) |
> | --- | --- |
> | 단점 | • 정치적·행정적 부패를 초래<br>• 공직의 사유화·상품화로 정치·행정적 부패 만연<br>• 행정 전문성과 능률성 요구에 부응하지 못함<br>• 빈번한 교체로 행정 안정성, 일관성 저해<br>• 불필요한 관직증설로 국가재정 낭비<br>• 행정의 공정성 문제(상사에 대한 충성심)<br>• 복잡·다원화로 정당의 국민대표성 문제 |

**03** 공직임용의 기준을 개인의 능력, 자격, 실적에 두며, 과학적·능률적인 인사행정으로 관리보다는 기술성을 중시하지만 인사행정의 형식화 및 비인간화를 초래하는 것은? 18 복지부7급

① 엽관주의
② 실적주의
③ 기술주의
④ 정실주의
⑤ 대표관료제

> **PLUS**
>
> **실적주의**
> • 공직임용의 기준을 당파성이나 정실, 혈연, 학벌, 지연 등이 아닌 개인의 능력, 자격, 실적에 두는 제도이다.
> • 실적은 능력, 자격, 기술, 지식 업적 성과 등으로 정의한다.
> • 엽관·정실의 폐해를 극복하는 데 급급한 나머지 인사관리의 과학성·기술성에 치중하여 법규·절차·기준에 대한위반 여부만을 따지게 됨으로써 목적보다 수단에 치중하는 지나친 형식화·경직화를 초래하였으며, 아울러 비용통성, 비인간성을 가지게 되었다.
> ※ 출처: 문상식 외 보건행정학(제7판) 보문각, 2018, p.313~316

**04** 엽관주의제도에 대한 설명으로 옳지 않은 것은? 19 호남권

① 행정의 민주화에 기여
② 강력한 정책수행
③ 국민의 요구에 대한 대응성 향상
④ 행정의 공정성 확립

**04**
엽관주의에서는 상사에 대한 충성심으로 인해 행정의 공정성에 문제가 되는 단점이 있다.

**정답** 03 ② 04 ④

**05** 다음 중 엽관주의에 대한 설명으로 옳지 않은 것은? 19 인천

① 행정의 능률성 향상
② 정당정치의 발달에 기여
③ 예산을 낭비하기 쉬움
④ 정권에 대한 충성심 상승

**05**
엽관주의는 정치적 정실(정당에 대한 충성도 및 공헌도)에 의하여 관직임용을 하는 제도로 행정의 부패를 초래할 수 있고 정권이 바뀔 때 마다 인력교체가 이루어지므로 행정의 계속성, 일관성, 안정성이 훼손되는 단점이 있다. 행정의 능률성 향상에 기여하는 제도는 실적주의 제도이다.

**06** 인사행정의 실적주의와 직위분류제에 대한 설명으로 옳은 것은? 20 경북

① 실적주의는 공직취임의 기회균등이라는 민주적 요청을 충족시켜주었다.
② 직위분류제는 전문행정가 양성이 어렵다.
③ 실적주의는 정치적 중립이 보장되지 않는다.
④ 직위분류제는 인사운용이 탄력적으로 이루어질 수 있다.

**06**
② 직위분류제는 전문행정가를 양성하는 반면 일반행정가 양성이 어렵다.
③ 실적주의는 정치적 중립을 보장한다.
④ 직위분류제는 동일직렬에 따라 승진 및 전보가 이루어지기 때문에 인사배치의 신축성이 결여된다.

**07** 다음 중 직업공무원제의 특징으로 옳은 것만 고른 것은? 20 부산

ㄱ. 정치적 중립을 통해 행정의 안정성과 계속성 확보
ㄴ. 신분보장과 폐쇄형 계급제
ㄷ. 장기적인 발전가능성과 잠재력 강조
ㄹ. 업무를 중심으로 한 공직 분류
ㅁ. 외부의 전문가 양성 및 확보 가능

① ㄱ, ㄴ, ㄷ
② ㄴ, ㄷ, ㄹ
③ ㄷ, ㄹ, ㅁ
④ ㄱ, ㄷ, ㅁ

**07**
ㄹ. 업무를 중심으로 한 공직 분류 → 직위분류제로 실적주의에 적용된다.
ㅁ. 외부의 전문가 양성 및 확보 가능 → 직업공무원제도는 외부의 전문가 양성 및 확보가 곤란하다.

> **PLUS**
>
> | 직업공무원<br>제도의 특징 | • 정치적 중립을 통한 행정의 안정성과 계속성<br>• 계급제를 기반으로 폐쇄형 인력보충을 채택하고 있는 계급제의 국가에서 발달<br>• 공무원의 신분보장이 확실<br>• 직업의식과 사명감 강조<br>• 장기적인 발전가능성과 잠재력 강조 |
> | --- | --- |

**정답** 05 ① 06 ① 07 ①

**08** 공무원의 임용방식 중 실적주의의 특성으로 가장 옳지 않은 것은? 20 서울

① 기회의 균등
② 정치적 중립
③ 공무원 신분의 보장
④ 정실주의, 자격주의

**09** 다음 중 직업공무원제에 대한 설명으로 옳지 않은 것은? 20 강원

① 직위분류제를 기반으로 한 개방형 인력보충
② 확실한 신분보장
③ 직업의식과 사명감 강조
④ 정치적 중립을 통한 행정의 안정성과 계속성

**10** 다음 중 엽관주의에 대한 설명으로 옳은 것은? 20 대구

① 인사관리는 능력, 자격, 실적을 기준으로 한다.
② 부당한 정치적 영향력으로부터 신분의 위협을 받지 않는다.
③ 인사행정의 소극성·경직성·비능률성이 문제가 된다.
④ 국민요구에 대한 관료적 대응성이 향상된다.

**11** 직업공무원제와 실적주의에 대한 내용으로 옳지 않은 것은? 20 울산

| | | 직업공무원제 | 실적주의 |
|---|---|---|---|
| ① | 승진 | 폐쇄형 | 개방형 |
| ② | 인사배치 | 소극적 | 신축적 |
| ③ | 행정인 | 일반행정가 | 전문행정가 |
| ④ | 모집방법 | 최하위 모집 | 직급별 모집 |

PLUS

| 분류 | 직업공무원제 | 실적주의 |
|------|-------------|----------|
| 국가 | 영국, 독일, 프랑스, 일본 | 미국, 캐나다, 필리핀 |
| 사회배경 | 농업사회 | 산업사회 |
| 공직분류 | 계급제 | 직위분류제 |
| 중점 | 인간중심 | 직무중심 |
| 승진 | 폐쇄형 | 개방형(외부인재의 유입) |
| 급여 | 생활급 | 직무급 |
| 인사배치 | 인사배치의 신축성 | 인사배치의 비융통성(인사행정의 소극성) |
| 행정인 | 경력중시(일반행정가) | 경력무시(전문행정가) |
| 모집방법 | 계급의 최하위 모집 | 모든 직급별 모집 |
| 공통점 | 정치적 중립, 자격이나 능력에 의한 인사행정 운영, 신분보장, 공개경쟁시험(공직취임에의 기회균등) | |

**12** 공직임용의 기준을 당파성이나 정실, 혈연, 학벌, 자연 등이 아닌 개인의 능력, 자격, 실적에 두는 제도는 무엇인가? 20 인천

① 엽관주의　　　　　　　② 실적주의
③ 정실주의　　　　　　　④ 할거주의

**12**
실적주의는 공직임용의 기준을 당파성이나 정실, 혈연, 학벌, 지연 등이 아닌 개인의 능력, 자격, 실적에 두는 제도를 의미 한다. 실적은 능력, 자격, 기술, 지식, 업적, 성과 등으로 정의한다.

**13** 인사행정제도 중 엽관주의에 대한 설명으로 옳지 않은 것은? 21 경기

① 국민의 요구를 적극적으로 행정에 반영한다.
② 정당에 대한 공헌도를 임용기준으로 한다.
③ 행정에 대한 민주통제가 강화된다.
④ 행성의 중립성, 안정성, 계속성을 확보할 수 있다.

PLUS

• 엽관주의는 정당에의 충성도와 공헌도를 관직의 임용기준으로 삼는 인사행정제도로, 선거라는 전쟁에서 승리한 정당이 전리품에 해당하는 공직을 차지하는 권한을 가진다. 엽관주의는 민주정치 발전과 행정의 민주화에 기여(공개방)하였고 민주정치의 기초가 되는 정당제도 발달과 유지에 기여(정당의 충성도)하였다. 하지만 빈번한 교체로 행정의 안정성 일관성이 저해되고 공직의 사유화, 상품화로 정치 행정의 부패를 초래하는 단점이 있다.
• 행정의 중립성, 안정성, 계속성을 확보할 수 있는 제도는 실적주의와 직업공무원 제도이다.

정답　12 ② 　13 ④

**14** 젊은 인재들을 공직에 유치해 그들이 공직에 근무하는 것을 명예롭게 생각하면서 일생 동안 공무원으로 근무하도록 운영하는 직원공무원제의 단점으로 옳지 않은 것은? 21 경북

① 외부의 전문가 양성 및 확보가 곤란하다.
② 행정의 안정성·일관성이 저해된다.
③ 관료주의화를 초래할 우려가 있다.
④ 공직자에 대한 민주적 통제가 어려워질 수 있다.

**해설**

**14**
행정의 안정성·일관성이 저하하는 엽관주의제도의 단점이다.

---

**PLUS**

**직업공무원제의 장단점**

| | |
|---|---|
| 장점 | • 공무원의 장기근속을 장려하여 행정의 안전성, 계속성을 유지해준다.<br>• 행정의 중립성·안정성·계속성을 확보하여 국가의 통일성을 기할 수 있다.<br>• 유능한 인재를 공직에 유치하는 데 도움을 준다.<br>• 공무원의 성장과 발전의 동기부여가 촉진되며, 더 나아가 성공감의 충족과 사기 및 능률의 제고에 도움을 준다.<br>• 직업공무원은 뚜렷한 전문직업의식을 가지므로 단체정신, 충성심이 강화되고 공복으로서의 사명감, 봉사정신이 강하며 사기가 높다. |
| 단점 | • 외부의 전문가 양성 및 확보가 곤란하다.<br>• 공직사회의 침체를 가져올 수 있다(동태적 환경에 적응력이 약하고 변동·발전에 대하여 무관심하여 저항하는 경향이 있음).<br>• 자격요건의 엄격한 제한은 공직임용에의 기획균등을 저해하여 민주주의적 평등원칙에 위배된다.<br>• 공직자에 대한 민주적 통제를 어렵게 하여 특권집단화, 관료주의화를 초래할 우려가 있다.<br>• 공무원은 정부에서만 필요한 인력으로 육성되므로 직업을 전환하기가 어렵다. |

**제2절** **공직의 분류**

**01** **직업공무원제에 대한 설명으로 옳지 않은 것은?** 18 강원

① 공무원의 정치적 중립을 보장한다.
② 직위분류제를 기반으로 개방형 인력보충이 이루어진다.
③ 신분보장이 강력하다.
④ 실적주의 확립을 전제로 한다.

**01**
직업공무원제는 계급제를 기반으로 폐쇄형 인력보충이 이루어진다.

**정답** 14 ② / 01 ②

**02** 다음 중 직위분류제에 대한 설명으로 옳지 않은 것은? 16 강원

① 합리적인 보수제도 확립
② 개방형 인사제도
③ 전문행정가 중시
④ 강력한 신분보장

**03** 직위분류에 대한 설명으로 옳은 것은? 18 대구

① 신축적인 인사이동이 어렵다.
② 유능한 일반행정가를 양성한다.
③ 상하 간·수평 간 권한과 책임의 한계가 불명확하다.
④ 인사관리의 객관적 합리화가 어렵다.

**04** 직위분류제의 구성요소에 대한 설명으로 옳은 것은? 18 교육청

① 직류는 직무의 성질이 유사한 직렬의 군이다.
② 직군은 동일한 직렬 내에서 담당분야가 유사한 직위의 군이다.
③ 직급은 직무의 종류, 곤란성과 책임도 유사한 직위의 군이다.
④ 직렬은 직무의 종류는 상이하지만 곤란도와 책임도가 유사한 직위의 군이다.

**PLUS**

**직위분류제의 구성요소**

| | |
|---|---|
| 직위 | 1명의 공무원에게 부여할 수 있는 직무와 책임으로 일반적으로 직위의 수와 공무원의 수는 일치한다. |
| 직렬 | 직무의 종류가 유사하나 그 곤란도, 책임의 정도가 상이한 직급의 군이다. |
| 직류 | 동일한 직렬 내에서의 담당분야가 유사한 직위의 군이다. |
| 직군 | 직무의 성질이 유사한 직렬의 군(집단)이다. |
| 직급 | 직위가 가지는 직무의 종류, 곤란성과 책임도가 상당히 유사한 직위의 군이다. |
| 등급 | 직무의 종류는 상이하지만 직무의 곤란도, 책임도와 자격요건이 유사하여 동일한 보수를 지급할 수 있는 모든 직원 |

**05** 공직구조를 형성하는 대표적인 방식인 계급제와 직위분류제에 대한 설명으로 옳지 않은 것은? 19 경기

① 계급제는 일반행정가를 양성한다.
② 직위분류제는 인사배치의 객관적인 기준을 마련한다.
③ 계급제는 인사 배치의 신축성이 결여된다.
④ 직위분류제는 계급제에 비해 신분보장이 미약하다.

**06** 직위분류제의 구성에 대한 설명이 옳지 않은 것은? 19 경남

① 직위 – 1명의 공무원에게 부여할 수 있는 직무와 책임
② 직급 – 직무의 종류는 상이하지만 직무의 곤란도, 책임도와 자격요건이 유사한 모든 직위
③ 직류 – 동일한 직렬 내에서 담당분야가 유사한 직위의 군
④ 직군 – 직무의 성질이 유사한 직렬의 군

**07** 다음에 모두 해당하는 양적 직무평가방법은? 19 서울

> • 직무를 숙련, 책임, 노력, 작업조건 등의 여러 요소에 따라 평가한다.
> • 직무의 상대적 차이 등을 명확하게 정할 수 있어, 종업원으로부터 평가결과에 대하여 이해 및 신뢰를 얻을 수 있는 점이 장점이다.
> • 각 직무에 공통되는 적합한 평가요소의 선정이 용이하지 않으며, 평가요소에 대하여 등급을 정하고 그 중요도를 설정하는 것이 매우 어렵다.

① 직무분류법              ② 점수법
③ 체크리스트법          ④ 서열법

┌ PLUS ┐
1. **점수법**
   각 직위의 직무를 정신적인 능력, 육체적인 능력, 근무환경 책임, 기술 등의 구성요소로 구분하고, 이들 각 요소에 대한 비중에 따라 가치를 점수로 배정한 다음 요소별 평점을 합하거나 평균한 것을 등급결정의 지표로 하는 방법이다.

---

**해설**

**05**
계급제는 탄력적 인사배치가 가능하다.

**06**
② 등급

**정답** 05 ③  06 ②  07 ②

2. **직무평가 방법**
  • 비계량적인 방법

| 구분 | 특징 |
| --- | --- |
| 서열법 | 직무를 전체적·종합적으로 평가하여 상대적 중요도에 따라 서열을 부여하는 자의적 평가법, 상위직위와 하위직위를 선정한 다음 대상직위를 이에 비교하여 결정 |
| 분류법 | 사전에 작성된 등급기준표에 따라 직무의 책임과 곤란도 등을 파악하는 방법으로 서열법보다 다소 세련된 방안으로 정부 부문에서 많이 사용 |

  • 계량적인 방법

| 구분 | 특징 |
| --- | --- |
| 점수법 | 직위의 직무구성요소를 정의하고 각 요소별로 직무 평가기준표에 따라 평가한 점수를 통합하는 방식 |
| 요소 비교법 | 직무를 평가요소별로 나누어 계량적으로 평가하되 기준직위를 선정하여 이와 대비시키는 방법으로 보수액 산정이 동시에 이루어짐 |

---

**08** 직무수행의 곤란성, 책임성 등에 따른 상대적 수준과 등급을 횡적으로 분류하는 직위분류제 수립절차는? 20 경기

① 직무조사
② 직무분석
③ 직무평가
④ 직급명세

> **PLUS**
>
> | 직무평가 |
> | --- |
> | • 같거나 유사한 직위의 직무라도 직무수행의 곤란성, 책임성, 복잡성, 그리고 직무를 수행하는데 필요한 자격요건 등에 차이가 있을 수 있다.<br>• 이러한 차이를 기초로 하여 각 지위의 상대적 수준과 등급을 구분하는 작업 |

**08**
직무조사(내용/책임/권한/자격) → 직무분석(직렬/직군) → 직무평가(책임성/복잡성) → 직급명세서 작성

**09** 공직의 분류방법 중 직위분류제의 장점으로 옳지 않은 것은? 20 강원

① 인사배치의 객관적 기준마련

② 행정의 전문화, 분업화 가능

③ 인력수급계획 수립 용이

④ 인사배치의 신축적 운영 가능

> **PLUS**
>
> **직위분류제의 장·단점**
>
> | | |
> |---|---|
> | 장점 | • 보수체계의 합리화(동일직무에 동일보수를 따르는 직무급 실현가능. 그러나 보수체계의 세분화로 보수관리는 복잡)<br>• 직위가 요구하는 직무의 성질이나 내용에 맞는 인사배치의 객관적 기준마련<br>• 동일직무의 장기근무로 행정의 전문화, 분업화 가능<br>• 교육훈련수요 파악에 용이(전문행정가 육성)<br>• 직책의 내용파악으로 근무성적평정의 자료제공(직무기술서 작성)<br>• 상하간 수평적인 권한·한계의 명확화로 행정 능률 향상<br>• 행정의 민주화(← 공직의 모든 직무가 분석·평가·명세화되어 국민의 공직에 대한 통제가 용이)<br>• 정원관리의 효율화와 인력수급계획 수립 용이<br>• 예산관리의 능률화(중복업무의 억제) |
> | 단점 | • 유능한 일반 행정가의 확보, 양성곤란<br>• 동일직렬에 따라 전보·승진이 이루어지므로 인사배치의 신축성 결여<br>• 신분 불안(← 직위가 없어지면 자신의 신분도 없어지므로)<br>• 직업공무원제 확립곤란(신분보장이 잘 되지 않고 결원 충원 시 개방형을 특징으로 하기 때문)<br>• 장기적·다방면적 능력발전 곤란(→ 지나친 전문성과 인사이동의 곤란성)<br>• 조정의 곤란(지나친 세분류로 할거주의 유발)<br>• 조직구성원의 관계가 사무중심으로 이루어져 사무적 인간관계를 지님 |

PART

**05**

**10** 직위분류제의 구성요소에 대한 설명으로 옳지 않은 것은? 20 충북

① 직렬은 직무의 종류가 유사하나 그 곤란도, 책임의 정도가 상이한 직급의 군이다.

② 직류는 직무의 성질이 유사한 직렬의 군이다.

③ 직급은 직위가 가지는 직무의 종류, 곤란성과 책임도가 유사한 직위의 군이다.

④ 등급은 직무의 종류는 상이하지만 직무의 곤란도, 책임도와 자격요건이 유사한 모든 직위이다.

해설

**PLUS**

**직위분류제의 구성요소**

| | |
|---|---|
| 직위 | 1명의 공무원에게 부여할 수 있는 직무와 책임으로 일반적으로 직위의 수와 공무원의 수는 일치한다. |
| 직렬 | 직무의 종류가 유사하나 그 곤란도, 책임의 정도가 상이한 직급의 군이다. |
| 직류 | 동일한 직렬 내에서의 담당분야가 유사한 직위의 군이다. |
| 직군 | 직무의 성질이 유사한 직렬의 군(집단) |
| 직급 | 직위가 가지는 직무의 종류, 곤란성과 책임도가 상당히 유사한 직위의 군 |
| 등급 | 직무의 종류는 상이하지만 직무의 곤란도, 책임도와 자격요건이 유사하여 동일한 보수를 지급할 수 있는 모든 직원 |

**11** 공직을 분류하는 직위분류제에 대한 설명으로 옳지 않은 것은? 21 경북

① 일반행정가를 육성한다.
② 동일직무·동일보수로 보상의 공정성을 추구한다.
③ 미약한 신분보장이 이루어진다.
④ 개방형 임용구조이다

**11**
일반행정가를 육성하는 공직분류방법은 계급제이다. 직위분류제는 전문행정가를 중시한다.

**PLUS**

| | |
|---|---|
| 직위분류제 | • 개인의 업무수행능력과 지식·기술을 중시한 채용<br>• 개방형 인사제도<br>• 전문행정가의 중시<br>• 동일직무·동일보수로 보상의 공정성<br>• 미약한 신분보장<br>• 직무의 정확한 평가를 통해 적합한 인물을 임용 → 인사행정의 능률성과 합리화 |

**12** 다음 중 직위분류제의 수립절차에 대한 설명으로 옳지 않은 것은? 21 부산

① 직무조사의 방법에는 면접법, 관찰법이 있다.
② 직무기술서에는 직무의 개요, 내용, 수행에 요구되는 자격요건이 포함된다.
③ 직무평가는 직무수행의 곤란성, 책임성, 직무를 수행하는데 필요한 자격요건 등의 상대적 가치를 평가한다.
④ 서열법, 분류법은 계량적인 평가방법이고 점수법, 요소비교법은 비계량적인 평가방법이다.

**12**
직무평가의 방법에는 서열법, 분류법, 점수법, 요소비교법이 있다. 서열법과 분류법은 비계량적인 방법이고 점수법과 요소비교법은 계량적인 방법이다.

**정답** 11 ① 12 ④

## 13 다음의 내용에 해당하는 직무평가 방법으로 가장 옳은 것은? 21 서울

- 직무에 등급을 매기는 방법
- 간편하고 이용도가 높다는 장점이 있다.
- 많은 직무 중 직군을 등급으로 매겨서 비교적 유사 혹은 동질적인 직무를 한 등급으로 평가한다.
- 이 방법은 강제적으로 배정하는 특성이 있으므로 정부기관에서 널리 사용 되는 경향이 있다.

① 서열법(ranking method)
② 직무분류법(job classification method)
③ 점수법(point rating method)
④ 요소비교법(factor comparisons method)

---

**PLUS**

1. **직무평가 방법**
   - 비계량적인 방법

| 구분 | 특징 |
|------|------|
| 서열법 | 직무를 전체적·종합적으로 평가하여 상대적 중요도에 따라 서열을 부여하는 자의적 평가법, 상위직위와 하위직위를 선정한 다음 대상직위를 이에 비교하여 결정 |
| 분류법 | 사전에 작성된 등급기준표에 따라 직무의 책임과 곤란도 등을 파악하는 방법으로 서열법보다 다소 세련된 방안으로 정부 부문에서 많이 사용 |

   - 계량적인 방법

| 구분 | 특징 |
|------|------|
| 점수법 | 직위의 직무구성요소를 정의하고 각 요소별로 직무 평가기준표에 따라 평가한 점수를 통합하는 방식 |
| 요소비교법 | 직무를 평가요소별로 나누어 계량적으로 평가하되 기준직위를 선정하여 이와 대비시키는 방법으로 보수액 산정이 동시에 이루어짐 |

2. **분류법**
   - 직무와 등급기준표를 비교하여 판단하는 것으로 비계량적 방법(절대평가)
   - 등급별로 책임도, 곤란성, 필요한 지식과 기술 등에 관한 기준을 고려하여 직무를 해당되는 등급에 배치하는 방법
   - 서열법보다 다소 세련된 방안으로 정부기관에서 많이 사용
   - 장점: 절차가 비교적 간단하고, 직무내용이 표준화되어 있지 않은 경우 다른 방법보다 적용이 용이함
   - 단점: 등급기준표 작성이 어려우며, 서열과 같이 직위가 복잡하고 수가 많으면 적용이 어려움.

**정답** 13 ②

**14** 직무의 종류는 유사하나 그 곤란도, 책임의 정도가 상이한 직급의 군은?

22 서울

① 직렬    ② 직류
③ 직군    ④ 직위

해설

---

**PLUS**

1. **직위분류계의 구조**

| 구분 | | 내용 |
|---|---|---|
| 직위(position) | | 한 사람의 근무를 요하는 직무와 책임 예 ○○담당) |
| 직무 분석 | 직군(Group) | 직무 성질이 유사한 직렬의 군 예 행정직군, 기술직군) |
| | 직렬(series) | 직무 종류가 유사하나 난이도와 책임도가 다른 직급의 군 예 보건의무직군 내 보건직렬) |
| | 직류(sub-series) | 동일 직렬 내에서 담당 분야가 같은 직무의 군 예 보건직렬 내 보건직류) |
| 직무 평가 | 직급(class) | • 직무의 종류·곤란성과 임도가 상당히 유사한 직위의 군<br>• 직위가 내포하는 직무의 성질·난이도·책임의 정도가 유사해서 채용·보수 등에서 동일하게 다룰 수 있는 직위의 집단 예 보건행정 9급, 일반행정 9급) |
| | 직무등급(grade) | • 직무의 곤란성과 책임도가 상당히 유사한 직위의 군<br>• 직무의 종류는 다르나 직무 수행의 책임도와 자격 요건이 유사해서 동일한 보수를 지급할 수 있는 지위의 횡적 군 예 9급) |

2. **직위분류제의 구성요소**

| | |
|---|---|
| 직위 | 1명의 공무원에게 부여할 수 있는 직무와 책임으로 일반적으로 직위의 수와 공무원의 수는 일치한다. |
| 직렬 | 직무의 종류가 유사하나 그 곤란도, 책임의 정도가 상이한 직급의 군이다. |
| 직류 | 동일한 직렬 내에서의 담당분야가 유사한 직위의 군이다. |
| 직군 | 직무의 성질이 유사한 직렬의 군(집단) |
| 직급 | 직위가 가지는 직무의 종류, 곤란성과 책임도가 상당히 유사한 직위의 군 |
| 등급 | 직무의 종류는 상이하지만 직무의 곤란도, 책임도와 자격요건이 유사하여 동일한 보수를 지급할 수 있는 모든 직원 |

정답 14 ①

**15** 다음에서 설명하는 직무평가 방법은? 23 지방직

○ 비계량적 방법으로 직무와 직무를 비교한다.
○ 직무를 종합적으로 평가하여 상대적 중요도를 결정한다.

① 서열법(ranking method)
② 점수법(point rating method)
③ 요소비교법(factor comparisons method)
④ 직무분류법(job classification method)

해설

---

**PLUS**

**직무평가 방법**
• 비계량적인 방법

| 구분 | 특징 |
|------|------|
| 서열법 | 직무를 전체적·종합적으로 평가하여 상대적 중요도에 따라 서열을 부여하는 자의적 평가법, 상위직위와 하위직위를 선정한 다음 대상직위를 이에 비교하여 결정 |
| 분류법 | 사전에 작성된 등급기준표에 따라 직무의 책임과 곤란도 등을 파악하는 방법으로 서열법보다 다소 세련된 방안으로 정부 부문에서 많이 사용 |

• 계량적인 방법

| 구분 | 특징 |
|------|------|
| 점수법 | 직위의 직무구성요소를 정의하고 각 요소별로 직무 평가기준표에 따라 평가한 점수를 통합하는 방식 |
| 요소 비교법 | 직무를 평가요소별로 나누어 계량적으로 평가하되 기준직위를 선정하여 이와 대비시키는 방법으로 보수액 산정이 동시에 이루어짐 |

---

## 제3절 능력발전

**01** 다음에서 설명하는 직무설계 방법은? 18 서울

한 사람이 맡아서 수행하는 직무를 다양하게 부여하여 작업수와 종류를 증가시키는 것으로, 직무에 대한 흥미와 만족도를 높일 수 있으나 새로운 업무를 학습하기 위한 비용이 많이 든다.

① 직무 순환
② 직무 확대
③ 직무 충실화
④ 직무 단순화

정답 15 ① / 01 ②

PLUS

**직무설계 방법**

| | |
|---|---|
| 직무 확대 | 직무의 책임도에 차이가 없는 수평적 관계의 직무를 추가·확대하는 것으로 직무분담의 폭을 넓혀주는 수평적 강화(수평적 재설계)에 해당한다. 직무 세분화에 초점을 둔 전통적 직무설계를 보완하려는 것 |
| 직무 순환 | 직무내용의 변화가 없이 일정기간이 지나면 다른 직무로 순환시키는 방법이다. 직무 순환을 통하여 직원은 조직의 목표를 이해하고 능력개발의 기회를 가지게 되며, 넓은 시야를 가질 수 있다. 그러나 직무 순환은 생산성이 저하되고 새로운 직무로의 훈련 기간과 비용이 발생한다. |
| 직무 충실화 | 직무의 완결도와 직무담당자의 책임성·자율성을 높이는 수직적 강화(수직적 재설계)의 일종이다. 기존 업무에 관리적 요소를 더해 업무의 자율성과 책임성을 제고함으로써 구성원의 직무 만족도를 높인다. |

**02** 주제에 대해 2~5명의 전문가가 순서대로 발표하고, 사회자의 진행에 따라 청중들과 질의응답을 진행하는 방법으로 청중도 전문분야의 사람들로 구성되는 교육기법은? 18 경남

① 심포지엄　　　　　② 패널토의
③ 버즈세션　　　　　④ 공개토론

PLUS

| | |
|---|---|
| 심포지엄 | 특정 주제에 관하여 선정된 전문가들이 각각 서로 다른 측면에서 전문적 의견을 발표하고 청중과의 질의응답을 진행한다. |
| 패널토의 | 주제에 관하여 풍부한 지식 또는 대표적인 견해를 가진 복수(3~6명)의 선정된 패널들이 훈련생들 앞에서 의견을 발표하고 토론하는 방식 |
| 버즈세션 | 전체 훈련생을 4~6명의 소그룹으로 나누고 각 각의 그룹에서 토의를 하고 그룹의 결론을 전원에게 발표 하는 방식 |
| 공개토론 | 발표자가 간단히 주제를 발표하면 참가자들은 이에 관련되는 질문과 의견, 평가, 건의 등을 제시하는 토의 방법 |

**03** 집단 내에서 자신의 입장이나 대인관계를 이해하게 됨으로써 인간관계의 개선과 태도변화를 가져오고자 하는 교육훈련방법은? 18 호남권

① 사례연구　　　　　② 토론
③ 역할극　　　　　　④ 감수성 훈련

---

**PLUS**

**감수성 훈련(Sensitivity Training, 실험실 훈련, T 집단훈련)**

| 특징 | • 사회자를 정해주지 않고 전적으로 10명 내외의 이질적인 피훈련자들끼리 자유로이 솔직한 토론을 하여 거기서 어떤 문제의 해결방안이나 건의를 도출하는 방법이다.<br>• 외부환경으로부터 차단된 상황<br>**예** 1박2일 합숙<br>• 피훈련자 간에 비공식적인 접촉·토론·상호작용이 이루어지는 과정을 통하여, 집단 내에서 자기의 입장과 대인관계를 이해하게 됨으로서 인간관계의 개선과 태도 변화를 이룩하려는 훈련방법이다. |
|------|------|
| 장점 | 집단 내에서의 감수성이 높아지며, 집단 내에서의 자기와 타인의 성격. 행동을 이해하는 것을 도우며 인간관계의 긴요한 태도·행동의 변경에 도움을 준다 |
| 단점 | 한 번에 다수의 인원이 참여할 수 없다 |

※ 출처: 문상식 외 보건행정학, 보문각, 2017, p.246

---

**04** 피훈련자를 외부환경과 차단시킨 상황에서 피훈련자 간에 비공식적인 접촉, 토론, 상호작용이 이루어지는 과정을 통하여 집단 내에서 자기의 입장과 대인관계를 이해하도록 하는 훈련방법은? 18 제주

① 사례연구 　　　　　　② 역할연기

③ 현장훈련 　　　　　　④ 감수성 훈련

**05** 사전에 과제나 사회자를 정해주지 않고 전적으로 10명 내외의 이질적인 피훈련자들끼리 자유로이 솔직한 토론을 하여 거기서 어떤 문제의 해결방안이나 건의를 도출하는 방법의 교육훈련 방법은? 18 대구

① 감수성 훈련 　　　　　② 토론

③ 사례연구 　　　　　　④ 역할 연기

**06** 피평정자들의 성적분포상 관대화의 오류나 집중화의 오류가 나타나는 것을 방지하기 위해 성적분포비율을 미리 정해놓고 강제로 배치하는 평정기법은? 18 대전

① 강제선택법  ② 강제배분법
③ 도표식평정척도법  ④ 직무기준법

> **PLUS**
>
> • 강제배분법(Forced Distribution): 도표식 평정척도법에서 나타나는 오차를 방지하기 위하여 성적분포비율을 미리 정해 놓고 성적에 따라 강제로 배분함으로써 종형의 정상분포 곡선이 되도록 하는 방법이다.
> • 강제선택법: 2개 또는 4~5개의 항목으로 구성된 각 기술항목의 조 가운데서 피평정자의 특성에 가까운 것을 강제적으로 골라 표시하도록 하는 방법이다.
> • 도표식평정척도법: 직무수행실적 · 직무수행능력 · 직무형태 등에 관한 평정요소를 나열하고 각각에 대한 우열의 등급을 표시하는 평정척도를 그린 평정표를 통한 평정방법으로 가장 널리 사용하는 방법이다.
> • 직무기준법: 직무분석을 통해 각 지위의 직무수행기준을 설정하고 피평정자의 직무수행을 이 기준과 비교함으로써 평정하는 방법이다.

**07** 직장 내 교육훈련(OJT; On the Job Training)에 대한 설명으로 가장 옳지 않은 것은? 19 서울

① 교육훈련이 실제적이다.
② 다수의 직원을 일시에 교육할 수 있다.
③ 직원의 습득도와 능력에 따라 교육할 수 있다.
④ 상사나 동료 간 이해와 협동정신을 강화시킨다.

> **PLUS**
>
> **현장훈련(OJT: On the Job Training)**
> 피훈련자가 실제 직무를 수행하면서 감독자 또는 선임자로부터 직무수행에 관한 지식과 기술을 배우는 것으로 직책의 성격이 고도의 기술 · 전문성 · 정밀성을 요구하는 경우의 훈련에 적합하다. 실무적 훈련에 유리한 장점이 있으나 많은 시간에 적은 수의 인원을 훈련해야 하는 단점이 있다.

정답 06 ② 07 ②

**08** 근무성적평정방법 중 강제선택법을 통해서 방지할 수 있는 평정상의 오류는 무엇인가? 19 경북

① 연쇄효과(halo effect)
② 근접오류(proximity error)
③ 집중화 경향(central tendency)
④ 관대화 경향(leniency tendency)

> **PLUS**
>
> **강제선택법**
> • 비슷한 가치가 있다고 생각하기 쉬운 기술항목 가운데서 피평정자의 특성에 가까운 것을 골라 표시하도록 강제하는 방법이다. 반드시 하나의 지문을 선택해야한다.
> • 평정자가 어떤 항목이 평정자에게 유리한지를 모르고 평정하도록 하기 때문에 어떤 항목이 피평정자에게 유리 한지를 모르고 평정하도록 되어 있기 때문에 평정자의 편견이나 정실을 배제할 수 있고, 연쇄효과를 방지할 수 있다.
> • 평정기술 항목들을 만들기 어렵고 작성하는 데 비용이 많이 든다. 피평정자와 관계여부와 상관없이 반드시 하나를 선택해야 하는 문제가 있다.

**09** 직무수행평가방법에 대한 설명으로 가장 옳지 않은 것은? 19 대구

**09**
평가센터법(Assessment Centers)
: 평가전문기관을 만들고 여기에서 다양한 자료를 활용하여 고과하는 방법으로, 특히 하부관리자 평가에 유용한 방법이다. 피평가자들을 10~15명의 소집단 단위로 구성하여 2~3일 간에 걸쳐 평가센터에서 집중평가하여 그 잠재력을 평가하는 방법이다(비교적 고비용, 장기간 소요).

① 도표식 평정척도법은 직무에 관한 평정요소를 나열하고 각각에 대한 우열의 등급을 표시하는 방법이다.
② 강제선택법은 평정자가 어떤 항목이 피평정자에게 유리한지를 모르고 평정하도록 하기 때문에 평정자의 편견이나 정실을 배제할 수 있다.
③ 강제배분법은 성적분포비율을 미리 정해 놓고 성적에 따라 강제로 배분함으로써 집중화, 관대화의 오차를 방지할 수 있다.
④ 평가센터법은 평가전문기관에서 피평가자를 2-3일에 걸쳐 집중 평가하는 방식으로 비교적 단기간에 평가가 가능하며 비용이 저렴한 장점이 있다.

정답 08 ① 09 ④

**10** 직원의 직무에 대한 단조로움을 줄이고 사기를 높이기 위한 직무설계 방법으로 가정 적절하지 않은 것은? 19 대구

① 직무의 수평적 확대  ② 직무의 순환
③ 직무의 전문화  ④ 직무의 수직적 확대

**PLUS**

① 직무의 수평적 확대: 직무의 책임도에 차이가 없는 수평적 관계의 직무를 추가·확대하는 것으로 직무분담의 폭을 넓혀주는 수평적 강화(수평적 재설계)에 해당한다. 직무 세분화에 초점을 둔 전통적 직무설계를 보완하려는 것이다.
② 직무의 순환: 직무내용의 변화가 없이 일정기간이 지나면 다른 직무로 순환시키는 방법이다. 직무순환을 통하여 직원은 조직의 목표를 이해하고 능력개발의 기회를 가지게 되며 넓은 시야를 가질 수 있다. 그러나 직무순환은 생산성이 저하되고 새로운 직무로의 훈련기간과 비용이 발생한다.
③ 직무의 전문화는 업무를 성질별로 구분하여 가급적 한 사람에게 한 가지 업무를 분담시키는 것으로 지나친 분업화는 직원의 업무를 너무 동질화시켜 직원의 능력발전에 지장 초래 한다.
④ 직무의 수직적 확대(직무충실): 직무충실 직무의 완결도와 직무담당자의 책임성 자율성을 높이는 수직적 강화(수직적 재설계)의 일종이다. 기존 업무에 관리적 요소를 더해 업무의 자율성과 책임성을 제고함으로써 구성원의 직무만족도를 높인다.

**11** 근무성적평정 방법 중 도표식 평정 척도법의 주관성을 배제하고, 중요사건기록법의 상황비교위 곤란성을 극복하고 평정의 타당성을 높이기 위하여 두 개의 방식을 통합한 방법은? 20 경북

① 체크리스트평정법  ② 강제선택
③ 행태기준평정척도법  ④ 직무기준법

**PLUS**

행태기준평정척도법(BARS; Behavioral Anchored Rating Scale, 도표식 + 중요사건기록법)
• 도표식 평정척도법의 주관성을 배제하고, 중요사건기록법의 상황비교의 곤란성을 극복하고, 평정의 타당성을 높이기 위하여 두 개의 방식을 통합한 방법이다.
• 직무분석에 기초하여 주요 과업분야를 선정하고 이 과업 분야별로 바람직한 또는 바람직하지 않은 행태의 유형 및 등급을 구분·제시한 뒤, 각 등급마다 중요 행태를 명확하게 기술하여 점수를 부여한다.
• 이때 중요한 행태는 중요사건서술법에서 아이디어를 얻을 수 있다.

**12** 외부환경으로부터 차단된 상황에서 집단 내에서 자기의 입장과 대인관계를 이해하게 됨으로서 인간관계의 개선과 태도변화를 이룩하기 위한 교육기법은? 20 경북

① 사례연구
② 심포지엄
③ 감수성 훈련
④ 신디케이트

**PLUS**

**감수성 훈련(Sensitivity Training, 실험실 훈련, T집단훈련)**

| 특징 | • 사회자를 정해주지 않고 전적으로 10명 내외의 이질적인 피훈련자들끼리 자유로이 솔직한 토론을 하여 거기서 어떤 문제의 해결방안이나 건의를 도출하는 방법이다.<br>• 외부환경으로부터 차단된 상황<br>　예 1박2일 합숙<br>• 피훈련자 간에 비공식적인 접촉·토론·상호작용이 이루어지는 과정을 통하여, 집단 내에서 자기의 입장과 대인관계를 이해하게 됨으로서 인간관계의 개선과 태도변화를 이룩하려는 훈련방법이다. |
|---|---|
| 장점 | 집단 내에서의 감수성이 높아지며, 집단 내에서의 자기와 타인의 성격. 행동을 이해하는 것을 도우며 인간관계의 긴요한 태도·행동의 변경에 도움을 준다 |
| 단점 | 한 번에 다수의 인원이 참여할 수 없다 |

**13** 10명 내외의 이질적 피훈련자들끼리 자유로이 토론을 하고 해결방안을 도출해내고 인간관계의 개선과 태도변화를 이루는 훈련방법? 20 부산

① 사례 연구
② 역할 연기
③ 신디케이트
④ 감수성 훈련

**PLUS**

**감수성 훈련(Sensitivity Training. 실험실 훈련. T집단훈련)**

• 사전에 과제나 사회자를 정해주지 않고 전적으로 10명 내외의 이질적인 피훈련자들끼리 자유로이 솔직한 토론을 하여 거기서 어떤 문제의 해결방안이나 건의를 도출 해내는 방법이다.
• 감수성 훈련은 외부환경으로부터 차단된 상황에서 훈련 자간에 비공식적인 접촉·토론·상호작용이 이루어지는 과정을 통하여, 집단 내에서 자기의 입장과 대인관계를 이해하게 됨으로서 인간관계의 개선과 태도변화를 이룩하려는 훈련방법이다.

**정답** 12 ③　13 ④

**14** 근무성적평정의 집중화, 엄격화, 관대화 오류를 방지할 수 있는 평정방법은? 20 부산

① 강제선택법　　　　　② 도표식평정척도법
③ 강제배분법　　　　　④ 직무기준법

---

**PLUS**

**강제배분법(Forced Distribution)**
도표식 평정척도법에서 나타나는 집중화, 관대화 오차를 방지하기 위하여 성적분포비율을 미리 정해 놓고 성적에 따라 강제로 배분함으로써 중형의 정상분포곡선이 되도록 하는 방법이다.

---

**15** 다음에서 설명하는 훈련방법은? 21 서울7급

- 피훈련자가 책임을 정상적으로 수행하면서 해당 업무의 수행 능력을 향상 시키기 위하여 상관으로부터 훈련받는 방법이다.
- 실제적 훈련을 통해 직무수행 능력을 제고하고, 인간관계를 개선하는 데 유용하다.

① 현장훈련(On the Job Training)
② 연기기법(Role playing)
③ 사례연구(Case study)
④ 감수성 훈련(Sensitivity Training)

---

**PLUS**

① 현장훈련(On the Job Training): 직장훈련 또는 견습이라고도 불리는 것으로 피훈련자가 실제 직무를 수행하면서 감독자 또는 선임자로부터 직무수행에 관한 지식과 기술을 배우는 것을 말한다. 직책의 성격이 고도의 기술·전문성·정밀성을 요구하는 경우의 훈련에 적합하다. 실무적 훈련에 유리하나 많은 시간에 적은 수의 인원을 훈련할 수밖에 없다는 단점이 있다.
② 연기기법(Role playing): 어떤 사례 또는 사건(주로 인간관계, 상하관계)을 피훈련자들이 여러 사람 앞에서 실제의 행동으로 연기한다. 사회자가 청중(연기에 참여하지 않은 피훈련자)들에게 그 연기내용을 비평·토론하도록 한 후 결론적인 설명을 하는 교육방법이다
③ 사례연구(Case study): 실제 일어난 여러 가지 사례나 판례를 피훈련자로 하여금 사전에 조사·분석 ·연구하게 하여 그 내용을 토의하는 것이다.
④ 감수성 훈련(Sensitivity Training): 사전에 과제나 사회자를 정해주지 않고 전적으로 10명 내외의 이질적인 피훈련자들끼리 자유로이 솔직한 토론을 하여 거기서 어떤 문제의 해결방안이나 건의를 도출해내는 방법이다. 감수성 훈련은 외부환경으로부터 차단된 상황에서 피훈련자 간에 비공식적인 접촉·토론· 상호작용이 이루어지는 과정을 통하여, 집단 내에서 자기의 입장과 대인관계를 이해하게 됨으로서 인간관계의 개선과 태도변화를 이룩하려는 훈련방법이다.

---

**정답** 14 ③　15 ①

**16** 한 평정요소에 대한 평정자의 판단이 연쇄적으로 다른 요소의 평정에도 영향을 주는 오류 현상은? 22 서울

① 후광효과 ② 대비오차
③ 규칙적 오차 ④ 상동적 오차

해설

**PLUS**

① 후광효과(Halo Effect, 연쇄효과)는 한 평정요소에 대한 평정자의 판단이 연쇄적으로 다른 요소의 평정에도 영향을 주는 오류이다. 피평정자가 성실한 경우, 그런 인상이 창의성·지도력 등 전혀 성격이 다른 요소의 측정에도 영향을 미쳐 좋은 점수를 부여하게 되는 현상이다.
② 대비오차는 평정대상자를 바로 다른 피평정자와 비교하여 평정함으로써 나타나는 오차이다.
③ 규칙적 오차(Systematic Error)는 어떤 평정자가 다른 평정자들보다 언제나 좋은 점수 또는 나쁜 점수를 줌으로써 나타나는 오류이다. 평정자가 항상 관대화나 엄격화 경향을 보이는 것으로 평정기준이 높거나 낮은 데서 오는 규칙적·일관적 착오이다.
④ 상동적 오차(Similarity Error, 유형화 착오)는 유형화(정형화·집단화)의 착오로 편견이나 선입견 또는 고정관념에 의한 오차이다. 피평정자가 속한 사회적 집단의 유형에 대한 지각이나 어떤 인식을 오랫동안 같은 상태로 일관되게 유지하려는 심리상태에서 기인한다.

**17** 다음에서 설명하는 교육훈련방법으로 옳은 것은? 22 지방직

피훈련자를 몇 개의 반으로 나누고 분반별로 주어진 과제에 대해서 연구나 토의를 하며, 그 결과를 전원에게 보고하고 비판이나 토의하는 방식이다.

① 토론회의(discussion)
② 사례연구(case study)
③ 신디케이트(bytalicane)
④ 감수성훈련(sensitivity training)

**17**
분임연구(Syndicate, 신디케이트)
• 이 방법은 집단연구 활동에 중점을 두는 방법이다.
• 피훈련자를 몇 개의 분반으로 나누고 분반별로 각각 주어진 과제를 연구토의하며 그 결과를 전원에게 보고하고 비판이나 토의를 가하는 방식이다.

정답 16 ① 17 ③

**18** 인사평가자가 피평가자의 능력이나 성과를 실제보다 높게 평가하는 근무 성적평정상의 오류는? 23 지방직

① 시간적 오류(recency error)
② 중심화 경향(central tendency)
③ 상동적 오류(stereotyping error)
④ 관대화 경향(leniency tendency)

해설

**PLUS**

| | | |
|---|---|---|
| **근접 오차(시간적 오차)** | 공간적 · 시간적으로 근접하여 평정한 경우, 공간적 · 시간적으로 멀리 떨어져서 평정한 경우보다 평정이 일치하는 경향 | |
| | 자기유사 오류 | 평정자가 자기 자신과 유사하다고 인정되는 피평정자들을 더 호의적으로 평정하는 오류, 즉 가치관, 태도, 성격 및 출신 등이 평정자와 가까운 피평정자일수록 더 높은 고과 점수를 주게 되는 경향 |
| | 시간적 근접 오류 | 평정 시점과 가까운 시점에 일어난 사건이 평정에 큰 영향을 미치게 되는 오류 |
| | 공간적 오류 | 평정자와 피평정자와의 공간적 거리가 멀 때 발생하는 오류 |
| **중심화 경향 (집중화 경향)** | 평정자가 모든 피평정자들에게 대부분 중간 수준의 점수나 가치를 주는 심리적 경향을 말하며, 강제 배분법을 통하여 방지할 수 있다. | |
| **상동적 경향(고정 관념, 선입견에 의한 오류)** | 명성의 요소와 관계가 없는 요소 등에 대해 평정자가 갖고 있는 편견이 평정에 영향을 미치는 것을 말한다. 즉, 특정 지역의 출신이나 특정 학교 출신이기 때문에 당연히 어떠할 것이라고 범주화하여 판단하는 경우이다. | |
| **관대화 경향** | 평정자가 피평정자로부터 불평이나 공격을 피하기 위하여 공정하게 평정하지 않고 무난 제일주의로 실제보다 높게 평정하는 경향이다. | |

**19** **다음에서 설명하는 보건교육방법은?** 24 보건직

> 교육대상자가 많을 때 대상자들을 소집단으로 나누어 토의하고, 그 결과를 다시 전체회의에서 통합한다.

① 세미나(seminar)　　　　② 워크숍(workshop)

③ 심포지엄(symposium)　　④ 버즈세션(buzz session)

해설

**PLUS**

| | |
|---|---|
| 버즈세션<br>(Buzz Session) | 대상자 전체의 의견을 반영해야 하거나 분위기가 침체되었을 때 실시하는 방법으로 전체를 몇 개의 소집단으로 나누어 토의시키고 다시 전체 회의에서 종합하는 방법이다. 분단은 6~8명이 가장 알맞으며 각 분단에는 사회자와 서기를 두고 회의를 진행시키는 것이 효과적이다. |
| 세미나<br>(Seminar) | • 발표보다는 토론이 중심이며, 발표는 각 토론의 결과를 공유하는 과정일 뿐이다.<br>• 참가자들이 주제에 관해 전문적인 지식을 가지고 있고, 세미나를 주도해 갈 주제 발표자의 공식적인 발표에 대해 사전에 준비된 의견을 개진하거나 질의하는 형태로 진행된다. 참가자들은 보고서 형식의 간단한 자료들을 서로 교환할 수 있고, 토의 주제와 관련된 지식이나 정보가 사전에 철저하게 준비되어야 한다.<br>• 교육목적을 띤 회의로 연구회 집중강의 전문가 회의의 성격을 가지고 있다. 세미나의 목적은 지식습들을 위해 열리는 것이며 대게 참석자가 비용을 지불하기도 한다. |
| 워크숍<br>(workshop) | • 공공기업이나 기관 등에서 연구 및 아이디어를 교환회의하기 위해 진행하는 세미나<br>• 구성원들끼리 아이디어를 내거나 회의할 목록을 정리하여 자기의견을 발표하는 세미나 |
| 심포지엄<br>(Symposium) | 어떤 주제에 대해 대립되거나 다양한 견해를 가진 전문가 4~7명이 사회자의 진행에 따라 토의를 진행하는 방법으로 제한시간 동안 전문가로부터 다각도의 의견을 들은 후 청중과의 질의응답을 통해 청중의 참여를 촉진시킨다. |

PART

**05**

**제4절** 채용 및 보수

**01** 학력, 성별, 연령, 근속기간 등 인적요소를 중심으로 근속연수가 증가할수록 임금이 증가하는 것은? 18 충북

① 연공급  ② 연봉제
③ 직능급  ④ 직무급

---

**PLUS**

| | |
|---|---|
| 생활급 | 생계비를 결정기준으로 하는 보수이다. 공무원과 그 가족의 생활을 보장하기 위한 것으로서 연령과 가족상황이 기준이 된다. |
| 연공급 | 연령, 근속기간, 학력, 성별 등 인적 요소를 중심으로 보수 수준을 결정한다. 근속 연수가 증가할수록 임금이 증가하는 체계이다. (호봉) |
| 직무급 | 동일한 직무에는 동일한 보수를 지불하는 원칙을 기본으로 하고 직무의 중요도·난이도 기여도에 따라 직무의 질과 양에 대한 상대적 가치를 평가하여 보수를 결정한다.<br>직무급 적용을 위해서는 직무에 대한 과학적 분석이 선행되어야 한다. |
| 직능급 | 직무수행능력을 중심으로 하고 인적 요소를 반영하는 보수체계로, 능력에 따라 승급하면서 연공에 따라 호봉이 상승하는 체계 |
| 연봉제 | 개별직원의 능력, 실적 및 공헌도에 따라 임금보상을 선별적으로 하는 업적승급과 인센티브를 적용하는 임금체계로 1년을 단위로 매년 개인의 업무성과에 따라 임금을 차별화하여 계약하는 능력주의형 임금제도 |
| 성과급 | 근로자의 작업에 대한 노력 및 능률의 정도를 고려하여 높은 능률의 근로자에게는 높은 임금을 지급함으로써 그들의 생활을 보장하는 동시에 노동생산성을 향상시키고자 하는 임금체계 |

---

**02** 다음의 설명에 해당하는 보수체계는? 20 대전

- 동일한 직무에는 동일한 보수를 지불하는 원칙을 기본으로 한다.
- 직무의 중요도·난이도·기여도에 따라 직무의 질과 양에 대한 상대적 가치를 평가하여 보수를 결정한다.
- 적용을 위해서는 직무에 대한 과학적 분석이 선행되어야 한다.

① 연공급  ② 직무급
③ 직능급  ④ 성과급

**03** 공무원 시험의 점수가 높은 사람이 실제 근무에서도 높은 성과를 보인다면 높다고 판단할 수 있는 시험의 측정기준은 무엇인가? 21 부산

① 타당도                          ② 신뢰도
③ 객관도                          ④ 예측도

PLUS

| 구분 | 내용 | 측정방법 |
|------|------|----------|
| 타당도 | 측정하고자 하는 내용의 정확한 측정 여부 | 근무성적과 시험성적의 비교 |
| 신뢰도 | 시험시기·장소 등 여건에 따라 점수가 영향을 받지 않는 정도 (일관성, 일치도) | 동일한 내용의 시험을 반복 시행할 때 그 결과가 비슷해야 한다. |
| 객관도 | 채점의 공정성 | |
| 난이도 | 쉬운 문제와 어려운 문제의 조화 | 득점차 분포의 광범위 여부 |
| 실용도 | 시험의 경제성, 재정의 용이성, 이용가치 | |

**04** 연공급의 특징으로 가장 옳은 것은? 21 서울7급

① 조직에 대한 귀속의식이 높다.
② 직무 중심의 합리적인 인사관리가 가능하다.
③ 직무평가 및 관리의 객관성이 이루어져야 한다.
④ 임금관리의 효율성과 효과성이 증대된다.

해설

**03**
시험 측정기준 : 시험은 효용성을 가져야 하는데 얼마나 제대로 된 잣대인가를 확인하는 것이다. 이러한 효용도에는 신뢰도, 타당도, 난이도, 객관도, 실용도 등이 있으며 신뢰도와 타당도가 가장 중요하다.

PART **05**

**04**
연공급은 연령, 근속기간, 학력, 성별 등 인적 요소를 중심으로 보수 수준을 결정한다. 근속연수가 증가할수록 임금이 증가하는 체계이기 때문에 조직에 대한 귀속의식이 높다.

정답 03 ① 04 ①

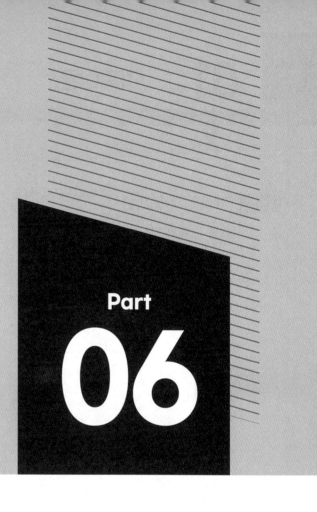

Part

# 06

# 기획이론

## 제1절 기획의 기본개념

**01** 다음 중 기획의 특징이 아닌 것은? 18 충북

① 목표지향성
② 더 나은 행동을 지향
③ 의사결정과정
④ 결과지향적

> **PLUS**
>
> **기획의 특성**
>
> | | |
> |---|---|
> | 목표지향성 | 기획은 설정된 목표를 구체화하는 과정 |
> | 미래지향성 | 기획은 미래의 활동계획을 준비하는 예측과정 |
> | 합리적 과정 | 기획은 목표달성을 위한 최적의 수단을 추구하는 합리적 과정 |
> | 의사결정 과정 | 기획은 합리적 대안선택을 위한 의사결정과정 |
> | 계속적 준비과정 | 기획은 조직이 집행할 결정을 계속적으로 준비하는 과정 |
> | 정치적 성격 | 기획은 현 상태의 변화를 추구하므로, 정치적 대립이 불가피 |
> | 변화·행동지향성 | 기획은 더 나은 방향으로의 변화를 지향 |
> | 국민의 동의 지지 획득 수단 | 기획은 통치의 전문성을 확보하는 수단 |
> | 통제성 | 획일과 구속으로 인한 비민주성 내포 |

**02** 기획의 성격으로 옳지 않은 것은? 18 대구

① 기획은 목표지향적이다.
② 기획은 정치적이다.
③ 기획은 과거회귀적이다.
④ 기획은 의사결정과정이다.

해설

정답 01 ④ 02 ③

**03** 다음 중 보건기획의 특성으로 옳지 않은 것은? 18 인천

① 보건기획은 의도적이다.

② 보건기획은 과거지향적이다.

③ 보건기획은 계층적이다.

④ 보건기획은 다차원적이다.

PLUS

| 보건기획의<br>일반적 특성 | • 의도적(purposeful)이다.<br>• 과정지향적(process oriented)이다.<br>• 계층적(hierarchical)이다.<br>• 미래지향적(future directed)이다.<br>• 다차원적(multi-dimensional)이다. |
|---|---|

**04** 보건기획의 특성으로 옳지 않은 것은? 19 인천

① 보건기획은 더 나은 방향으로 변화를 지향하는 행동지향적이다.

② 보건기획은 활동계획을 준비하는 과정으로 현재지향적이다.

③ 보건기획은 설정된 목표를 구체화하는 과정으로 목표지향적이다.

④ 보건기획은 합리적 대안을 선택하는 의사결정과정이다.

**04**
보건기획은 미래의 활동계획을 준비하는 예측과정으로 미래 지향적이다.

**05** 지역보건의료계획의 기획유형에 해당하는 것은? 20 경기

① 장기기획       ② 중장기기획

③ 중기기획       ④ 단기기획

PLUS

| 장기기획 | 10~20년단위의 기획 **예** Health Plan 2030 |
|---|---|
| 중기기획 | 5년 내외의 기획, 이미 설정된 목표와 목적을 달성하기 위하여 어떤 종류의 자원을 어디에 배정해야 할 것인지 수단과 방법에 관심을 둔다. **예** 「지역보건법」에 의한 지역보건의료계획 수립(4년 마다), 「보건의료기본법」에 의한 보건의료발전계획 수립(5년 마다) |
| 단기기획 | 1년 내외의 기획, 1년 이내의 예산, 주요 업무 기획으로 세분화된 구체적 기획으로 현실과의 괴리가 적어 실현성이 높으며 여건에 따라 수정·변동이 가능하다. **예** 각 부처의 주요 업무계획 |

정답   03 ②   04 ②   05 ③

**06** 기획의 기간별 유형인 단기기획, 중기기획, 장기기획에 대한 설명으로 옳지 않은 것은? 20 경북

① 장기기획보다 단기기획에서 의사결정자의 책임이 커진다.
② 단기계획은 1년 내의 계획이다.
③ 보건의료기본법에 의한 보건의료발전계획의 수립은 중기기획이다.
④ 장기계획은 10년 이상의 계획이다.

**07** 보건기획의 일반적인 성격으로 옳지 않은 것은? 20 대구

① 변화지향성　　　　② 행동지향성
③ 목표지향성　　　　④ 현재지향성

> **PLUS**
>
> **기획의 특성**
>
> | | |
> |---|---|
> | 목표지향성 | 기획은 설정된 목표를 구체화하는 과정 |
> | 미래지향성 | 기획은 미래의 활동계획을 준비하는 예측과정 |
> | 합리적 과정 | 기획은 목표달성을 위한 최적의 수단을 추구하는 합리적 과정 |
> | 의사결정 과정 | 기획은 합리적 대안선택을 위한 의사결정과정 |
> | 계속적 준비과정 | 기획은 조직이 집행할 결정을 계속적으로 준비하는 과정 |
> | 정치적 성격 | 기획은 현 상태의 변화를 추구하므로, 정치적 대립이 불가피 |
> | 변화·행동지향성 | 기획은 더 나은 방향으로의 변화를 지향 |
> | 국민의 동의 지지 획득 수단 | 기획은 통치의 전문성을 확보하는 수단 |
> | 통제성 | 획일과 구속으로 인한 비민주성 내포 |

---

**제2절　기획수립의 과정**

**01** 기획의 집행상 제약요인에 해당하는 것은? 18 대전

> ㄱ. 기획의 경직성　　　　ㄴ. 이해관계자의 저항
> ㄷ. 미래예측의 곤란　　　　ㄹ. 조정의 결여

① ㄱ, ㄴ　　　　② ㄴ, ㄷ
③ ㄷ, ㄹ　　　　④ ㄱ, ㄹ

---

**02** 기획을 수립할 때 전례를 따르는 전형적인 기획이 우선적으로 행해지는 현상을 의미하는 법칙은? 18 부산

① 세이(Say)의 법칙  ② 귤릭(Gulick)의 법칙
③ 뢰머(Roemer)의 법칙  ④ 그레샴(Gresham)의 법칙

**PLUS**

| 그레샴(Gresham) 법칙 | "악화가 양화를 구축한다."라는 그레샴 법칙이 여러 정책 결정이나 기획에 적용 또는 반영되는 현상을 말한다. 불확실하거나 전례가 없는 상황에서 쇄신적이고 발전지향적인 비정형적 결정이 이루어져야 하나, 현실적으로는 특별한 노력이 요구되지 않은 정형화된 기획, 전례를 답습하는 기획이 우선적으로 행해지고 비정형적인 기획을 기피하는 현상을 말한다. |
|---|---|
| 세이의 법칙 | 공급이 수요를 창출한다. |
| 파킨슨의 법칙 | 업무량 증가와 공무원 수의 증가는 서로 아무런 관련이 없으며, 공무원 수는 일의 분량과 관계없이 증가함을 통계학적으로 증명한 것이다. |

**해설**

**02**
기획의 그레샴의 법칙: 특별한 노력이 요구되지 않은 정형화된 기획에 주력하고 비정형적인 기획을 기피하는 경향이 있다.

**03** 보건기획의 타당성 검토 시 보건계획이 집행됨으로써 혜택을 입은 것은 누구이며, 손해를 보는 것은 누구인지, 집행과정에서 주도권은 누구에게 주어져야 하는지를 검토하는 것은 어떠한 타당성을 확인하는 것인가?

18 복지부(7급)

① 경제적 타당성  ② 정치적 타당성
③ 기술적 타당성  ④ 보건학적 타당성
⑤ 사회적 타당성

**PLUS**

| 보건기획 대안의 탐색 시 고려할 사항 | |
|---|---|
| 보건학적 타당성 | 보건학적 문제점을 충분히 파악했는지 그 문제점들을 해결하기 위한 수단은 기술적으로 가능하며 효과가 있는지 등 검토 |
| 경제적 타당성 | 능률의 제고, 즉 자원 대 성과 비의 극대화 내지 적정화에 초점, 비용편익분석과 비용효과분석 이용 |
| 사회적 타당성 | 보건의료의 제공에 관여하는 개별이용자나 조직들 사이의 관계나 역할 및 발전에 계획된 사업이 미칠 영향과 이로 인한 변화가 계획의 집행과정 및 결과에 미치는 영향 검토 |
| 정치적 타당성 | 보건계획이 진행됨으로써 혜택을 입은 것은 누구이며, 손해를 보는 것은 누구인지 집행과정에서 주도권은 누구에게 주어져야 하는지 검토 |
| 기술적 타당성 | 선택한 방법 및 수단이 기술적으로 가능하고 효과적인가 검토 |
| 교육적 타당성 | 대상자에게 얼마나 교육적이고 파급적인가, 간접적인 교육효과가 있는 가를 검토 |
| 법적 타당성 | 목적달성을 위한 행위가 법적으로 받아들여질 수 있는가 검토 |

**정답** 02 ④  03 ②

PART
06

**04** 보건기획의 원칙과 내용의 연결이 옳지 않은 것은? 19 대구

① 경제성의 원칙 – 비능률과 낭비를 피하고 효과성을 높이기 위하여 구체적인 목적이 제시되어야 한다.

② 단순성의 원칙 – 기획은 간결해야하므로 난해하거나 전문적인 용어는 피한다.

③ 표준화의 원칙 – 기획의 대상이 되는 예산, 서비스, 사업방법 등의 표준화를 통하여 용이하게 기획을 수립해야 한다.

④ 안정성의 원칙 – 불필요한 수정·변경을 피하고 일관성과 안정감이 있어야 한다.

---

**PLUS**

**기획수립의 원칙**

| | |
|---|---|
| **목적성의 원칙** | 비능률과 낭비를 피하고 그 효과성을 높이기 위하여 명확하고 구체적인 목적이 제시되어야 한다. |
| **단순성의 원칙** | 기획은 간결해야 하므로 난해하거나 전문적인 용어는 피해야 한다. |
| **표준화의 원칙** | 기획의 대상이 되는 예산, 서비스, 사업방법 등의 표준화를 통하여 용이하게 기획을 수립해야 한다. |
| **신축성의 원칙** | 유동적인 행정상황에 신속히 대응할 수 있어야 한다. |
| **안정성의 원칙** | 불필요한 수정·변경을 피하고 일관성과 안정감이 있어야 한다. |
| **경제성의 원칙** | 물적·인적 자원과 시간을 절약해야 한다. |
| **장래예측성의 원칙** | 미래를 가능한 한 정확히 예측할 수 있어야 한다. |
| **계속성의 원칙 (계층성의 원칙)** | 조직의 계층에 따라 연결 되고 계속되어야 함. 즉, 상위·중위·하의기획은 연결되어야 한다. |

---

**05** 다음 중 보건기획의 원칙에 해당하는 것은? 20 경기

| | |
|---|---|
| ㉠ 계속성 | ㉡ 신축성 |
| ㉢ 장래예측성 | ㉣ 단순성 |

① ㉠, ㉡, ㉢          ② ㉠, ㉢

③ ㉡, ㉢          ④ ㉠, ㉡, ㉢, ㉣

**06** 보건사업을 기획할 때 고려해야 할 원칙으로 옳지 않은 것은? 20 경북

① 경제성의 원칙　　　　　② 단순성의 원칙
③ 다양성의 원칙　　　　　④ 안정성의 원칙

해설

**07** 보건기획의 원칙으로 가장 옳지 않은 것은? 20 서울

① 기획은 간단, 명료해야 하며 가능한 한 난해하고 전문적인 술어는 피해야 한다.
② 불확실한 환경의 변화에 대응하여 수정될 수 있도록 작성하여야 한다.
③ 소기의 목적을 달성하기 위하여 고도의 안정성이 요구되므로 빈번한 기획의 수정이 필요하다.
④ 기획의 실시과정에서 비능률성을 피하고 효과성을 높이기 위해 명확한 목적을 제시하여야 한다.

**08** 불필요한 수정·변경을 피하고 일관성이 있어야 한다는 기획수립의 원칙은 무엇인가? 20 강원

① 목적성의 원칙　　　　　② 안정성의 원칙
③ 신축성의 원칙　　　　　④ 포괄성의 원칙

PART

**06**

**09** 다음 중 보건기획 수립의 원칙으로 옳지 않은 것은? 20 충북

① 목적성의 원칙　　　　　② 단순성의 원칙
③ 표준화의 원칙　　　　　④ 개별성의 원칙

정답　06 ③　07 ③
　　　08 ②　09 ④

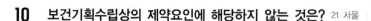

해설

**10** 보건기획수립상의 제약요인에 해당하지 않는 것은? 21 서울

① 미래 예측의 곤란성
② 개인적 창의력 위축
③ 기획의 경직화 경향
④ 자료·정보의 부족과 부정확성

PLUS

| 기획 수립상의 제약요인 | • 기획목표 설정상의 갈등과 대립<br>• 미래예측의 곤란, 비용과 시간<br>• 자료·정보의 부족과 부정확성<br>• 개인적 창의력 위축<br>• 기획의 그레샴의 법칙 |
|---|---|
| 기획 집행상의 제약요인 | • 기획의 경직성<br>• 이해관계자의 저항<br>• 즉흥적·권위적 결정에 의한 빈번한 수정<br>• 자원배분의 비효율성 |
| 정치적·행정적 제약요인 | • 기획능력 부족<br>• 번잡한 행정절차와 행정조직의 비효율성<br>• 조정의 결여<br>• 기획과정의 참여 부족 |

**11** 보건기획의 수립 단계 중 첫 번째 단계는? 21 경기

① 목표를 설정한다.
② 정보를 수집하고 분석한다.
③ 현 상황을 인식한다.
④ 기획전제를 설정한다.

PLUS

기획수립의 단계

| 문제의 인지 | 기획의 문제를 정확하게 정의 |
|---|---|
| 목표설정 | 기획의 목표를 제시 |
| 정보의 수집·분석(상황분석) | 다양한 정보의 수집·분석을 통해 현실상황에 대한 정확한 판단 필요 |
| 기획전제의 설정 | 미래의 변동 상황에 대한 전망과 가정 |
| 대안(기획안)의 탐색·결과예측·비교평가 | 가용자원의 충원 가능성, 기획안의 질적 요인, 기본 정책에 부합 여부 등을 고려하면서 대안을 비교하고 평가한다. 여러 예측기법을 통하여 필요한 여러 가지 대안을 마련하고, 제약요건 하에서 가능한 최적의 대안을 설정하는 과정이다. |

정답 10 ③ 11 ③

**12** 다음 중 보건기획에 대한 설명으로 옳은 것은? 21 부산

① 기획은 현재지향적이다.

② 최소자원을 효율적으로 분배하기 위함이다.

③ 기획과정 참여의 저조는 기획 집행상의 제약요인이다.

④ 안정성이란 기획의 신축성을 위해 빈번한 수정을 거쳐야 한다는 것이다.

**제3절** 의사결정기법

**01** 보건의료프로그램에서 QALY로 측정하는 분석방법은 무엇인가? 18 충북

① 비용-효율분석
② 비용-효과분석
③ 비용-효용분석
④ 시계열분석

**02** 동일한 예산하에서 '치매노인 의료비 지원사업'보다는 '영유아 예방접종사업'이 건강한 생존수명 연장에 더 큰 기여를 할 것으로 예측되어 '영유아 예방접종사업'을 시행하기로 결정하였다면 이러한 결정의 근거를 제시할 수 있는 분석기법은 무엇인가? 18 충남

① 비용-편익분석
② 비용-효과분석
③ 비용-효용분석
④ BPRS

**PLUS**

| | |
|---|---|
| 비용-효과분석 | (CEA: CoGI-Elted Analysis)<br>주어진 목적달성을 위한 여러 가지 서로 다른 방법을 비교하여 그중 사업성과가 가장 큰 방법을 찾아내는 분석방법이다. 비용편익과 기본논리는 동일하지만 '비용'은 금전적 가치로 '효과'는 측정 가능한 '산출물 단위로 산정하여 분석하는 방식이다(투입은 화폐 산출은 질로 표현). |
| 비용편익 분석 | (CBA: Cast Benefit Analysis)<br>하나 또는 둘 이상의 사업대안에 대해 가장 타당성이 있는 방법을 판단하는데 이용하는 방법이다. 계획에 대한 비용과 편익을 각각 측정하여 사회적 경제적 관점에서 가장 많은 순편익이 되는 방안을 찾아내는 분석기법이다. 경제적 타당성 검토기준으로 결과가 화폐가치로 표시된다. |
| 비용-효용 분석 | (CUA: Cost-Utility Analysis)<br>보건사업의 비용과 효용을 비교하는 방법으로 주어진 자원으로부터 얻은 편익을 극대화하는 것이며 효용은 건강 일수 혹은 질보정수명(QALY)으로 측정한다. 비용-효용 분석은 건강일수 하루당 혹은 질병보정수명 1년당 최소의 비용이 소요되는 방안이나 비용 한 단위당 최대의 효용을 갖는 대안을 선택한다. |

**03** 보건의료프로그램에서 QALY로 측정하는 분석방법은 무엇인가? 18 호남권

① 비용-편익분석　　　　　② 비용-효과분석

③ 비용-효용분석　　　　　④ 비용-효율분석

해설

**04** 사업을 여러 세부작업으로 구분한 후에 각 작업의 소요시간을 결정하고 세부작업 상호 간의 작업순서를 정하여 도표로 작성하는 계획기법은?

18 제주

① PERT　　　　　② PPBS

③ OR　　　　　④ SA

**PLUS**

| | |
|---|---|
| **PERT**<br>**(과업평가검토기법)** | 불확실한 프로젝트의 일정 비용 등을 합리적으로 계획하고 관리하는 기법으로 방대한 보건사업의 효율적 시간관리를 위해 이용되는 계량적인 방법이다. 사업을 여러 세부작업으로 구분한 후에 각 작업의 소요시간을 결정하고 세부작업 상호 간의 작업순서를 정하여 도표로 작성한다. 집행계획을 일목요연하게 이행시키기 위한 계획방법이다. |
| **CPM(주경로기법)** | PERT와 매우 유사하나 주로 정형적인 의사결정기법에 사용되며 프로젝트 완성을 위한 하나의 완성 시간만을 결정한다는 것이 다른 점이다 |

**05** 보건기획의 주요 방법에 대한 설명으로 옳지 않은 것은? 18 대구

① 델파이기법은 대면을 통한 자유로운 토론이 가능하다.

② 델파이기법은 익명성을 보장한 가운데 전문가들의 만장일치를 이끌어낸다.

③ 브레인스토밍은 상위 소수의 지배를 배제할 수 있다.

④ 브레인스토밍은 비판금지를 통해 창의적인 아이디어를 창출할 수 있다.

**05**
델파이기법은 익명성을 보장하고 우편을 통해 전문가들의 견을 취합하는 방법으로 대면토론이 진행되지 않는다.

정답 03 ③　04 ①　05 ①

**06** 비용-편익분석(CBA)과 비용-효과분석(CEA)에 대한 설명으로 가장 옳지 않은 것은? 19 서울

① 비용-편익분석(CBA)은 화폐가치로 환산이 가능해야 한다.

② 비용-편익분석(CBA)은 공공분야 적용에 한계가 있다.

③ 비용-효과분석(CEA)은 산출물이 화폐적 가치로 표시된다.

④ 비용-효과분석(CEA)이 추구하는 목적은 목표달성도와 관련된다.

**07** 동일한 목표에 대해 어떤 대안이 더 적절한지 비교할 때 사용하는 분석 기법은? 19 부산

① 계획예산분석              ② 시계열분석

③ 비용-편익분석            ④ 비용-효과분석

**08** 참석자들로 하여금 의사결정 과정 동안 토론이나 대화를 하지 못하도록 하며 일정한 시간을 주고 자신의 생각을 정리하여 제출하게 하고 전체 아이디어를 두고 투표 후 결정식으로 이름뿐인 집단이라는 점에서 명칭을 붙인 집단 의사결정 기법은? 19 경북

① 델파이기법              ② 브레인스토밍

③ MBO                    ④ 명목집단기법

**해설**

**06**
• 비용–편익분석은 하나 또는 둘 이상의 사업대안에 대해 가장 타당성이 있는 방법을 판단하는데 이용하는 방법이다. 경제적 타당성 검토기준으로 결과가 화폐가치로 표시된다. 산출물을 화계가치로 환산하기 어려운 공공분야 적용에는 한계가 있다.
• 비용–효과분석은 주어진 목적달성을 위한 여러 가지 서로 다른 방법을 비교하여 그중 사업성과가 가장 큰 방법을 찾아내는 분석방법이다. 비용편익과 기본논리는 동일하지만 '비용'은 금전적 가치로 '효과'는 측정 가능한 '산출물 단위'로 산정하여 분석하는 방식이다.

**07**
비용-효과분석은 주어진 목적달성을 위한 여러 가지 서로 다른 방법을 비교하여 그중 사업성과가 가장 큰 방법을 찾아내는 분석방법이다. 비용편익과 기본논리는 동일하지만 '비용'은 금전적 가치로 '효과'는 측정 가능한 '산출물 단위'로 산정 하여 분석하는 방식이다.

**08**
명목집단기법(NGT; Norminal Group Technique)
• 문제해결에 참여하는 개인들이 개별적으로 해결방안을 구상하고 제한된 집단토론만을 한 다음 해결방안에 대해 표결하는 기법으로 토론이 방만하게 진행되는 것을 예방하고 좋은 의견이 고르게 개진되는 장점이 있다.
• 참석자들로 하여금 의사결정 과정 동안 토론이나 대화를 하지 못하도록 하기 때문에 명목집단이라 부른다. 일정한 시간을 주고 자신의 생각을 정리하여 제출하게 하고 전체 아이디어를 두고 투표 후 결정한다.

**정답** 06 ③  07 ④  08 ④

PART

**06**

**09** 보건사업의 산출에 흡연율 감소 같이 화폐단위가 아닌 지표로 경제성을 평가하는 방법은? 20 경기

① 비용-편익 분석　　　　② 비용-효과 분석
③ 비용-효용 분석　　　　④ SWOT 분석

> **PLUS**
> **비용-효과분석(CEA: Cost-Effect Analysis)**
> 주어진 목적달성을 위한 여러 가지 서로 다른 방법을 비교하  그중 사업성과가 가장 큰 방법을 찾아내는 분석방법이다. 비용편익과 기본논리는 동일하지만 '비용'은 금전적 가치로 '효과'는 측정 가능한 '산출물 단위'로 산정하여 분석하는 방식이다(투입은 화폐 산출은 질로 표현).

**10** A 보건사업은 7억의 비용을 투자하였을 때 X질병의 발생률이 5% 감소할 것으로 예상이 되었고 B 보건사업은 5억의 비용을 투자하였을 때 X질병 발생률이 5% 감소할 것으로 예상되었다. A와 B 보건사업을 비교하여 경제성을 평가하기에 적합한 분석방법은 무엇인가? 20 충남

① 비용-편익분석　　　　② 비용-효과분석
③ 비용-효용분석　　　　④ 비용-효율분석

**11** 금연사업의 경제성을 평가하는 기법으로 투입요소는 화폐가치로 평가하고 결과는 금여성공률로 평가하여 분석하는 방법은? 21 부산

① 비용-효과 분석　　　　② 비용-편익 분석
③ 비용-효용 분석　　　　④ 비용-효율 분석

> **PLUS**
>
> | | |
> |---|---|
> | **비용-효과분석** | (CEA: CoGI-Elted Analysis)<br>주어진 목적달성을 위한 여러 가지 서로 다른 방법을 비교하여 그중 사업성과가 가장 큰 방법을 찾아내는 분석방법이다. 비용편익과 기본논리는 동일하지만 '비용'은 금전적 가치로 '효과'는 측정 가능한 '산출물 단위로 산정하여 분석하는 방식이다(투입은 화폐 산출은 질로 표현). |
> | **비용-편익분석** | (CBA: Cast Benefit Analysis)<br>하나 또는 둘 이상의 사업대안에 대해 가장 타당성이 있는 방법을 판단하는 데 이용하는 방법이다. 계획에 대한 비용과 편익을 각각 측정하여 사회적 경제적 관점에서 가장 많은 순편익이 되는 방안을 찾아내는 분석기법이다. 경제적 타당성 검토기준으로 결과가 화폐가치로 표시된다. |
> | **비용-효용분석** | (CUA: Cost-Utility Analysis)<br>보건사업의 비용과 효용을 비교하는 방법으로 주어진 자원으로부터 얻은 편익을 극대화하는 것이며 효용은 건강 일수 혹은 질보정수명(QALY)으로 측정한다. 비용-효용 분석은 건강일수 하루당 혹은 질병보정수명 1년당 최소의 비용이 소요되는 방안이나 비용 한 단위당 최대의 효용을 갖는 대안을 선택한다. |

**해설**

**10**
결과물이 질병의 발생률 감소라는 산출물이며 동일한 목적에 대한 서로 다른 사업을 비교하므로 비용-효과분석이 적절하다.

**12** 다음에서 설명하는 보건의료사업의 경제성 평가방법은? 22 지방직

> A도에서 시·군·구별로 심·뇌혈관 질환의 치료비용과 결과를 측정하여 비교하였다. 여기에서 결과는 질보정 생존연수(Quality Adjusted Life Years, QALY)로 측정하였다.

① 최소비용분석
② 비용-편익 분석
③ 비용-효과 분석
④ 비용-효용 분석

**13** 의사결정과정에서 활용할 수 있는 명목집단기법(Nominal Group Technique)에 대한 설명으로 옳은 것은? 23 지방직

① 전체 자료를 몇 개의 소집단으로 분류하고 예측을 수행한다.
② 작업계획과 실제의 작업량을 작업 일정이나 시간으로 견주어 표현한다.
③ 종합된 결과를 전달·회수하여 의견의 일치를 볼 때까지 반복한다.
④ 관련자들이 대화 없이 개별적으로 해결방안을 제시하고 제한적 토의를 거쳐 표결한다.

**14** 다음에서 설명하는 의사결정방법은? 24 보건직

> 익명의 동일한 전문가들에게 개별적으로 설문하고, 그 결과를 전달·회수하는 과정을 여러 차례 반복하여 최종 결론에 도달하는 방법이다.

① 델파이기법
② 명목집단기법
③ 브레인스토밍
④ 초점집단면접

---

**PLUS**

1. **명목집단기법(NGT; Norminal Group Technique)**
   • 문제해결에 참여하는 개인들이 개별적으로 해결방안을 구상하고 제한된 집단토론만을 한 다음 해결방안에 대해 표결하는 기법으로 토론이 방만하게 진행되는 것을 예방하고 좋은 의견이 고르게 개진되는 장점이 있다.
   • 참석자들로 하여금 의사결정 과정 동안 토론이나 대화를 하지 못하도록 하기 때문에 명목집단이라 부른다. 일정한 시간을 주고 자신의 생각을 정리하여 제출하게 하고 전체 아이디어를 두고 투표 후 결정한다.

---

**해설**

**12**
비용-효용분석은 보건사업의 비용과 효용을 비교하는 방법으로 주어진 자원으로부터 얻은 편익을 극대화하는 것이며 효용은 건강일수 혹은 질보정수영(QALY)으로 측정한다. 비용-효용 분석은 건강일수 하루당 혹은 질병보정수명 1년당 최소의 비용이 소요되는 방안이나 비용 한 단위당 최대의 효용을 갖는 대안을 선택한다.

**13**
② PERT(프로그램평가검토기법): 불확실한 프로젝트의 일정 비용 등을 합리적으로 계획하고 관리
③ Delphi(델파이) 기법-전문가 합의에 의한 무기명 반복 의사결정 기법

**14**
델파이기법(Delphi Technique)은 관련분야의 전문지식을 가진 전문가들에게 토론 없이 서면으로, 완전한 익명으로 자문을 의뢰하고 이를 반복·종합하여 예측결과를 도출하는 기법이다.

2. 브레인스토밍
- 가장 창의적인 집단 의사결정 기법(자유연상법)
- 대략 4~12명의 집단 내에서 새롭고 창의적인 제안은 자유롭게 비판 없이 이루어지며, 많은 아이디어들이 중복적으로도 제안될수 있으며 모든 아이디어들을 결합하고 개발하여 실행 가능한 것으로 수용된다.

3. 초점집단면접(FGI; Focus Group Interview)
- 집단면접법의 대표적인 방법으로, 연구의 주제나 관심의 대상이 되는 동질적인 집단 구성원들을 초청하여 한자리에 모아 의견을 청취
- 특정 대상, 특정 계급, 특정 집단, 특정 범주에 해당되는 사람들만을 모아서 면접을 진행
- 주어진 질문에 대해서 다수의 참가자들이 자유롭게 응답하는 형태로 진행
- 면접 진행자의 역할이 대단히 중요: 한꺼번에 여러 명의 면접을 진행하므로 정신적으로 힘들고 주제를 벗어나는 경우가 종종 발생한다. 면접의 전반적인 흐름을 이해하고 이를 연구목적에 맞도록 끌고 갈 수 있는 역량이 요구되므로, 이 방법을 사용할 시에는 충분히 훈련된 인원이 진행을 맡는 것이 좋다
- 복잡한 집단역동이 발생하여, 혼자였다면 말하지 않았을 귀중한 정보가 흘러나오게 되는 경우도 있고, 반대로 남들 눈치를 보느라 말을 아끼게 되는 경우도 있다. 따라서 응답자 간에 긍정적인시너지 효과를 일으킬 만한 주제(교육, 사회복지, 도시공학 등)에 잘 어울린다. 또한 대표적인 정성적 조사방법이기 때문에 양적 분석으로는 알 수 없는 사항들을 청취하고 조사하는 데 좋다.

---

제4절 보건기획

01 다음은 보건사업 기획과정이다. 빈칸에 들어갈 내용으로 옳은 것은?

18 경남

| 지역사회 현황 분석 – ( ) – ( ) –사업계획 작성 – 실행 – 평가 |

① 목표설정 – 비전 확립
② 지역현황 평가 – 우선순위 결정
③ 우선순위 결정 – 목표설정
④ 지역현황 평가 – 비전 확립

02 어느 보건소가 보건사업의 우선순위를 BPRS로 확인하고자 한다. 조사결과가 다음과 같을 때 우선순위가 가장 높은 보건사업은? 18 호남권

| 사업 | 문제의 심각도 | 문제의 크기 | 사업의 효과성 |
|---|---|---|---|
| 비만 | 5 | 6 | 7 |
| 예방접종 | 3 | 3 | 10 |
| 고혈압 | 7 | 5 | 5 |
| 당뇨병 | 9 | 8 | 4 |

① 비만  ② 예방접종  ③ 고혈압  ④ 당뇨병

**01**
지역사회 보건사업기획의 과정은 [지역사회 현황분석 – 우선순위 결정 – 목적 및 목표설정 – 사업계획 작성 – 실행 – 평가]의 단계를 거친다.

**02**
① 비만 = {(6+10)×7}/3 = 37.3
② 예방접종 = {(3+6)×10}/3 = 30
③ 고혈압 = {(5+14)×5}/3 = 31.7
④ 당뇨병 = {(8+18)×4}/3 = 34.7

정답 01 ③  02 ①

BPR(Basic Priority Rating) = (A+2B)×C/3
• A: 문제의 크기 – 만성 질환은 유병률, 급성 질환은 발생률을 사용하여 0~10점까지 부여
• B: 문제의 심각도 – 문제의 긴급성, 중증도 경제적 및 사회적 손실을 고려하여 0~10점까지 부여
• C: 사업의 효과 – 과학적 근거를 바탕으로 문제의 해결 가능성을 0~10점까지 부여

**03** 다음의 내용을 포함하고 있는 우선순위 결정기준은? 18 호남권

| | |
|---|---|
| • 적절성 | • 경제성 |
| • 수용성 | • 자원의 이용가능성 |
| • 합법성 | |

① BPRS ② PERT
③ PEARL ④ PATCH

**해설**

**03**
PEARL Factors
• BPR 계산 후 사업의 실현 가능성 여부를 판단하기 위한 잣대로 장기계획이나 사업의 우선순위가 쉽게 안 드러나는 경우에 활용
• Propriety: 업무 범위의 적절성
• Economic Feasibility: 경제적 타당성
• Acceptability: 수용성
• Resources: 충분성
• Legality: 적법성

**04** 보건지표의 상대적 크기와 변화의 경향으로 우선순위를 결정하는 기법은? 18 울산

① Bryant's method ② BPRS
③ PEARL ④ Golden diamond method

PLUS

**황금 다이아몬드(Golden diamond) 방식**
보건지표의 상대적 크기와 변화의 경향을 이용하여 우선순위를 결정하는 방식이다. 우선순위를 결정하는 방식이다. 우선순위를 결정할 주요 건강문제를 선정한 뒤 이들 건강문제의 이환율과 사망률 그리고 변화의 경향을 전체지역과 비교하여 대상지역이 "좋음", "같음" "나쁨"으로 구분하고, 이를 "황금 다이아몬드" 상자에 표시한다. 1순위 사업은 지역전체에 비해 대상지역의 지표가 좋지 않고, 변화 추세도 나쁜 경우이다. 이 방법은 자치단체별 건강지표가 확보가능 하고, 과거의 추세를 알 수만 있다면 쉽게 우선순위를 정할 수 있으며, 형평성을 추구하는데 매우 적합한 방법이다.

**05** 브라이언트(Bryant)의 건강문제 우선순위 결정기준에 해당하지 않는 것은? 20 서울

① 문제의 크기　　　　　② 문제의 심각도
③ 주민의 관심도　　　　④ 지역사회의 역량

> **PLUS**
> 브라이언트(Bryant)의 우선순위 결정기준
> 문제의 크기, 문제의 심각도, 주민의 관심도 사업의 해결가능성(난이도)

**06** 보건사업을 기획할 때 목표가 갖추어야 할 SMART 조건에 해당하지 않는 것은? 20 대전

① Specific　　　　　② Measurable
③ Accessible　　　　④ Reasonable

> **PLUS**
> **목표가 갖추어야 할 기준-SMART**
> • Specific: 구체적인(명확하고 간결함)
> • Measurable: 측정 가능한(평가에 활용 가능함)
> • Appropriate: 적절한(사업의 목적에 부합됨)
> • Reasonable: 합리적인(실현 가능함)
> • Timed: 기한을 지닌(목표의 달성을 위한 일정을 제공)

**07** 보건사업 기획의 사회생태학적 모형은 인간행동에 영향을 미치는 다차원적 요인들에 대한 접근전략을 수립한다. 다음에 해당하는 전략이 해당 되는 수준은 무엇인가? 20 울산

> • 기존 네트워크 활용
> • 후원자 활용
> • 비공직적 지도자 활용

① 개인적 수준　　　　② 개인 간 수준
③ 조직요인　　　　　④ 정책요인

정답　05 ④　06 ③　07 ②

**PLUS**

1. **지역사회 보건사업 기획 전략: 사회생태학적 모형**
   • 인간의 행동에는 다차원적인 요인들이 영향을 미친다. 사회생태학은 인간과 환경 사이의 동적이고 적극적인 상호 작용과 인간생활의 사회적, 역사적, 문화적, 제도적 맥락을 이해하고자 하는 학문이다.
   • 사회생태학적 모형에 의하면 개인 또는 집단의 행태는 개인적 요인, 개인 간 관계 및 일차집단, 조직 요인, 지역사회 요인, 정책요인의 상호작용에 영향을 받는다.
   • 따라서 보건사업의 성공을 위해서는 이들 각 수준에 영향을 미치는 전략을 다양하게 사용하는 것이 바람직하다.

2. **지역사회보건사업에서 활용되는 전략의 유형**

| 단계 | | 전략의 유형 |
|---|---|---|
| 개인적 수준 | | • 교육<br>• 행태개선 훈련<br>• 직접 서비스 제공(예방접종, 검진, 진료, 재활, 방문보건 등)<br>• 유인 제공 |
| 개인 간 수준 | | • 기존 네트워크의 활용<br>• 새로운 네트워크의 개발<br>  – 후원자 활용<br>  – 동료 활용<br>  – 자조집단 형성<br>• 자생집단(비공식적) 지도자 활용 |
| 지역사회 수준 | 조직 요인 | 조직개발 이론과 조직관계이론의 적용 |
| | 지역사회요인 | • 이벤트<br>• 매체 홍보<br>• 사회마케팅<br>• 지역사회 역량 강화 |
| | 정책 요인 | • 옹호<br>• 정책 개발 |

PART
06

**08** 보건사업의 기획과정을 바르게 나열한 것은? 20 충북

① 목표의 설정 – 현황분석 – 우선순위 결정 – 전략 및 세부사업 계획 – 실행 – 평가

② 현황분석 – 목표의 설정 – 우선순위 결정 – 전략 및 세부사업 계획 – 실행 – 평가

③ 현황분석 – 우선순위 결정 – 목표의 설정 – 전략 및 세부사업 계획 – 실행 – 평가

④ 우선순위 결정 – 현황분석 – 목표의 설정 – 전략 및 세부사업 계획 – 실행 – 평가

**08**
보건사업의 기획과정 : 기획팀의 조직 – 지역사회 현황분석 – 주요건강문제의 결정(우선순위 결정) – 목적과 목표의 설정 – 전략과 세부사업 – 계획의 작성 – 실행 – 평가

정답 08 ③

**09** 보건사업의 기획과정에서 BPRS를 적용하였을 때 우선순위가 높은 것은?

21 부산

| | 문제의 크기(A) | 심각도(B) | 효과성(C) |
|---|---|---|---|
| ① | 8 | 9 | 7 |
| ② | 9 | 8 | 6 |
| ③ | 8 | 8 | 7 |
| ④ | 7 | 9 | 5 |

해설

**09**
BPRS = (A+2B) × C
① (8+18) × 7 = 182
② (9+16) × 6 = 150
③ (8+16) × 7 = 168
④ (7+18) × 5 = 125

**10** 지역사회 보건사업을 시행하기에 앞서 지역사회진단을 실시하는 목적으로 옳지 않은 것은? 22 지방직

① 지역사회의 보건문제와 보건요구도를 파악하여 사업의 우선순위를 결정하기 위해서 실시한다.
② 지역사회의 인구·사회학적 자료를 근거로 해당 지역의 보건상태를 구체적으로 파악하기 위해서 실시한다.
③ 건강과 질병에 영향을 미치는 가정, 지역사회의 제반 요소 및 가용 자원 등에 대한 상황을 파악하기 위해서 실시한다.
④ 지역사회에 장기간 거주하고 있는 보건의료 취약계층만을 대상으로 경제 및 보건상태를 파악하기 위해서 실시한다.

---

**PLUS**

**지역사회 현황분석(진단)**
• 현재의 상황과 바람직한 상황(목표)과의 차이를 규명하고, 목표달성을 위해 해결되어야 할 요인과 조직 또는 지역의 문제해결을 위한 능력과 한계를 분석하는 과정이다.
• 현황분석의 필요성
  – 기획의 대상이 될 건강문제를 찾아내기 위해서이다.
  – 건강문제를 해결할 능력이 지역사회나 보건의료기관에 있는가를 파악하기 위해서이다. 지역의 건강문제를 해결하기 위해서는 지역사회와 보건의료기관이 문제를 해결할 수 있는 역량을 갖추어야 한다. 만일 그렇지 못하면 문제를 찾기만 하고, 해결하지 못하는 바람직하지 못한 사태가 벌어질 것이다.
  – 보건사업의 평가를 위한 기초자료를 확보하기 위해서이다. 현황분석을 통해 확보된 자료는 핵심문제를 찾는 데 활용될 뿐만 아니라 사업의 평가를 위해서도 활용되게 된다.
  – 변화하는 환경이 보건사업에 어떤 영향을 미칠 것인 자를 예측하기 위해서이다.

정답 09 ① 10 ④

**11** 보건사업의 목표설정 시 고려사항인 SMART 원칙에 포함되지 않는 것은?

21 경남

① 적정성　　　　　　　　② 수용성
③ 측정 가능성　　　　　④ 구체성

**12** 보건사업의 우선순위 결정에 사용되는 BPRS(Basic Priority Rating System)의 구성요소에 해당하는 것만을 모두 고르면? 23 보건직

> ㄱ. 건강문제의 심각도　　　　ㄴ. 건강문제의 크기
> ㄷ. 지역사회의 역량　　　　　ㄹ. 보건사업의 개입 효과

① ㄱ, ㄴ　　　　　　　　② ㄷ, ㄹ
③ ㄱ, ㄴ, ㄹ　　　　　　④ ㄴ, ㄷ, ㄹ

> **PLUS**
>
> BPR(Basic Priority Rating) = (A+2B)×C/3
> • A: 문제의 크기 – 만성 질환은 유병률, 급성 질환은 발생률을 사용하여 0~10점까지 부여
> • B: 문제의 심각도 – 문제의 긴급성, 중증도 경제적 및 사회적 손실을 고려하여 0~10점까지 부여
> • C: 사업의 효과 – 과학적 근거를 바탕으로 문제의 해결 가능성을 0~10점까지 부여

**13** 보건의료사업의 우선순위 결정에 사용되는 황금다이아몬드 방법에 대한 설명으로 옳지 않은 것은? 23 보건직

① 형평성보다 효율성을 추구하는 방법이다.
② 미국 메릴랜드주에서 사용한 방식이다.
③ 척도의 측정을 3점 척도로 한다.
④ 자치단체별 건강지표 확보가 가능하고 과거의 추세를 확인할 수 있을 때 적합하다.

> **PLUS**
>
> **황금 다이아몬드(Golden diamond) 방식**
> 보건지표의 상대적 크기와 변화의 경향을 이용하여 우선순위를 결정하는 방식이다. 우선순위를 결정하는 방식이다. 우선순위를 결정할 주요 건강문제를 선정한 뒤 이들 건강문제의 이환율과 사망률 그리고 변화의 경향을 전체지역과 비교하여 대상지역이 "좋음", "같음" "나쁨"으로 구분하고, 이를 "황금 다이아몬드" 상자에 표시한다. 1순위 사업은 지역전체에 비해 대상지역의 지표가 좋지 않고, 변화 추세도 나쁜 경우이다. 이 방법은 자치단체별 건강지표가 확보가능 하고, 과거의 추세를 알 수만 있다면 쉽게 우선순위를 정할 수 있으며, 형평성을 추구하는데 매우 적합한 방법이다.

---

> **해설**
>
> **11**
> 목표가 갖추어야 할 기준-SMART
> • Specific: 구체적인(명확하고 간결함)
> • Measurable: 측정 가능한(평가에 활용 가능함)
> • Appropriate: 적절한(사업의 목적에 부합됨)
> • Reasonable: 합리적인(실현 가능함)
> • Timed: 기한을 지닌(목표의 달성을 위한 일정을 제공)

PART

**06**

신희원 보건행정
**단원별 기출문제집**

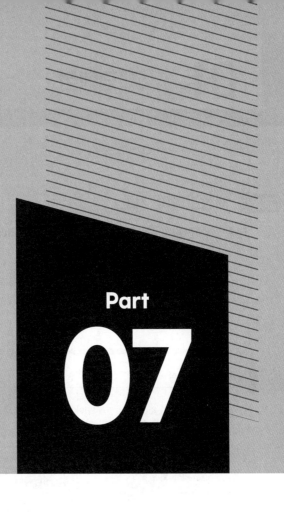

Part

# 07

# 재무행정 및 보건경제

제1절 **재정관리의 기초**

**01** 전통적 예산원칙 중 사전승인의 원칙에 예외에 해당하지 않는 것은?

20 부산

① 준예산      ② 예비비

③ 관리비      ④ 사고이월

**PLUS**

**현대적 예산원칙**

| | |
|---|---|
| 행정부 사업계획(executive programming)의 원칙 | 입법부의 통제보다 행정부의 국가운영에 대한 사업계획이 우선되어야 한다는 원칙이다. 행정부가 국민적 여망에 부응하는 사업계획을 스스로 수립하기 위해 활용해야 하는 수단이 예산이라는 것이다. |
| 행정부 재량(executive discretion)의 원칙 | 행정부는 합법성보다는 효과성에 치중한 예산운영을 할 필요가 있다. 예산을 세부항목이 아닌 총괄사업으로 통과시키고 집행상의 재량을 최대한 부여해야 한다. |
| 행정부 책임(executive responsibility)의 원칙 | 행정부는 국회의 의도를 충실히 반영시켜 예산을 경제적으로 집행 할 책임이 있다는 원칙을 말한다. 행정부 책임의 원칙이란 행정부가 스스로에게 책임을 지는 것을 의미하며 이것은 재량에는 반드시 책임이 수반된다는 논리에서 나온 것이며 현대적 예산원칙 중 가장 중요한 원칙이라고 할 수 있다. |
| 보고의 원칙 | 예산의 편성·행정부의 공식적 형식을 가진 재정보고 및 업무보고에 기초해야 한다. |
| 수단 구비의 원칙 | 행정부는 예산의 효율적 운영을 위해 중앙예산기관, 월별·분기별 배정 등 적절한 예산제도를 구비해야 한다. |
| 다원적 절차의 원칙 | 재정운영의 탄력성을 위하여 사업의 성격별로 예산 절차를 다양하게 할 필요가 있다. |
| 시기 신축성의 원칙 | 사업계획의 실시 시기를 행정부가 신축적으로 조정할 수 있어야 한다(이월, 계속비, 다년도 예산 등). |
| 예산기구 상호성의 원칙 | 중앙예산기관과 각 부처 예산 기관의 상호 간 의사전달 협력체계가 구축되어야 한다. |

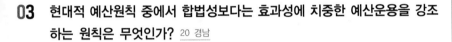

**02** 다음 중 전통적 예산의 원칙에 해당하지 않는 것은? 18 경남

① 한정성의 원칙　　　② 완전성의 원칙
③ 사전승인의 원칙　　④ 보고의 원칙

**03** 현대적 예산원칙 중에서 합법성보다는 효과성에 치중한 예산운용을 강조하는 원칙은 무엇인가? 20 경남

① 행정부 사업계획의 원칙
② 행정부 재량의 원칙
③ 행정부 책임의 원칙
④ 다원적 절차의 원칙

**04** 현대적 예산원칙 중에서 합법성보다 효과성에 치중한 예산운영이 필요하다는 원칙은? 21 부산

① 행정부 책임의 원칙
② 행정부 재량의 원칙
③ 적절한 수단구비의 원칙
④ 행정부 계획의 원칙

해설

PART

07

정답 02 ④ 03 ② 04 ②

**05** 다음에서 설명하는 예산의 원칙은? 24 보건직

해설

> 예산은 정확한 사전예측이 불가능하지만, 예산과 결산이 지나치게 불일치해서는 안 된다.

① 엄밀성의 원칙       ② 단일성의 원칙
③ 명료성의 원칙       ④ 통일성의 원칙

**PLUS**

**전통적 예산의 원칙(노이마르크 Neumark의 원칙)**

| | |
|---|---|
| **공개성(Publicity)의 원칙** | 예산의 전 과정을 국민에게 공개해야 한다는 원칙으로, 정부의 투명성 확보에 그 목적이 있다. 그러나 국가 예산 중에는 국방비, 정보비 등 그 내역을 공개적으로 밝힐 수 없는 경우나 전시·안전 보장 등의 이유로 행정부에 부여하는 신임 예산의 경우는 공개성 원칙의 예외로 인정하고 있다 |
| | **신임 예산**: 의회가 예산의 총액만 정해주고 그 예산의 구체적 용도는 행정부가 결정하여 지출하도록 하는 제도로서, 전시 등 비상시는 지출을 요하는 항목이나 금액을 미리 예측할 수 없을 뿐만 아니라 수시로 필요한 신규 사업을 위한 예산을 즉시 마련해야 하기 때문에 행정부의 재량에 맡긴다. |
| **완전성(Comprehensiveness)의 원칙(포괄성·총괄성의 원칙)** 16. 서울 | 모든 국가의 세입과 세출은 예산에 계상되어야 한다는 원칙으로, 예산 전체를 명료하게 할 뿐 아니라 예산에 대한 국회와 국민의 통제를 용이하게 한다는 데 그 목적이 있다. 예외로는 순계 예산과 기금이 있다. |
| | **순계 예산**: 예산을 계상함에 있어 경비를 공제한 순세입 또는 순세출만을 계상하는 것을 말한다. |
| **명료성(Clarity)의 원칙** | 예산은 합리적으로 분류되고, 금액이 정확히 계상되며, 수입과 지출의 근거와 용도를 명확히 함으로써 국민에게 쉽게 이해될 수 있어야 한다는 원칙 |
| **단일성(Unity)의 원칙** | 예산은 구조면에서 복수 예산이 아닌 하나로 존재해야 한다는 원칙이다. 예외로는 추가경정 예산, 특별 회계, 기금이 있다. |
| **한정성(Definition)의 원칙** | 예산은 사용하는 목적, 범위 및 기간에 있어서 명확한 한계가 있어야 한다. 따라서 목적 외 사용 금지, 계상된 금액 이상의 지출금지, 회계 연도 경과 지출 금지 등을 주된 내용으로 한다. 예외로는 목적 외 사용으로 이용과 전용이 있으며, 계상된 범주를 이탈한 사용으로 예비비, 회계 연도 독립의 법칙의 예외로 이월, 계속비가 있다. |
| **사전 승인(Prior Authorization)의 원칙** | 예산이 집행되기 전에 입법부에 의하여 먼저 심의·의결되어야 한다는 원칙이다. 즉, 예산의 집행은 의회가 의결한 범위 내에서 행하여져야 한다는 것이다. 예외로써 사고 이월, 준예산, 전용, 예비비 등이 있다. |
| **통일성(Non Affection)의 원칙** | 모든 수입은 한 곳으로 합쳐지고 지출은 지출 계획에 따라야 한다는 원칙이다. 즉, 특정의 세입을 특정한 세출에 충당하여서는 안 된다는 것이다. 예외로는 목적세, 특별회계 예산, 기금 등이 있다. |
| **엄밀성(Exact)의 원칙(정확성의 원칙)** 17 서울 | 예산 추계가 가능한 한 정확해야 한다는 것이다. 예산은 사전 예측에 불과해 예산이 결산과 완전히 일치할 수는 없지만 예산과 결산이 지나치게 불일치해서는 안 된다는 원칙이다. |

정답 05 ①

## 제2절 예산의 종류

**01** 다음에서 보건복지부 소관 기금만을 모두 고른 것은? 18 서울

| ㄱ. 국민연금기금 | ㄴ. 국민건강증진기금 |
| ㄷ. 응급의료기금 | ㄹ. 산업재해보상보험 및 예방기금 |
| ㅁ. 고용보험기금 | ㅂ. 사회보험성기금 |

① ㄱ, ㄴ, ㄷ  
② ㄱ, ㅁ, ㅂ  
③ ㄴ, ㄹ, ㅂ  
④ ㄴ, ㅁ, ㅂ

**02** 회계연도 개시 전에 예산이 국회의 의결을 거치지 못할 경우 몇 개월분의 예산을 국회의 의결로 집행할 수 있는 제도는? 18 호남권

① 잠정예산  
② 가예산  
③ 수정예산  
④ 준예산

**PLUS**

**예산 불성립 시의 종류**
회계연도 개시 전까지 예산이 국회 에서 의결되지 못할 경우 사용하는 예산제도이다.

| 잠정예산 | 몇 개월분에 해당하는 일정 금액을 국고로부터 지출할 수 있도록 허가해 주는 제도 |
| 가예산 | 회계연도 개시 이전에 최초 1개월분의 예산을 국회의 의결로 집행할 수 있도록 하는 제도 |
| 준예산 | • 정부가 국회에서 예산안이 의결될 때까지 전년도 예산에 준하는 경비를 지출할 수 있게 하는 제도<br>• 우리나라는 1960년 이래 채택하고 있으나 실제로 사용한 적은 없다. |

**03** 준예산에 대한 설명으로 옳은 것은? 18 대전

① 전년도 예산에 준하여 경비를 지출할 수 있다.  
② 국회의 의결이 필요하다.  
③ 최초 1개월분의 예산을 사용할 수 있다.  
④ 우리나라는 1960년부터 채택하여 매년 집행하고 있다.

**해설**

**01**
• 기금은 사업운영상 필요할 때 법률로서 정하는 경우에 한해 별도의 기금 설치 가능한 예산으로 일반회계나 특별회계와 달리 예산 외로 운영 가능하다.
• 보건복지부의 소관 기금으로는 국민연금기금, 국민건강증진기금, 응급의료기금이 있다.

**PART**

**07**

**정답** 01 ① 02 ① 03 ①

**04** 우리나라 추가경정예산에 대한 설명으로 옳지 않은 것은? 18 부산

① 반드시 국회의 심의 및 의결을 거쳐야만 사용할 수 있다.

② 본예산을 집행하는 과정에서 예산변경의 사유가 발생했을 때 편성한다.

③ 본예산이 국회를 통과하지 못했을 경우 일정 기간 동안 잠정적으로 편성된다.

④ 경기침체나 대량실업 등 예상하지 못한 중대한 상황에 대처하기 위해 편성된다.

---

**PLUS**

**추가경정예산**

예산이 성립된 이후 생긴 사유로 인해 이미 성립한 예산에 변경을 가할 필요가 있을 때 편성하여 국회에 제출하는 예산(예산 성립 후 변경)이다. 추가경정예산은 본예산을 집행하는 과정에서 예산변경의 사유가 발생하였을 때 편성하고, 국회의 심의·의결을 받아야 한다. 일반적으로 예기치 못한 사유가 발생해 예산변경이 필요한 경우 예비비로 충당하거나 이용, 전용을 이용해야 하지만 이것으로 감당하기 어려운 재원은 추경예산 편성의 사유가 된다.

---

**05** 새로운 회계연도 개시 전까지 예산이 국회에서 의결되지 못한 경우 몇 개월분에 해당하는 일정 금액을 국고로부터 지출할 수 있도록 허가해 주는 제도는? 18 울산

① 준예산                    ② 잠정예산

③ 수정예산                  ④ 가예산

**해설**

**05**
잠정예산은 몇 개월분에 해당하는 일정 금액을 국고로부터 지출할 수 있도록 허가해주는 제도이다.

---

**06** 회계형태에 따른 예산의 종류가 아닌 것은? 18 인천

① 일반회계                  ② 특별회계

③ 수정예산                  ④ 기금

**06**
수정예산은 회계의 유형이 아니고 정부가 국회에 예산안을 제출한 이후 예산이 아직 최종 의결되기 전에 국내외의 사회·경제적 여건의 변화로 예산안의 내용 중 일부를 변경할 필요성이 있을 때 편성하는 예산이다. 회계 형태에 따른 예산의 종류는 일반회계, 특별회계, 기금이다.

**정답** 04 ③  05 ②  06 ③

**07** 정부가 법률로 정하여 특정 사업이 지속적, 안정적으로 운영되도록 마련한 것으로, 국민연금, 응급의료 및 국민건강증진에 특별히 마련된 자금의 형태는? 19 서울

① 기금
② 본예산
③ 특별회계
④ 추가경정예산

해설

**07**
기금은 사업운영상 필요할 때 법률로서 정하는 경우에 한해 별도로 설치하여 일반회계나 특별회계와 달리 예산 외로 운영 가능하다. 보건복지부의 소관 기금으로는 국민연금기금, 국민건강증진기금, 응급의료기금이 있다.

**08** 편성된 예산이 국회 심의를 통과하여 예산이 성립된 후 예산에 변경을 가할 필요가 있을 때 편성하여 제출하는 예산은? 19 경남

① 가예산
② 준예산
③ 추가경정예산
④ 수정예산

**08**
추가경정예산은 예산이 성립된 이후 생긴 사유로 인해 이미 성립한 예산에 변경을 가할 필요가 있을 때 편성하여 국회에 제출하는 예산(예산 성립 후 변경)이다.

**PLUS**

| 잠정예산 | 몇 개월분에 해당하는 일정 금액을 국고로부터 지출할 수 있도록 허가해 주는 제도 |
|---|---|
| 추가경정예산 | 예산이 성립된 이후 생긴 사유로 인해 이미 성립한 예산에 변경을 가할 필요가 있을 때 편성하여 국회에 제출하는 예산(예산 성립 후 변경) |
| 가예산 | 회계연도 개시 이전에 최초 1개월분의 예산을 국회의 의결로 집행할 수 있도록 하는 제도 |
| 준예산 | 정부가 국회에서 예산안이 의결될 때까지 전년도 예산에 준하는 경비를 지출할 수 있게 하는 제도<br>우리나라는 1960년 이래 채택하고 있으나 실제로 사용한 적은 없다. |

PART
**07**

**09** 예산의 종류 중 추가경정예산에 대한 설명으로 옳은 것은? 19 호남권

① 정부가 국회에 예산안을 제출한 이후 예산이 아직 의결되기 전에 예산안의 내용을 일부 변경할 필요가 있을 때 편성하는 예산이다.
② 몇 개월분에 해당하는 일정 금액을 국고로부터 지출할 수 있도록 허가해 주는 제도이다.
③ 정기국회에서 다음 회계연도 예산에 대해 의결·확정한 예산이다.
④ 예산이 성립된 이후 생긴 사유로 예산에 변경을 가할 필요가 있을 때 편성하여 국회에 제출하는 예산이다.

**09**
① 정부가 국회에 예산안을 제출한 이후 예산이 아직 의결되기 전에 예산안의 내용을 일부 변경할 필요가 있을 때 편성하는 예산 - 수정예산
② 몇 개월분에 해당하는 일정 금액을 국고로부터 지출할 수 있도록 허가해 주는 제도 - 잠정예산
③ 정기국회에서 다음 회계연도 예산에 대해 의결·확정한 예산이다. -본예산

정답 07 ① 08 ③ 09 ④

**10** 다음 중 추가경정예산 편성을 허용할 수 있는 사유로 적절하지 않은 것은? 19 부산

① 전쟁이나 대규모 자연재해가 발생한 경우
② 경기침체·대량실업 등의 문제가 발생한 경우
③ 남북관계의 변화, 경제협력과 같은 여건에 중대한 변화가 발생한 경우
④ 특정한 사업을 운영하기 위한 자금의 충당이 필요한 경우

> **PLUS**
>
> | 「국가재정법」 | 「국가재정법」에서는 추가경정예산 편성을 극히 제한적으로 허용한다.<br>•전쟁이나 대규모 자연재해가 발생한 경우<br>•경기침체 대량실업 남북관계의 변화, 경제협력과 같은 대내외 여건에 중대한 변화가 발생하였거나 발생할 우려가 있는 경우<br>•법령에 따라 국가가 지급하여야 하는 지출이 발생하거나 증가하는 경우 등 |
> | --- | --- |

**11** 특별회계예산에 대한 설명으로 가장 옳은 것은? 20 서울(7급)

① 국회의 결산심의와 승인을 받는다.
② 특정한 수입과 특정한 지출의 연계가 배제된다.
③ 예산의 세입과 세출을 단일의 회계로 통일한다.
④ 합목적성 자원에서 집행절차가 상대적으로 자율적이고 탄력적이다.

> **PLUS**
>
> | 특별회계 | •특정한 수입으로 특정한 목적을 위하여 지출이 이루어지는 회계의 예산<br>•국가에서 특정한 사업을 운영하고자 할 때와 특정한 자금을 보유하여 운용하고자 할 때, 특정한 세입으로 특정한 세출에 충당함으로써 일반회계와 구분하는 것이 예산운영에 능률성이 있을 것으로 확실시되는 경우에 설치되는 예산 |
> | --- | --- |

**해설**

**11**
② 특정한 수입과 특정한 지출을 연계한다.
③ 단일회계인 일반회계에 포함되지 않는 예산으로 단일성의 원칙과 통일성의 원칙의 예외 예산이다.
④ 집행절차는 일반회계와 동일하여 합법성에 입각하여 엄격히 통제되고 예산의 목적 외 사용은 금지된다.

정답 10 ④ 11 ①

**12** 새로운 회계연도가 개시될 때까지 예산 의결이 이루어지지 않은 경우 전년도 예산에 준하는 경비를 지출할 수 있는 것으로, 우리나라에서 현재 채택하고 있는 제도는? 20 서울

① 본예산  ② 가예산
③ 준예산  ④ 추가경정예산

**PLUS**

| 본예산 | 정기국회에서 다음 회계연도 예산에 대해 의결 확정한 예산 |
|---|---|
| 가예산 | 회계연도 개시 이전에 최초 1개월분의 예산을 국회의 의결로 집행할 수 있도록 하는 제도 |
| 준예산 | 정부가 국회에서 예산안이 의결될 때까지 전년도 예산에 준하는 경비를 지출할 수 있게 하는 제도 |
| 추가경정예산 | 예산이 성립된 이후 생긴 사유로 인해 이미 성립한 예산에 변경을 가할 필요가 있을 때 편성하여 국회에 제출하는 예산(예산 성립 후 변경) |

**13** 예산에 대한 설명으로 옳지 않은 것은? 20 울산

① 본예산은 회계연도 개시 120일(5월 31일) 전까지 국회에 제출하고 국회는 회계연도 개시(매년 1월 1일) 30일 전까지 이를 의결해야 한다.
② 특별회계는 특정한 세입으로 특정한 세출에 충당함으로써 일반회계와 구분하는 것이 예산운영에 능률성이 있을 것으로 확실시되는 경우에 설치되는 예산이다.
③ 기금은 일반회계나 특별회계와 같이 예산으로 운영된다.
④ 기금은 조성된 자금을 회계연도 내에 운용해 남는 자금을 계속 적립해 나간다.

**13**
③ 기금은 사업운영상 필요할 때 법률로서 정하는 경우에 한해 별도의 기금을 설치하는 것이 가능하며 일반회계나 특별회계와 달리 예산 외로 운영이 가능하다.

**PLUS**

1. 기금과 예산의 차이
예산이 회계연도 내의 세일이 그 해에 모두 지출되는 데 반해, 기금은 조성된 자금을 회계연도 내에 운용해 남는 자금을 계속 적립해 나간다는 점, 기금은 특정수입과 지출의 연계가 강하다는 점, 기금운용에 있어서 자율성과 탄력성이 강하다는 점 등
2. 보건복지부의 소관 기금
국민연금기금, 국민건강증진기금, 응급의료기금 등

**정답** 12 ③  13 ③

**14** 다음 중 가예산에 대한 설명으로 옳은 것은? 20 인천

① 예산이 성립된 이후 생긴 사유로 인해 이미 성립한 예산에 변경을 가할 필요가 있을 때 편성하여 국회에 제출하는 예산이다.

② 정부가 국회에 예산안을 제출한 이후 예산이 아직 최종 의결되기 전에 국내외의 사회·경제적 여건의 변화로 예산안의 내용 중 일부를 변경할 필요성이 있을 때 편성하는 예산이다.

③ 회계연도 개시 이전에 최초 1개월분의 예산을 국회의 의결로 집행할 수 있도록 하는 제도이다.

④ 정부가 국회에서 예산안이 의결될 때까지 전년도 예산에 준하는 경비를 지출할 수 있게 하는 제도이다.

**PLUS**

| 추가경정예산 | 예산이 성립된 이후 생긴 사유로 인해 이미 성립한 예산에 변경을 가할 필요가 있을 때 편성하여 국회에 제출하는 예산 |
|---|---|
| 수정예산 | 정부가 국회에 예산안을 제출한 이후 예산이 아직 최종 의결되기 전에 국내외의 사회·경제적 여건의 변화로 예산안의 내용 중 일부를 변경할 필요성이 있을 때 편성하는 예산 |
| 가예산 | 회계연도 개시 이전에 최초 1개월분의 예산을 국회의 의결로 집행할 수 있도록 하는 제도 |
| 준예산 | 정부가 국회에서 예산안이 의결될 때까지 전년도 예산에 준하는 경비를 지출할 수 있게 하는 제도 |

**15** 다음 중 예산에 대한 설명으로 옳은 것은? 21 경기

① 수정예산은 우리나라에서 제출된 바가 없다.

② 기금도 일종의 예산으로 회계연도 내에 모두 지출된다.

③ 현재 우리나라는 예산이 국회를 통과하지 못한 대를 대비하여 가예산 제도를 취하고 있다.

④ 추가경정예산은 예산안이 국회를 통과하여 예산이 성립된 이후 예산에 변경을 가할 필요가 있을 때 수정 제출하고 국회 심의를 거쳐 성립된다.

**16** 다음 중 보건복지부 소관 기금에 해당하지 않는 것은? <u>21 경기</u>

① 국민건강증진기금
② 국민연금기금
③ 산업재해예방기금
④ 응급의료기금

**17** 우리나라에서 운용하고 있는 기금에 대한 설명으로 옳지 않은 것은?

<u>21 경북</u>

① 사업운영상 필요할 때 법률로서 정하는 경우에 한해 별도의 기금을 설치하는 것이 가능하다.
② 일반회계나 특별회계와 같이 예산으로서 회계연도 내의 세입이 그 해에 모두 지출되어야 한다.
③ 특정수입과 지출의 연계가 강하다.
④ 보건복지부의 소관기금으로는 국민연금기금, 국민건강증진기금, 응급의료기금이 있다.

---

**PLUS**

| 기금 | • 사업운영상 필요할 때 법률로서 정하는 경우에 한해 별도의 기금 설치 가능<br>• 일반회계나 특별회계와 달리 예산 외로 운영 가능<br>• 기금과 예산의 차이: 예산이 회계연도 내의 세입이 그 해에 모두 지출되는데 반해, 기금은 조성된 자금을 회계연도 내에 운용해 남는 자금을 계속 적립해 나간다는 점 기금은 특정수입과 지출의 연계가 강하다는 점, 기금운용에 있어서 자율성과 탄력성이 강하다는 점 등<br>• 보건복지부의 소관 기금: 국민연금기금, 국민건강증진기금, 응급의료기금 등 |
|---|---|

**해설**

**16**
보건복지부의 소관 기금: 국민연금기금, 국민건강증진기금, 응급의료기금

PART

**07**

**정답** 16 ③ 17 ②

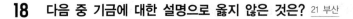
**18** 다음 중 기금에 대한 설명으로 옳지 않은 것은? 21 부산

① 예산 외로 운영이 가능하다.

② 자금의 효율적인 운영과 관리를 위해 설치한다.

③ 보건복지부 소속 기금으로는 국민연금기금, 장애인기금, 국민건강
증진기금이 있다.

④ 특정수입과 지출의 연계가 강하다.

**19** 다음에서 설명하는 예산제도는? 23 보건직

> 새 회계연도가 개시되었음에도 불구하고 국회에서 예산안이 의결되지 못한 경
> 우 예산안이 의결될 때까지 정부가 일정한 범위 내에서 전년도 예산에 준하는
> 경비를 집행할 수 있다.

① 가예산        ② 준예산
③ 수정예산      ④ 추가경정예산

**PLUS**

| | |
|---|---|
| 가예산 | 회계연도 개시 이전에 최초 1개월분의 예산을 국회의 의결로 집행할 수 있도록 하는 제도 |
| 준예산 | 정부가 국회에서 예산안이 의결될 때까지 전년도 예산에 준하는 경비를 지출할 수 있게 하는 제도 |
| 수정예산 | 정부가 국회에 예산안을 제출한 이후 예산이 아직 최종 의결되기 전에 국내외의 사회·경제적 여건의 변화로 예산안의 내용 중 일부를 변경할 필요성이 있을 때 편성하는 예산 |
| 추가경정예산 | 예산이 성립된 이후 생긴 사유로 인해 이미 성립한 예산에 변경을 가할 필요가 있을 때 편성하여 국회에 제출하는 예산 |

### 제3절 예산과정

**01** 다음 중 예산의 과정을 바르게 나열한 것은? 19 경기

① 예산심의 – 예산편성 – 예산집행 – 예산결산 및 회계검사
② 예산편성 – 예산심의 – 예산집행 – 예산결산 및 회계검사
③ 예산심의 – 예산편성 – 예산결산 및 회계검사 - 예산집행
④ 예산편성 – 예산심의 – 예산결산 및 회계검사 - 예산집행

**02** 예산을 집행하는 과정에서 신축성을 유지하기 위한 방안에 대한 설명으로 옳은 것은? 19 대구

① 이용(利用)은 입법과목(장–관–항) 간의 상호융통을 의미하는 것으로 국회의결이 필요하다.
② 전용(用)은 행정과목(세항–목) 간의 상호융통으로 국회의결이 필요하다.
③ 이체는 책임소관을 변경하여 사용하는 것으로 국회의결이 필요하다.
④ 계속비는 예측할 수 없는 예산 외의 지출 및 초과지출에 충당하기 위해 세입세출예산에 계상한 금액이다.

---

**PLUS**

| 이용 | 입법과목(장–관–항) 간의 상호융통(국회의결 필요) |
|---|---|
| 전용 | 행정과목(세항–목) 간의 상호융통(국회의결 불필요) |
| 이체 | 정부조직 등에 관한 법령의 제정·개정·폐지로 직무와 권한의 변동 시 예산도 이에 따라 책임소관을 변경하여 사용하는 것 |
| 예비비 | 예측할 수 없는 예산 외의 지출 및 초과지출에 충당하기 위해 세입세출예산에 계상한 금액 |
| 계속비 | 완성에 수년을 요하는 공사나 제조 및 연구개발 사업을 위하여 총액과 연부액을 정해 미리 국회의 의결을 얻어 수년에 걸쳐 지출하는 경비 |

---

**해설**

**01**

| 예산의 과정 |
|---|
| 예산편성(행정부) – 예산심의 (입법부) – 예산집행(행정부) – 예산결산 및 회계검사(입법부) |

**정답** 01 ② 02 ①

**03** 예산이 성립된 후 일어나는 사정변동에 적응하고 효율적으로 관리 · 집행하기 위한 신축성 확보방안에 해당하지 않는 것은? 21 경남

① 가예산
② 추가경정예산
③ 이용
④ 예비비

> **PLUS**
>
> 예산집행의 신축성 확보방안
>
> | 이용 | 입법과목(장–관–항) 간의 상호융통(국회의결 필요) |
> |---|---|
> | 전용 | 행정과목(세항–목) 간의 상호융통(국회의결 불필요) |
> | 이체 | 정부조직 등에 관한 법령의 제정 · 개정 · 폐지로 직무와 권한의 변동 시 예산도 이에 따라 책임소관을 변경하여 사용하는 것 |
> | 이월 | 당해 회계연도 예산의 일정액을 다음 연도에 넘겨서 사용하는 것 |
> | 예비비 | 예산 외의 지출 및 초과지출에 충당하기 위해 세입세출예산에 계상한 금액 |
> | 계속비 | 완성에 수년을 요하는 공사나 제조 및 연구개발 사업을 위하여 총액과 연부액을 정해 미리 국회의 의결을 얻어 수년에 걸쳐 지출하는 경비 |
> | 국고채무부담행위 | 법률, 세출예산, 계속비 범위 안의 것 외에 정부가 재원확보 없이 지출의 원인이 되는 계약 행위 등을 통해 채무를 부담하는 행위 |
> | 수입대체경비 | 용역 및 시설을 제공하여 발생하는 수입과 직접 관련된 경비 |
> | 총액계상예산제도 | 세부사업별 예산항목이 정해지지 않고, 총액규모만을 정하여 예산에 반영시키는 것 |
> | 그 외 | 추가경정예산, 수입과 지출의 특례, 신축적 예산배정제도, 대통령의 재정 · 경제상의 긴급명령 등 |

**04** 예산의 집행 과정에 신축성을 부여하기 위한 제도에 해당하지 않는 것은?

21 부산

① 예비비
② 예산의 전용
③ 가예산
④ 계속비

**04**
• 가예산은 예산불성립 시 회계연도 개시 이전에 최초 1개월분의 예산을 국회의 의결로 집행할 수 있도록 하는 제도이다.
• 예산집행의 신축성 확보방안: 이용, 전용, 이체, 이월, 예비비, 계속비, 국고채무부담행위, 수입대체경비, 추가경정예산 등

**05** 예산집행 과정 중 중앙예산기관으로부터 배정된 예산을 각 중앙 부처의 장이 그 하부기관에게 나누어 주는 것은? 22 지방직

① 예산 편성        ② 예산의 배정
③ 예산의 재배정      ④ 지출원인행위

> **PLUS**
>
> | | |
> |---|---|
> | 예산의 편성 | 정부가 다음 회계연도에 수행할 정책·사업을 금액으로 표시한 계획을 작성하는 과정 |
> | 예산의 배정 | 기획재정부장관이 예산배정계획과 자금계획을 수립해 국무회의의 심의와 대통령의 승인을 얻은 후 예산 집행(기획재정부장관 → 각 중앙관서) |
> | 예산의 재배정 | 중앙관서에 대한 예산배정이 끝나면 이어서 중앙관서의 장은 예산배정의 범위 안에서 예산지출 권한을 산하기관에 위임(각 중앙관서 → 산하기관) |
> | 지출원인행위 | 지출의 원인이 되는 계약 또는 기타의 행위로 지출원인행위는 예산의 금액 내에서 해야 하며 보고와 내부통제 등이 예산집행과정에서 이루어짐 |

---

**제4절** 회계기준

**01** 다음 중 손익분기점을 의미하는 것은? 13 대전

① 일정 기간의 매출액과 그 매출액을 실현하기 위해서 지출된 총비용이 증가하는 시점의 매출액을 말한다.

② 일정 기간의 매출액과 그 매출액을 실현하기 위해서 지출된 총비용이 일치하는 시점의 매출액을 말한다.

③ 일정 기간의 매출액과 그 매출액을 실현하기 위해서 지출된 총비용이 하강하는 시점의 매출액을 말한다.

④ 일정 기간의 매출액과 그 매출액을 실현하기 위해서 지출된 총비용이 불일치하는 시점의 매출액을 말한다.

> **PLUS**
>
> **손익분기점**
> 일정 기간의 매출액과 매출로 인하여 발생한 총비용이 일치되는 지점으로, 소비된 총비용을 회수할 수 있는 매출액을 나타낸다. 매출액이 손익분기점을 초과할 경우에는 이익이 발생하고 손익분기점에 미달할 경우에는 손실이 발생한다. 따라서 기업은 어떠한 경영환경 변화에도 손익분기점 이상의 매출액을 달성하여야 장기적으로 유지될 수 있다.

**02** 의료기관 회계기준 규칙에 대한 설명으로 옳은 것은? 16 지방7급

① 50병상 이상의 의료기관에 적용된다.
② 적용 대상 병원의 병상 수는 직전 회계년도의 종료일을 기준으로 산정한다.
③ 법인이 여러 개의 병원을 운영하는 경우 각 병원의 회계를 합쳐서 작성한다.
④ 개인이 개설한 병원은 기본금변동계산서를 작성하여야 한다.

> **PLUS**
>
> **제1조(목적)**
> 이 규칙은 「의료법」 제62조에 따라 의료기관의 개설자가 준수하여야 하는 의료기관 회계 기준을 정함으로써 의료기관 회계의 투명성을 확보함을 목적으로 한다.
>
> **제2조(의료기관 회계기준의 준수대상)**
> ① 「의료법」 제62조제2항에 따라 의료기관 회계기준을 준수해야 하는 의료기관의 개설 자는 다음 각 호의 구분에 따른 병원급 의료기관(이하 "병원"이라 한다)의 개설자를 말한다.
>   ㉠ 2022년 회계연도: 300병상(종합병원의 경우에는 100병상) 이상의 병원급 의료기관
>   ㉡ 2023년 회계연도: 200병상(종합병원의 경우에는 100병상) 이상의 병원급 의료기관
>   ㉢ 2024년 회계연도 이후: 100병상 이상의 병원급 의료기관
> ② 제1항에 따른 병상 수는 해당 병원의 직전 회계연도의 종료일을 기준으로 산정한다.
>
> **제3조(회계의 구분)**
> ① 병원의 개설자인 법인의 회계와 병원의 회계는 이를 구분하여야 한다.
> ② 법인이 2 이상의 병원을 설치·운영하는 경우에는 각 병원 다 회계를 구분하여야 한다.
>
> **제4조(재무제표)**
> ① 병원의 재무상태와 운영성과를 나타내기 위하여 작성하여야 하는 재무제표는 다음 각 호와 같다.
>   1. 재무상태표
>   2. 손익계산서
>   3. 기본금변동계산(병원의 개설자가 개인인 경우를 제외한다)
>   4. 현금흐름표
> ② 제1항의 규정에 의한 재무제표의 세부작성방법은 보건복지부 장관이 정하여 고시한다.

**03** 다음 중 재무회계의 기본 재무제표에 해당하는 것은? 17 전북

① 직급명세서　　　② 직무기술서
③ 재무상태표　　　④ 손익분기표

---

**해설**

**02**
① 100병상 이상의 의료기관에 적용된다.
③ 법인이 여러 개의 병원을 운영하는 경우 각 병원마다 회계를 구분하여야 한다.
④ 개인이 개설한 병원은 기본금변동계산서 작성 대상에서 제외한다.

**03**
재무회계의 기본인 재무제표는 재무상태표, 손익계산서, 현금흐름표, 자본변동표, 이익잉여금, 처분계산서, 주석으로 규정 한다.

**정답** 02 ② 03 ③

**04** 재무제표 재무상태표에 작성되는 구성요소로 옳은 것은? 18 복지부7급

① 자산, 부채, 자본
② 수익, 비용
③ 기본금, 이익잉여금
④ 현금의 유입, 현금의 유출

---

**PLUS**

| | |
|---|---|
| 재무상태표 | 작성일 현재의 자산·부채 및 자본에 관한 항목을 객관적인 자료에 따라 작성하여야 한다.(정태적 재무재표) |
| 손익계산서 | 회계기간에 속하는 모든 수익과 이에 대응하는 모든 비용을 객관적인 자료에 따라 작성하여야 한다. |
| 기본금변동계산서 | 기본금과 이익잉여금의 변동 및 수정에 관한 사항을 객관적인 자료에 따라 작성하여야 한다. |
| 현금흐름표 | 당해 회계기간에 속하는 현금의 유입과 유출내용을 객관적인 자료에 따라 작성하여야 한다. |

---

**제5절** 예산제도

**01** 다음에서 설명하는 것은 무엇인가? 18 충북

• 전년도 예산에 상관없이 근본적인 재평가가 이루어진다.
• 기존 프로그램의 계속적 재평가에 관심을 갖고 신규 사업으로 재평가하였다.

① 성과주의 예산제도
② 영기준 예산제도
③ 계획예산제도
④ 품목별 예산제도

---

**PLUS**

**영기준 예산제도(ZBB: Zero Base Budgeting)**
영기준 예산제도는 예산을 편성할 때마다 각 지출항목에 대해 항상 다시 검토를 한 후 확정짓는 방법이다. 이 경우 전통적 방법의 경우 나타날 수 있는 문제점, 즉 한 번 책정된 예산이 줄어들지 않는 폐단을 방지할 수 있다.

**해설**

PART

**07**

**정답** 04 ④ / 01 ②

**02** 다음 글이 설명하는 정부의 예산제도는?

해설

> • 계획 수립이 쉽고, 정부사업을 국민들이 쉽게 이해할 수 있다.
> • 업무단위가 중간산출물에 불과하여 성과의 질적 측면을 파악하기 곤란하다.
> • 예산액은 단위원가에 필요사업량을 곱한 금액이다.

① LIBS        ② PBS

③ PPBS       ④ ZBB

---

**PLUS**

**PBS(성과주의 예산제도)**

사업별·활동별로 분류해 편성하는 예산제도로 업무단위의 원가와 양을 계산하여 편성한다. 사업 또는 활동별로 예산이 편성되므로 정부가 무슨 사업을 추진하는지 국민들이 쉽게 이해할 수 있다. 하지만 성과주의 예산을 적용할 업무단위 선정·단위원가의 계산이 어렵고 성과지표로서의 업무단위가 중간산출물에 불과한 경우가 많아 예산 성과의 질적 측면을 파악하기 어려운 단점이 있다.

---

**03** 전년도 예산이나 정책·사업을 기준으로 하지 않고 0의 수준에서 새롭게 정책·사업을 편성하는 감축지향적인 예산제도는 무엇인가? 20 충남

① 품목별예산제도(LIBS)

② 성과주의예산제도(PBS)

③ 계획예산제도(PPBS)

④ 영기준예산제도(ZBB)

---

**PLUS**

**영기준 예산제도(ZBB: Zero Base Budgeting)**

모든 지출제안서에 대해 매년 '0'의 기준 상태에서 근본적인 재평가를 바탕으로 검토하여 우선순위에 의해 예산을 편성하는 총체적·상향적 예산결정 방식이다. 기존 프로그램의 계속적인 재평가에 관심을 갖고 계속사업과 신규 사업을 함께 재평가하여 사업효과가 높은 순서로 예산을 배정한다. 계획과 대안·지출을 묶어 모든 활동을 평가하고 실체를 상세히 규명한다.

---

**정답** 02 ②   03 ④

**04** 다음 중 영기준 예산제도의 특징으로 옳은 것은? 20 충남

① 계획지향적인 예산제도이다.
② 다년간에 걸친 장기적 관점의 예산제도이다.
③ 투입된 예산에 의한 성과에 관심을 기울인 예산제도이다.
④ 사업에 대한 평가와 예산배정에 초점을 두는 예산제도이다.

**05** 다음에서 설명하는 예산제도는? 21 서울7급

> 미국의 Pyhrr에 의해 창안되어 1969년 텍사스 인스트루먼츠에서 처음 도입된 제도로 카터 대통령에 의해 1977년부터 미연방정부에 도입하게 되었으나 레이건 행정부 때 폐기되었다. 각 부서에서 추진해오던 사업이나 과거의 관행을 전혀 고려하지 않기 때문에 점증주의적 예산편성방식에서 벗어날 수 있으며, 조직구성원 모두의 참여를 유도할 수 있다.

① 계획 예산제도
② 영기준 예산제도
③ 품목별 예산제도
④ 성과주의 예산제도

**06** 전년도 예산을 기준으로 하여 점진적인 예산편성에 따르는 문제점을 시정하기 위한 예산제도는 무엇인가? 21 경남보건연구사

① 영기준 예산제도
② 자본예산제도
③ 성과주의 예산제도
④ 목표관리 예산제도

PLUS

**영기준 예산제도(ZBB: Zero Base Budgeting)**
• 조직의 모든 사업 활동에 대하여 영의 수준에서 재평가하여 효과성과 효율성 등을 체계적으로 분석하고 그에 따라 우선순위가 높은 사업활동을 결정하고 예산을 편성하는 예산제도이다.
• 영기준(Zero-Baee)이란 예산안 편성함에 있어서 전회계년도 예산을 기준으로 예산액을 점증 또는 점감적으로 편성하는 것이 일반적 현상이라는 점증주의적 방법을 극복하기 위하여 영의 수준에서 새로이 출발하여야 한다는 것이다.
• 따라서 영기준 예산에서는 계속사업이라도 영의 수준에서 신규사업과 같이 새로이 분석하고 평가하여 사업의 우선순위를 정하고 그에 따라 예산을 편성하게 된다.
• 국민들로부터 높은 율의 조세수입을 받아들이는 데 한계를 느끼기 때문에 재정낭비를 줄이고 작은 정부를 지향하고자 하는 정치적 이데올로기와 관련하여 발생했다.

해설

**04**
① 계획지향적인 예산제도이다. – 계획예산제도(PPBS)
② 다년간에 걸친 장기적 관점의 예산제도이다. – 계획예산제도(PPBS)
③ 투입된 예산에 의한 성과에 관심을 기울인 예산제도이다. – 성과주의 예산제도(PBS)

PART

**07**

정답 04 ④ 05 ② 06 ①

**제1절** **보건경제학의 이해**

**01** 질병에 걸릴 위험이 높은 사람이 그 사실을 숨기고 의료보험에 가입하는 경우를 의미하는 것은? 18 대전

① 도덕적 해이        ② 세이의 법칙

③ 역선택        ④ 그레샴의 법칙

**02** 어느 지역의 주민들이 의료기관이 멀리 떨어져 있어서 의료이용을 쉽게 하지 못하고 있다면 앤더슨(Anderson)의 의료이용 모형 중 어떤 요인과 관련이 있는 것인가? 18 울산

① 소인성 요인        ② 가능성 요인

③ 강화 요인        ④ 필요 요인

---

**PLUS**

**앤더슨(Anderson) 모형**
개인의 의료서비스 이용이 소인성 요인, 가능성 요인, 필요 요인에 의해 결정되는 것으로 설명하였다.

| | |
|---|---|
| **소인성 요인** | 의료서비스 이용에 관련되는 개인적 특성들로 인구학적인 변수, 사회구조적 변수, 개인의 건강 및 의료에 대한 믿음이다. <br>• 의료서비스 이용에 관련되는 개인적 특성들 개인의 건강 및 의료에 대한 믿음 <br>• 인구학적인 변수: 성, 연령, 결혼상태, 가족구조 등 <br>• 사회구조적 변수: 직업 교육수준, 인종 등 |
| **가능성 요인** | • 개인과 가족의 자원: 소득, 건강보험 주치의 유무 등 <br>• 지역사회 자원: 의료인력과 시설의 분포, 의료전달체계의 특성 의료비 등 |
| **필요 요인** | • 환자가 느끼는 필요(욕구) <br>• 전문가가 판단한 의학적 필요 <br>• 의료 이용을 가장 직접적으로 결정하는 요인 |

**해설**

**01**
역선택이란 잘못된 정보나 불충분한 정보로 인하여 불리한 선택을 하는 상황을 의미한다. 정보의 비대칭성 혹은 불완전성으로 인하여 보험시장에 바람직하지 못한 결과가 초래되는 현상으로 거래당사자 중에서 일방이 상대방의 특성에 대하여 잘 모르고 있는 상황에서 거래당사자들 사이에 정보수준의 차이가 있는 경우 발생한다.

**정답** 01 ③ 02 ②

**03** 홍역예방접종 의료수가를 1,000원에서 500원으로 인하하였더니 수요가 1,000명에서 1,400명으로 늘었다면 가격탄력성은? <sub></sub>19 서울

① 0.5
② 0.8
③ 1.0
④ 1.5

> **PLUS**
>
> **가격탄력성**
> 가격탄력성이란 가격의 변화에 따른 수요량의 변화를 의미한다.

**03**
수요의 가격탄력성(price elasticity of demand)이란 가격의 변화에 따라 소비자가 매입하는 양이 어느 정도 변화하느냐를 표시하는 계수를 의미한다.

E = 수요량의 변화율(%) / 가격의 변화율(%)

| E | = 40%/50% = 0.8

**04** 보건의료서비스에서 가격탄력성의 예시로 옳은 것은? <sub></sub>19 인천

① 응급환자가 감기환자보다 수요의 가격탄력성이 낮다.
② 입원환자가 외래환자보다 수요의 가격탄력성이 높다.
③ 본인부담률 20%인 경우가 80%인 경우보다 수요의 가격탄력성이 높다.
④ 미용, 피부, 성형수술의 가격탄력성은 매우 낮다.

**04**
② 입원환자는 의료서비스가 반드시 필요한 경우이며 의료인의 판단에 의해 입원이 결정되기 때문에 외래환자의 경우보다 가격탄력성이 낮다.
③ 본인부담률이 높을수록 의료기관 이용 시 지출이 커지므로 본인부담률이 낮은 경우보다는 가격탄력성이 높을 수 있다.
④ 미용, 피부, 성형수술은 비교적 가격탄력성이 높은 서비스에 해당된다.

**05** 보건의료서비스 중 급성 맹장수술의 가격탄력성을 표현한 것으로 옳은 것은? <sub></sub>19 제주

① | E | > 1
② | E | = 1
③ | E | < 1
④ | E | = ∞

**05**
• | E | = ∞ 완전탄력적
• | E | > 1탄력적(elastic) (예) 예방적 의료, 보철
• | E | = 1단위탄력적(unit elastic)
• | E | < 1 비탄력적(inelastic) 예 급성 맹장수술
• | E | = 0 완전비탄력적

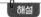

**06** 앤더슨 모형(Anderson model)에 따른 개인의 의료이용에 영향을 미치는 요인 중 의료인력과 시설의 분포, 건강보험과 같이 의료서비스를 이용할 수 있도록 하는 요인으로 가장 옳은 것은? 20 서울

① 소인성 요인(predisposing factor)
② 가능성 요인(enabling factor)
③ 강화 요인(reinforcing factor)
④ 필요 요인(need factor)

> **PLUS**
>
> **앤더슨(Anderson) 모형**
> 개인의 의료서비스 이용이 소인성 요인, 가능성 요인, 필요 요인에 의해 결정되는 것으로 설명하였다.
>
> | | |
> |---|---|
> | 소인성 요인 | 의료서비스 이용에 관련되는 개인적 특성들로 인구학적인 변수, 사회구조적 변수, 개인의 건강 및 의료에 대한 믿음이다.<br>•의료서비스 이용에 관련되는 개인적 특성들 개인의 건강 및 의료에 대한 믿음<br>•인구학적인 변수: 성, 연령, 결혼상태, 가족구조 등<br>•사회구조적 변수: 직업 교육수준, 인종 등 |
> | 가능성 요인 | •개인과 가족의 자원: 소득, 건강보험 주치의 유무 등<br>•지역사회 자원: 의료인력과 시설의 분포, 의료전달체계의 특성 의료비 등 |
> | 필요 요인 | •환자가 느끼는 필요(욕구)<br>•전문가가 판단한 의학적 필요<br>•의료 이용을 가장 직접적으로 결정하는 요인 |

**07** 의료이용의 욕구(want), 필요(need), 수요(demand)에 대한 설명으로 옳지 않은 것은? 20 충남

① 욕구(want)는 일반인이 느끼는 필요이다.
② 필요(need)는 의료전문가가 판단하는 의료서비스의 양이다.
③ 수요(demand)는 소비자가 특정 가격 수준에서 구입하고자 하는 서비스의 양이다.
④ 수요(demand)는 의료이용의 형평성 여부를 판단하는 중요한 잣대가 된다.

## PLUS

**의료에 대한 필요, 요구, 수요**

| | |
|---|---|
| 필요(Need) | • 건강을 보장하기 위하여 특정 기간에 사람들이 이용해야 한다고 보건의료 전문가가 판단하는 의료서비스의 양이다.<br>• 일반적으로 필요라고 말할 때는 전문가에 의해 판단된 필요를 의미한다.<br>• 의료전문가가 판단하는 필요가 반드시 사회적 필요와 일치하는 것은 아니다.<br>• 의학적 필요는 오로지 생물학적 기준에 의해서만 판정 된다는 점에서 의료 이용의 형평성 여부를 판단하는 중요한 잣대가 된다.<br>• 의료자원배분의 기준으로 의료필요가 중요하나 자원이 유한하므로 의료서비스의 효과성과 효율성 역시 고려되어야 한다. |
| 욕구(Want) | 인지된 필요(ielt need perceived need)<br>• 일반인이 느끼는 필요이다.<br>• 욕구와 의학적 필요 사이에 차이가 있는 근본적인 이유는 정보의 비대칭성 이다.<br>• 욕구는 의학적 필요 이외에 개인이 건강에 부여하는 가치나 증상민감도 등 의 다양한 외부 요소에 영향을 받을 수 있다. |
| 수요(Demand) | • 소비자들이 특정 가격 수준에서 구입하고자 하는 재화나 서비스의 양을 의 미한다.<br>• 보건의료서비스에서의 수요는 지상에서 소비자가 실제로 구입하는 서비스, 즉 의료서비스 이용량이라고 할 수 있다.<br>• 수요는 필요나 요구에 비해 측정이 쉽기 때문에 널리 사용된다. 그러나 수요의 의학적 이유 이외에 소득수준이나 의료서비스의 가격 등의 사회, 경제적 요인에 의해 영향을 받으므로 수요를 의료자원의 배분 기준으로 삼 을 경우 의료이용의 형평성이 저해 받게 된다. |

※ 출처: 퍼시픽 학술편찬국, 2022년 대비 PACIFIC KMLE 예방의학, 퍼시픽북스, 2021. p.487.

---

**08** 앤더슨(Anderson)의 의료이용 모형 중 가능성 요인(enabling factor)에 해당하지 않는 것은? 21 서울

① 질병과 보건의료에 대한 태도
② 소득
③ 의료기관까지의 거리
④ 의료보험 가입 여부

## PLUS

**앤더슨(Anderson) 모형**
개인의 의료서비스 이용이 소인성 요인, 가능성 요인, 필요 요인에 의해 결정되는 것으로 설명하였다.

| | |
|---|---|
| 소인성 요인 | • 의료서비스 이용에 관련되는 개인적 특성들 개인의 건강 및 의료에 대한 믿음<br>• 인구학적인 변수: 성, 연령, 결혼상태, 가족구조 등<br>• 사회구조적 변수: 직업 교육수준, 인종 등 |
| 가능성 요인 | • 개인과 가족의 자원: 소득, 건강보험 주치의 유무 등<br>• 지역사회 자원: 의료인력과 시설의 분포, 의료전달체계의 특성 의료비 등 |
| 필요 요인 | • 환자가 느끼는 필요(욕구)<br>• 전문가가 판단한 의학적 필요<br>• 의료 이용을 가장 직접적으로 결정하는 요인 |

PART **07**

**제2절** 국민의료비

**01** 국민의료비의 증가 요인으로 옳지 않은 것은? 18 경남

① 인구구조의 변화에 의한 노인인구 비중의 증가
② 건강보험 적용 인구 확대와 본인부담금 확대
③ 고가의료장비 사용의 증가
④ 행위별수가제

**01**
건강보험 적용 인구 확대는 의료비의 증가요인이나 본인부담금 확대는 의료비 증가를 억제하는 방안이다.

**02** 수요자 측면의 국민의료비 증가 요인이 아닌 것은? 18 충북

① 소득의 증가
② 노인인구의 증가
③ 신의료기술의 발달
④ 건강보험제도

**02**
신의료기술의 발달로 인한 의료비 증가는 공급자 측면의 요인이다.

**03** 다음 중 국민의료비 증가를 억제하기 위한 대책으로 옳지 않은 것은?

18 강원

① 본인부담금 인상
② 고가치료 억제
③ 사전보상제도에서 사후보상제도로 변경
④ 공공의료 증진

**03**
사전보상제도는 포괄수가제, 인두제, 총액계약제가 해당된다. 사후보장제도인 행위별 수가제도는 국민의료비 증가의 원인이 된다.

**04** 국민의료비 상승을 억제하기 위한 대책으로서 공급자에 대한 대책으로 옳지 않은 것은? 18 호남권

① 개방병원
② 정액부담제
③ 의료이용도조사
④ HMO

**04**
정액부담제와 같은 의료비의 본인일부부담제도는 소비자의 도덕적 해이를 방지하기 위한 방법으로 수요자에 대한 대책 이다.

정답   01 ② 02 ③
03 ③ 04 ②

**05** 국민의료비에 대한 국가의 제도적 통제정책으로서 진료 과정에 대한 통제에 해당하지 않는 것은? 19 호남권

① 의료수가의 통제
② 서비스의 양 통제
③ 의료의 질 관리
④ 의료장비 구입의 통제

해설

**PLUS**

의료비에 대한 국가적 통제정책

| 진료 과정에 대한 통제<br>(Process Control) | •서비스의 양 통제(Control on Quantity of Service)<br>•의료의 질 관리(Quality Assurance)<br>•의료수가의 통제(Price Control) |
|---|---|
| 투입자원 통제<br>(Input Resource Control) | •진료시설의 표준화(Standardization of Health Facility)<br>•의료인력의 통제(Health Manpower Control)<br>•예산통제(Budget Control)<br>•의료장비 구입의 통제(CON: Certificate of Need) |

**06** 경상의료비와 OECD 보고서에 대한 설명으로 가장 옳지 않은 것은?

19 서울(7급)

① 경상의료비는 보건의료재화 및 보건의료서비스의 소비를 위하여 국민 전체가 1년간 지출한 총액을 의미한다.
② OECD는 Health Statistics 2015부터 경상의료비를 대표 지표로 발표해 오고 있다.
③ OECD는 Health Statistics 2015에서 국민총생산(GNP)에 대한 경상의료비 비중으로 의료비 지출 수준을 보고 있다.
④ 경상의료비는 국민의료비에서 자본투자를 뺀 것이다.

PART

**07**

정답 05 ④ 06 ③

> **PLUS**
>
> • 경상의료비(Current Health Expenditure)
>  – 보건의료서비스와 재화의 소비를 위한 국민 전체의 1년간의 지출 총액을 지칭한다.
>  – 경상의료비 = 개인의료비+집합보건의료비
>  – 개인(personal)의료비: 개인에게 직접 주어지는 서비스 내지 재화에 대한 지출을 의미한다.
>  – 집합(collective) 의료비: 공중을 대상으로 하는 보건의료 관련 지출로 크게 예방 및 공중 보건사업이나 보건행정관리비로 구분된다.
>  – 경상의료비는 국제적 비교 가능성 및 시계열적 일관성의 관점에서 판단하여 적절한 대상을 형성해가는 작업으로 국제적 비교를 위한 국가 간의 약속이다.
> • OECD는 Health Statistics 2015부터 경상의료비를 대표 지표로 발표해 오고 있다. – OECD Health Statistics에서 과거에는 국민의료비를 대표 지표로 발표해왔으나 2015부터는 국민의료비 대신 경상의료비를 사용하고 있다.
> • OECD는 Health Statistics 2015에서 국내총생산(GDP)에 대한 경상의료비 비중으로 의료비 지출 수준을 보고 있다.
>  – 국내총생산(GDP)는 일정 기간 동안 한 국가에서 생산 된 재화와 용역의 시장 가치를 합한 것을 의미하며 보통 1년을 기준으로 측정한다.
>  – 국민총생산(GNP)는 일국의 농업·공업서비스업 등 생산물(서비스를 포함)을 그때의 시장가격으로 합계한 것이다. 결국 한 나라가 일정 기간에 생산하고 분배하고 지출한 재화 및 서비스의 총액이 국민총생산이다.
> • 국민의료비는 경상의료비와 자본형성의 합이다 그러므로 경상의료비는 국민의료비에서 자본투자를 뺀 것이다.

**07** 공급자에 의한 의료비상승을 억제하기 위한 지불방식에 해당하지 않는 것은? 19 강원

① 사전보상제  ② 사후보상제
③ 포괄수가제  ④ 총괄계약제

**08** 국민의료비와 경상의료비에 대한 설명으로 옳지 않은 것은? 19 경북

① 국민의료비 = 경상의료비 + 고정자본
② 경상의료비 = 개인의료비 + 집합보건의료비
③ 개인의료비 = 입원서비스 + 외래서비스 + 기타서비스 + 의료재화
④ 국민보건계정은 국제비교를 위해 국민의료비(THE)를 산출한다.

**07**
사후보상제는 행위별 수가제가 해당되며 행위별수가제는 공급자에 의한 의료비 상승 원인이 된다. 사전보상제로는 포괄수가제, 인두제, 총괄계약제가 있다.

> **PLUS**
>
> **국민의료비**
> - 국민의료비(Total Health Expenditure, THE) = 경상의료비 + 고정자본형성
> - 경상의료비(Current Health Expenditure, CHE)
>   - 보건의료서비스와 재화의 소비를 위한 국민 전체의 1년간의 지출 총액을 지칭한다.
>   - 경상의료비 = 개인의료비 + 집합보건의료비
>   - 개인(personal)의료비: 개인에게 직접 주어지는 서비스 내지 재화에 대한 지출을 의미한다.
>     (입원서비스+외래서비스 + 기타서비스 + 의료재화)
>   - 집합(collective)의료비: 공중을 대상으로 하는 보건의료 관련 지출로 크게 예방 및 공중 보건사업이나 보건행정관리비로 구분된다.
>   - 경상의료비는 국제적 비교 가능성 및 시계열적 일관성의 관점에서 판단하여 적절한 대상을 형성해가는 작업으로 국제적 비교를 위한 국가 간의 약속이다.

**해설**

**09** 국민의료비의 증가를 억제하기 위한 방안 중 가장 장기적인 대책이 될 수 있는 것은? 19 대구

① 본인부담금 인상　　② 의료수가 억제
③ 급여의 적정성 평가　　④ 진료비 지불방식 개편

**09**
- 본인일부부담금은 수요자 측면에 적용되는 단기적인 억제대책에 해당한다.
- 의료수가억제와 급여적정성 평가, 진료비 지불방식 개편은 공급자 측면의 억제대책이며 이 대책들 중 가장 장기적인 효과를 유도할 수 있는 것은 진료비 지불방식 개편이다.

**10** 의료공급자의 의료비 절감을 유도하기 위한 방법에 해당하지 않는 것은?

19 전북

① IRC　　② DRG
③ HMO　　④ PSRO

**10**
① IRC(Internet Relay Chat): 인터넷에서 실시간에 대화를 나눌 수 있는 대화방
② DRG: 포괄수가제도
③ HMO: 건강유지기구
④ PSRO: 전문가 표준 검토기구

**11** 다음 중 소비자 측면의 국민의료비 억제방안에 해당하는 것은? 20 강원

① 고가의료장비 도입 억제
② 의료이용도 조사
③ 본인일부부담 증가
④ 진료비 지불방식 개편

**정답** 09 ④　10 ①　11 ③

PLUS

**의료비 증가 억제방안**

| 수요 억제 | • 본인일부부담제도<br>• 1단계 의료이용 및 공공의료 이용 강화<br>• 의료전달체계 강화 |
|---|---|
| 공급 억제 | • 건강관리기구(HMO): 조직의 가입자에게 포괄적인 의료서비스 제공<br>• 의료수가제 개편 및 통제: 인두제, 포괄수가제<br>• 이용도 검사(UR)<br>• 의사 수 규제 |
| 국가의 통제<br>(공급자에 대한 통제) | • 진료시설의 표준화<br>• 의료인력의 통제<br>• 의료장비 구입의 통제<br>• CON(Certificate of Need): 시설의 중복투자를 막고 고가장비 도입의 확산을 방지하기 위해 병원의 자본투자에 대해서는 필요증명서(CON)를 발부받도록 하는 제도 |

**12** **국민의료비를 절감하기 위한 대안으로 적절한 것은?** 20 대구

> ㉠ 의료서비스의 질적 적정성을 평가한다.
> ㉡ 환자의 본인부담금을 인하한다.
> ㉢ 건강보험수가를 통제한다.
> ㉣ 건강증진이나 예방서비스를 위한 보장을 확대한다.

① ㉠, ㉡  
② ㉢, ㉣  
③ ㉠, ㉢, ㉣  
④ ㉠, ㉡, ㉢, ㉣

**13** **의료비의 상승 원인 중 의료수요를 증가시키는 요인에 해당하지 않는 것은?** 21 서울

① 사회간접시설의 확충  
② 의료인력 임금의 상승  
③ 인구의 노령화  
④ 건강보험의 확대

**12**
㉠ 의료서비스의 질적 적정성 평가는 질 향상을 위한 대안으로 의료비절감에 대한 대안으로 평가할 수 없다.
㉡ 환자의 본인부담금을 인하하면 수요자 측면에서 의료비를 증가시킬 수 있는 요인이 된다.

**13**
① 사회간접시설의 확충 – 도로망 확충 등 사회간접시설 및 사업의 발전으로 의료서비스의 이용이 수월해져서 의료수요 증가
② 의료인력 임금의 상승 – 공급비용의 증가
③ 인구의 노령화 – 수요의 증가
④ 건강보험의 확대 – 수요의 증가

정답 12 ② 13 ②

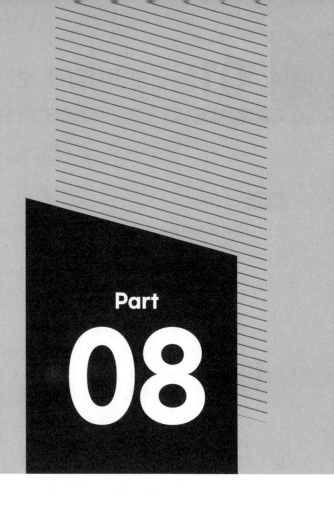

Part

# 08

# 보건사업

## 제1절 보건사업

**01** 다음에서 설명하는 서치만(Suchman)의 보건사업 평가항목은? 18 제주

- 효과 있는 사업 활동이 얼마나 수요를 충족했는가를 보는 것이다.
- 결핵발견을 위한 관찰대상자 중 실제 관찰을 한 대상자의 비율은 지역사회의 결핵발생률을 감소시키기에 충분한가라는 시각에서 점검

① 노력(effort)  ② 성과(performance)
③ 충족량(Adequacy)  ④ 효율성(Efficiency)

**02** 보건사업의 평가 원칙으로 옳지 않은 것은? 18 인천

① 분명한 목적하에 실시되어야 한다.
② 측정기준이 명확하고 객관적이어야 한다.
③ 평가는 사업이 끝나고 난 뒤 진행되어야 한다.
④ 발생되는 문제점과 그 해결방안을 함께 기술하여야 한다.

**03** Suchman의 보건사업 평가항목에 해당하지 않는 것은? 19 대구

① 노력(effort) 평가
② 성과(performance) 평가
③ 사업의 적합성(Program appropriateness) 평가
④ 성과의 충족량(Adequacy of Performance) 평가

**PLUS**

**서치만(Suchman)의 보건사업 평가항목**

| 업무량/노력(Effort) 평가 | 사업 활동량 및 질을 포함하는 투입에너지와 투입량을 의미 |
|---|---|
| 성과(Prformance) 평가 | 투입된 노력의 결과로 나타나는 측정된 효과 |
| 성과의 충족량(Adequacy of Performance) 평가 | 효과있는 사업 활동이 얼마나 수요를 충족했는가를 보는 것이다. 실제로 기대 또는 요구되는 목표량에 대한 실적량의 비율이 클수록 충족량은 높다고 평가한다. |
| 효율성(Efficiency) 평가 | 투입된 인력, 비용, 시 등 여러 가지 측면에서 각 대안들을 비교·검토하는 방법 |
| 업무진행과정(Process) 평가 | 사업의 업무진행과정을 분석함으로써 그 사업의 성패요인을 파악하는 것 |

**해설**

**04** 보건사업에 대한 설명으로 옳은 것은? 20 경기

① 주민참여는 보건사업의 매우 중요한 운영전략이다.
② 보편적 건강문제가 대상이므로 전 국민에게 동일한 내용의 서비스를 제공해야 한다.
③ 지역중심의 밀접서비스를 제공해야 하기 때문에 지방정부만 보건사업의 주체가 되어야 한다.
④ 특수한 건강문제 관리를 위해 통합보건사업 유형이 적합하다.

**05** 우리나라의 보건의료사업에 대한 설명으로 옳은 것은? 20 경기

> ㉠ 국민의 건강권에 대한 인식이 증대되고 있다.
> ㉡ 국가의 다양한 예방 및 관리 사업 추진 덕분에 현대 의료비 지출은 감소추세이다.
> ㉢ 현대 보건의료분야의 실정은 지역 간·계층 간 불평등을 해소하는 방향으로 이루어지고 있다.
> ㉣ 건강권 보장을 위하여 국가의 소비자에 대한 간섭도 가능하다.
> ㉤ 의료기술의 발달과 보건의료자원의 다양화 등은 보건의료의 접근성을 늘리고 있다.

① ㉠, ㉡, ㉢
② ㉠, ㉢, ㉣
③ ㉠, ㉢, ㉤
④ ㉠, ㉣, ㉤

**04**
② 보편적 건강문제가 대상이므로 전 국민에게 동일한 내용의 서비스를 제공해야 한다. → 보건사업은 각 지역사회 집단의 건강문제에 맞춰서 적절한 내용의 서비스가 제공되어야 한다.
③ 지역중심의 밀접서비스를 제공해야 하기 때문에 지방정부만 보건사업의 주체가 되어야 한다. → 보건사업은 특성에 따라 중앙정부가 주도하는 경우도 있고 지방정부가 주도하는 경우도 있다.
④ 특수한 건강문제 관리를 위해 특수보건사업 유형이 적합하다.

**05**
㉡ 국가의 다양한 예방 및 관리 사업 추진 덕분에 현대 의료비 지출은 감소추세이다. → 의료비지출은 증가추세이다.
㉢ 현대 보건의료분야의 실정은 지역 간·계층 간 불평등을 해소하는 방향으로 이루어지고 있다. → 우리나라의 보건의료자원은 도시지역에 편중되어 있으며 불평등문제를 해소하기 위한 대안이 마련되어 있지 않다.

**정답** 04 ① 05 ④

**06** 보건사업에 대한 설명으로 옳지 않은 것은? 20 울산

① 보건사업의 평가는 사업의 전과정에 걸쳐 실시하는 것이 바람직하다.
② 고혈압 관리사업은 유병률보다 발생률에 근거하여 선정한다.
③ 인구집단을 분류하여 보건사업의 대상으로 하는 경우 생애주기에 따라 구분하는 것이 가장 보편적이다.
④ 보건사업의 평가에는 사업의 장점과 단점이 지적되어야 한다.

**07** 서치만(Suchman)의 보건사업 평가기준 중 다음에 해당하는 것은? 20 인천

- 결핵환자발견사업에서 '결핵환자 발견 건수'
- 영유아 예방접종사업에서 '예방접종 건수'

① 업무량/노력(Effort) 평가
② 성과(Performance) 평가
③ 성과의 충족량(Adequacy of Performance) 평가
④ 효율성(Efficiency) 평가

**PLUS**

**서치만(Suchman)의 평가기준**

| 업무량/노력(Effort) 평가 | • 사업 활동량 및 질을 포함하는 투입에너지와 투입량을 의미<br>**예** 결핵환자 발견사업에서 방사선 관찰을 몇 명 했는가?, 보건간호사가 가정방문을 몇 건 했는가? |
|---|---|
| 성과(Prformance) 평가 | • 투입된 노력의 결과로 나타나는 측정된 효과<br>**예** 예방접종 건수, 결핵환자 발견 건수 |
| 성과의 충족량(Adequacy of Performance) 평가 | • 효과 있는 사업 활동이 얼마나 수요를 충족했는가를 보는 것이다. 실제로 기대 또는 요구되는 목표량에 대한 실적량의 비율이 클수록 충족량은 높다고 평가한다.<br>**예** 결핵발견을 위한 관찰대상자 중 실제 관찰을 한 대상자의 비율은 지역사회의 결핵발생률을 감소시키기에 충분한가라는 시각에서 점검 |
| 효율성(Efficiency) 평가 | • 투입된 인력 비용, 시간 등 여러 가지 측면에서 각 대안들을 비교·검토하는 방법이다. 이 평가는 투입된 노력이 과연 적절한 것이었던가를 측정 하려는 데 있다. 즉 투입된 인력, 예산, 시간 등을 고려하여 단위당 얻은 결과가 최대일 때 효율성이 가장 높다고 할 수 있다.<br>**예** 한 사람의 결핵환자 발생을 예방하는 데 비용이 얼마나 들었으며 나아가 이만큼의 비용을 쓸 가치가 있는 자를 가늠하는 것, 한 사람의 결핵발생 예방에 든 비용이 두 결핵환자를 완치하는 데 드는 비용보다 더 들었다면 이 결핵발견사업은 그만두어야 함 |
| 업무진행과정(Process) 평가 | • 사업의 업무진행과정을 분석함으로써 그 사업의 성패요인을 파악하는 것<br>**예** 결핵발견사업을 위한 관찰을 할 때 보건소에서만 수행하면 먼 거리에서 바빠서 못 오는 사람들이 많아 더 긴 시간이 걸리기 때문에 노력과 시간 그리고 비용이 더 들면서도 성과가 적어지므로 대상자가 있는 지역을 찾아가서 이른 아침이나 늦은 저녁을 이용하면 사업을 더 성공적으로 이끌어 나갈 수 있음. |

**해설**

**06**
보건사업의 선정 및 평가시 감염병은 발생률에 근거하고, 만성질환은 유병률에 근거하는 것이 바람직하다.

**정답** 06 ② 07 ②

**08** 다음 중 지역사회 보건사업의 결과평가에 해당하는 것은? 21 강원

① 사업의 지속이나 확대여부를 평가한다.
② 목표대비 사업의 진행정도가 의도한 대로 실행되고 있는지 평가한다.
③ 목표달성을 저해하는 요인을 평가한다.
④ 투입자원의 적절성을 평가한다.

**해설**

**08**
보건사업은 투입 – 전환 – 산출의 시스템적 과정을 따른다. 보건사업도 이러한 과정을 준용하여 구분할 수 있는데 투입부문에 해당하는 구조평가, 전환과정에 해당하는 과정평가 산출에 해당하는 결과평가로 구분할 수 있다.

**PLUS**

| 구조<br>평가 | • 투입되는 자원의 적절성 평가<br>• 사업인력, 시설 및 장비의 적절성에 대한 평가 |
|---|---|
| 과정<br>평가 | • 사업을 실행하는 과정 중 평가<br>• 사업계획과 진행정도를 비교함으로써 목표달성이 가능하도록 사업 조정<br>• 목표달성을 저해하는 요인을 조기에 발견하여 시정하는 한편 목표달성을 촉진하는 요인은 강화 |
| 결과<br>평가 | • 사업의 종료 시 사업효과를 측정함으로써 사업의 지속이나 확대여부를 판단하기 위하여 실시한다. |

**09** 국가 금연사업의 성과를 평가하기 위하여 시스템적 과정에 따라 구조-과정-결과평가로 구분할 때 구조평가의 내용으로 옳은 것은? 21 경북

① 금연교육을 위한 시설 및 인력
② 금연교육 참석자 수
③ 대상자의 금연에 대한 태도 변화
④ 사업 후 흡연율의 변화

**09**
① 금연교육을 위한 시설 및 인력 – 구조평가
② 금연교육 참석자 수 – 과정평가
③ 대상자의 금연에 대한 태도 변화 – 결과평가
④ 사업 후 흡연율의 변화 – 결과평가

**PLUS**

| 구조평가 | • 투입되는 자원의 적절성 평가<br>• 사업인력, 시설 및 장비의 적절성에 대한 평가 |
|---|---|
| 과정평가 | • 사업을 실행하는 과정 중 평가<br>• 사업계획과 진행정도를 비교함으로써 목표달성이 가능하도록 사업 조정<br>• 목표달성을 저해하는 요인을 조기에 발견하여 시정하는 한편 목표달성을 촉진하는 요인은 강화 |
| 결과평가 | • 사업의 종료 시 사업효과를 측정함으로써 사업의 지속이나 확대여부를 판단하기 위하여 실시한다. |

PART

**08**

**정답** 08 ① 09 ①

**10** 「학교급식법」에서 규정하고 있는 학교급식의 위생안전관리 기준에 대한 내용으로 옳지 않은 것은? 21 울산

해설

① 해동은 냉장해동(10℃ 이하), 전자레인지 해동 또는 흐르는 물 (21℃ 이하)에서 실시하여야 한다.

② 조리작업자는 6개월에 1회 건강진단을 실시하여야 한다.

③ 식품 취급 등의 작업은 바닥으로 부터 50cm 이상의 높이에서 실시하여 식품의 오염이 방지되어야 한다.

④ 급식시설에서 조리한 식품은 온도관리를 하지 아니하는 경우에는 조리 후 2시간 이내에 배식을 마쳐야한다.

---

**PLUS**

**학교급식의 위생·안전관리기준(「학교급식법」 시행규칙 제6조1항 관련 별표4**

| | |
|---|---|
| **시설관리** | 가. 급식시설·설비, 기구 등에 대한 청소 및 소독계획을 수립·시행하여 항상 청결하게 관리하여야 한다.<br>나. 냉장·냉동고의 온도, 식기세척기의 최종 헹굼수 온도 또 는 식기소독보관고의 온도를 기록·관리하여야 한다.<br>다. 급식용수로 수돗물이 아닌 지하수를 사용하는 경우 소독 또는 살균하여 사용하여야 한다. |
| **개인위생** | 가. 식품취급 및 조리작업자는 6개월에 1회 건강진단을 실시하고, 그 기록을 2년간 보관하여야 한다. 다만 폐결핵 검사는 연1회 실시할 수 있다.<br>나. 손을 잘 씻어 손에 의한 오염이 일어나지 않도록 하여야 한다. 다만 손 소독은 필요시 실시할 수 있다. |
| **식재료** | 가. 잠재적으로 위험한 식품 여부를 고려하여 식단을 계획하고 공정관리를 철저히 하여야 한다.<br>나. 식재료 검수시 「학교급식 식재료의 품질관리기준」에 적합한 품질 및 신선도와 수량, 위생상태 등을 확인하여 기록하여야 한다 |
| **작업위생 관리** | 가. 칼과 도마, 고무장갑 등 조리기구 및 용기는 원료나 조리과정에서 교차오염을 방지하기 위하여 용도별로 구분하여 사용하고 수시로 세척·소독하여야 한다.<br>나. 식품 취급 등의 작업은 바닥으로부터 60cm 이상의 높이에서 실시하여 식품의 오염이 방지되어야 한다.<br>다. 조리가 완료된 식품과 세척·소독된 배식기구·용기 등은 교차오염의 우려가 있는 기구·용기 또는 원재료등과 접촉에 의해 오염되지 않도록 관리하여야 한다.<br>라. 해동은 냉장해동(10℃ 이하), 전자레인지 해동 또는 흐르는 물(21℃ 이하)에서 실시하여야 한다.<br>마. 해동된 식품은 즉시 사용하여야 한다.<br>바. 날로 먹는 채소류 과일류는 충분히 세척·소독하여야 한다.<br>사. 가열조리 식품은 중심부가 75℃ (패류는 85℃) 이상에서 1분 이상으로 가열되고 있는지 온도계로 확인하고 그 온도를 기록·유지하여야 한다.<br>아. 조리가 완료된 식품은 온도와 시간관리를 통하여 미생물 증식이나 독소 생성을 억제하여야 한다. |

정답 10 ③

| 배식 및 검색 | 가. 조리된 음식은 안전한 급식을 위하여 운반 및 배식가구 등을 청결히 관리하여야 하며 배식 중에 운반 및 배식기구 등으로 인하여 오염이 일어나지 않도록 조치하여야 한다.<br>나. 급식실 외의 장소로 운반하여 배식하는 경우 배식용 운반 기구 및 운송차량 등을 청결히 관리하여 배식시까 지 식품이 오염되지 않도록 하여야 한다.<br>다. 조리된 식품에 대하여 배식하기 직전에 음식의 맛 온도 조화(영양적인 균형, 재료의 균형), 이물, 불쾌한 냄새, 조리상태 등을 확인하기 위한 검색을 실시하여야 한다.<br>라. 급식시설에서 조리한 식품은 온도관리를 하지 아니하는 경우에는 조리 후 2시간 이내에 배식을 마쳐야 한다.<br>마. 조리된 식품은 매회 1인분 분량을 섭씨 영하 18도 이하에서 144시간 이상 보관해야 한다. |
|---|---|
| 세척 및 소독 등 | 가. 식기구는 세척·소독 후 배식 전까지 위생적으로 보관·관리하여야 한다.<br>나. 「감염병의 예방 및 관리에 관한 법률 시행령」 제24조에 따라 급식시설에 대하여 소독을 실시하고 소독필증을 비치 하여야 한다. |
| 안전관리 | 가. 관계규정에 따른 정기안전검사(가스·소방 전기안전 보일러·압력용기·덤 웨이터(dumbwaiter)검사 등)를 실시하여야 한다.<br>나. 조리기계 기구의 안전사고 예방을 위하여 안전작동방법을 게시하고 교육을 실시하며, 관리책임자를 지정, 그표시를 부착하고 철저히 관리하여야 한다.<br>다. 조리장 바닥은 안전사고 방지를 위하여 미끄럽지 않게 관리 하여야 한다. |
| 기타 | 이 기준에서 정하지 않은 사항에 대해서는 식품위생법령의 위생·안전관련 기준에 따른다. |

**11** A사에서 감염병을 퇴치하기 위하여 추진한 예방접종 사업의 구조평가항목으로 옳은 것은? 21 울산

① 유병률
② 항체형성률
③ 백신확보율
④ 예방접종 실시 중 문제점

| 구조평가 | 투입되는 자원의 적절성 평가로 사업인력, 시설 및 장비의 적절성에 대한 평가이다. |
|---|---|
| 과정평가 | 사업을 실행하는 과정 중 평가로 사업계획과 진행정도를 비교함으로써 목표달성이 가능하도록 사업 조정하고, 목표달성을 저해하는 요인을 조기에 발견하여 시정하는 한편 목표달성을 촉진하는 요인은 강화하기 위해 실시한다.<br>•목표대비 사업의 진행정도가 원래 의도한대로 실행되고 있는가?<br>•지원(인력, 시설, 장비 정보 등)과 예산은 제대로 지원 되고 있으며 이를 효율적으로 사용하고 있는가?<br>•사업에 참여하는 자와 이용하는 자의 태도 및 특성은 어떠한가?<br>•제공되고 있는 서비스의 질과 대상자의 만족도는 어떠한가?<br>•사업을 더 효율적·효과적으로 만들기 위해 변화시키거나 사업목표의 수정 필요성이 없는가? |

**해설**

**11**
보건사업의 평가 : 보건사업은 투입 - 전환 - 산출의 시스템적 과정을 따른다. 보건사업도 이러한 과정을 준용하여 구분할 수 있는데 투입부문에 해당하는 구조평가 전환과정에 해당하는 과정평가 산출에 해당하는 결과평가로 구분할 수 있다.

PART

08

**정답** 11 ③

<table>
<tr>
<td rowspan="9">결과평가</td>
<td>사업의 종료 시 사업효과를 측정함으로써 사업의 지속이나 확대여부를 판단하기 위하여 실시한다.</td>
</tr>
<tr><td>• 사업이 목적과 목표를 달성하였는가?</td></tr>
<tr><td>• 사업에 의해 야기된 의도하지 않은 결과는 없는가?</td></tr>
<tr><td>• 사업이 사회적 형평성의 달성에 기여하고 있는가?</td></tr>
<tr><td>• 조직과 지역사회의 문제해결역량이 강화되었는가?</td></tr>
<tr><td>• 사업의 전략이 얼마나 효과적인가?</td></tr>
<tr><td>• 사업의 가능한 대안은 무엇인가? 다른 대안과 비교할 때 사업이 얼마나 효과적인가?</td></tr>
<tr><td>• 다른 상황 하에서는 사업이 얼마나 효과적일 것인가?</td></tr>
<tr><td>• 사업을 지속하거나 확대할 필요가 있는가?</td></tr>
</table>

**12** 보건사업에 투입된 자원, 즉 인력, 시설, 장비, 재정이 적합한지를 판정하는 보건사업 평가의 유형은? 22 서울

① 구조평가   ② 과정평가
③ 산출평가   ④ 영향평가

**13** 다음에서 설명하는 보건사업 내용을 아래의 평가 유형에서 모두 고르면?

22 지방직

• 사업의 목적과 목표를 달성하였는가?
• 사업 진행상 의도치 않은 결과는 없는가?
• 사업의 진행정도가 목표대비 의도한 대로 실행되고 있는가?

ㄱ. 구조평가                    ㄴ. 과정평가
ㄷ. 결과평가

① ㄱ                    ② ㄴ
③ ㄱ, ㄴ                ④ ㄴ, ㄷ

<table>
<tr>
<td>구조평가</td>
<td>• 투입되는 자원의 적절성 평가<br>• 사업인력, 시설 및 장비의 적절성에 대한 평가</td>
</tr>
<tr>
<td>과정평가</td>
<td>• 사업을 실행하는 과정 중 평가<br>• 사업계획과 진행정도를 비교함으로써 목표달성이 가능하도록 사업 조정<br>• 목표달성을 저해하는 요인을 조기에 발견하여 시정하는 한편 목표달성을 촉진하는 요인은 강화</td>
</tr>
<tr>
<td>결과평가</td>
<td>• 사업의 종료 시 사업효과를 측정함으로써 사업의 지속이나 확대여부를 판단하기 위하여 실시한다.</td>
</tr>
</table>

정답 12 ① 13 ④

**14** 도나베디안(Donabedian)의 보건의료서비스 질 평가 중 구조적 접근은?

23 보건직

① 면허제도
② 고객만족도
③ 임상진료지침
④ 의료이용도조사

**해설**

**14**
② 고객만족도(결과접근 )
③ 임상진료지침(과정접근)
④ 의료이용도조사 (과정접근)

**PLUS**

| | | |
|---|---|---|
| **구조적 접근 (structure)** | • 진료가 행해지는 환경에 대한 평가 방법으로 간접 평가이다.<br>• 사전적인 방법이며 보건의료 과정에 들어오는 투입물, 즉 보건의료 인력, 시설 및 장비와 같은 자원이 표준을 만족시키는지 평가하는 것이다. | |
| | 신임 제도 | 정부 기관이나 민간조직이 평가 항목을 미리 제시하고 의료 기관이 이를 충족하고 있는지를 평가하고 인정하는 과정이다. |
| | 면허 제도 | |
| | 자격증이나 회원증 제도 | 민간 기관이나 협회가 개인에게 일정한 수준의 자격을 갖추었음을 인정해 주는 과정이다. |
| | 물질적 자원 | 시설, 장비, 재원 |
| | 인적 자원 | 직원의 규모와 자격 |
| | 조직 구조 | 의료진의 조직, 동료 감시의 방법, 진료비의 청구 방법 |
| **과정적 접근 (process)** | 의료 제공자와 환자들 간에 혹은 이들 내부에서 일어나는 행위에 관한 평가로, 환자가 진료 받는 과정에서 실제로 행해지는 직접 평가이다. 의료의 질 평가에 있어서 주된 관심 영역이다. | |
| | 내부 및 외부 평가 | 내부 평가는 의료기관이 자발적으로 관리하는 활동이며, 외부 평가는 전문가협회, 교육기관, 법적기구, 연구 집단 또는 상업화된 기업과 같은 기관 외부에 있는 단체들이 평가자가 된다. |
| | 의료이용도 조사(UR) | • 보험자에게 제출하는 진료비 청구 명세서나 의무 기록 등을 통해 제공된 의료서비스가 진료에 필수적인지, 적정한 수준과 강도, 비용으로 서비스가 제공 되었는지를 조사하는 방법이다.<br>• 미국의 동료 심사위원회(PRO) |
| | 임상진료 지침 | 질병별 또는 의료서비스별로 시행 기준과 과정에 대한 원칙을 표준화하여 지침을 개발하고, 진료 행위가 설정된 지침에 따라 수행되었는지를 검토하는 과정이다. |
| | 보수 교육 | |
| | 진료의 본질 행위 | 환자들에게 바람직한 태도를 취하였는가 하는 인간관계의 문제까지 포함한다. |
| | 적절한 치료, 진단, 투약, 수술 등이 행하여졌는가를 조사한다. | |
| **결과 접근 (outcome)** | • 선행되는 의료 행위에 의한 현재 혹은 미래의 건강 상태에 이르기까지 건강을 구성하는 제반 요소에 대한 평가를 의미한다. 즉, 환자와 인구집단의 건강 상태에 미치는 진료 효과를 평가한다.<br>• 신체적인 것만이 아니고 사회적·심리적인 요소와 환자의 만족도도 포함된다. → 간접 요인 | |
| | 측정의 어려움 | • 건강 상태의 변화는 아예 측정이 곤란할 수도 있고, 경우에 따라서는 오랜 시간이 지난 후에야 나타나기도 하며, 의료 외적인 많은 요인들이 영향을 미친다.<br>• 현재의 건강 상태와 그 이전에 시행된 진료와의 관계를 늘 명확히 밝혀낼 수 있는 것은 아니다.<br>• 결과를 측정하는 유일한 척도는 없다. |
| | 고객만족도 조사, 의료서비스 평가 | 각 의료기관이 제공한 의료서비스의 질적 수준 평가 자료나 환자만족도 조사 등을 공개 배포함으로써 의료기관이 자체적으로 서비스 질을 높이도록 유도하는 방법이다. |
| | 진료 결과 평가 | 이환율, 사망률, 합병증 등의 지표를 공표하는 것이다. |

**PART**

**08**

**정답** 14 ①

**15** 서치만(Suchman)의 보건사업 평가 항목 중 다음 사례에 해당하는 것은?

23 보건직

해설

> • 금연사업을 통한 흡연율 감소
> • 결핵관리사업을 통한 결핵 환자 발견 건수 증가

① 성과　　　　　　　　　② 과정
③ 노력　　　　　　　　　④ 효율성

---

**PLUS**

**서치만(Suchman)의 평가기준**

| | |
|---|---|
| 업무량/노력(Effort) 평가 | • 사업 활동량 및 질을 포함하는 투입에너지와 투입량을 의미<br>예 결핵환자 발견사업에서 방사선 관찰을 몇 명 했는가?, 보건간호사가 가정방문을 몇 건 했는가? |
| 성과(Prformance) 평가 | • 투입된 노력의 결과로 나타나는 측정된 효과<br>예 예방접종 건수, 결핵환자 발견 건수 |
| 성과의 충족량(Adequacy of Performance) 평가 | • 효과 있는 사업 활동이 얼마나 수요를 충족했는가를 보는 것이다. 실제로 기대 또는 요구되는 목표량에 대한 실적량의 비율이 클수록 충족량은 높다고 평가한다.<br>예 결핵발견을 위한 관찰대상자 중 실제 관찰을 한 대상자의 비율은 지역사회의 결핵발생률을 감소시키기에 충분한가라는 시각에서 점검 |
| 효율성(Efficiency) 평가 | • 투입된 인력 비용, 시간 등 여러 가지 측면에서 각 대안들을 비교・검토하는 방법이다. 이 평가는 투입된 노력이 과연 적절한 것이었던가를 측정 하려는 데 있다. 즉 투입된 인력, 예산, 시간 등을 고려하여 단위당 얻은 결과가 최대일 때 효율성이 가장 높다고 할 수 있다.<br>예 한 사람의 결핵환자 발생을 예방하는 데 비용이 얼마나 들었으며 나아가 이만큼의 비용을 쓸 가치가 있는 자를 가늠하는 것, 한 사람의 결핵발생 예방에 든 비용이 두 결핵환자를 완치하는 데 드는 비용보다 더 들었다면 이 결핵발견사업은 그만두어야 함 |
| 업무진행과정(Process) 평가 | • 사업의 업무진행과정을 분석함으로써 그 사업의 성패요인을 파악하는 것<br>예 결핵발견사업을 위한 관찰을 할 때 보건소에서만 수행하면 먼 거리에서 바빠서 못 오는 사람들이 많아 더 긴 시간이 걸리기 때문에 노력과 시간 그리고 비용이 더 들면서도 성과가 적어지므로 대상자가 있는 지역을 찾아가서 이른 아침이나 늦은 저녁을 이용하면 사업을 더 성공적으로 이끌어 나갈 수 있음 |

정답　15 ①

## 제2절 보건지표

**01** 보건지표 중 WHO에서 제시한 3대 지표에 해당하지 않는 것은? 18 경남

① 평균여명
② 비례사망지수
③ 조사망률
④ 평균수명

**01**
WHO 3대 보건지표는 평균수명, 비례사망지수, 조사망률이다.

**02** 알파인덱스에 대한 설명으로 옳지 않은 것은? 20 경북

① 알파인덱스는 항상 1보다 크거나 같다.
② 알파인덱스는 값이 작을수록 그 지역의 보건수준이 열악하여 보건 대책을 수립할 필요가 있다.
③ 알파인덱스는 영아사망수를 신생아사망수로 나눈 값이다.
④ 알파인덱스는 지역의 보건수준을 나타내는 주요 지표 중 하나이다.

**02**
알파인덱스는 영아사망수를 신생아사망수로 나눈 값으로 분모가 분자에 포함된다. 그러므로 그 값이 1보다 작을 수 없다. 알파인덱스의 값이 1에 가까울수록 그 지역은 영아사망의 대부분이 신생아사망에 의한 것이며 보건수준이 좋은 지역으로 판단할 수 있다.

**03** WHO 3대 보건지표로 옳은 것은? 21 경기

① 영아사망률, 비례사망지수, 조사망률
② 영아사망률, 비례사망지수, 기대수명
③ 기대수명, 비례사망지수, 조사망률
④ 모성사망비, 비례사망지수, 기대수명

**03**
WHO 3대 보건지표는 평균수명, 비례사망지수, 조사망률이다.

정답 01 ① 02 ② 03 ③

제1절 **건강증진의 이해**

**01** Lalonde의 건강결정 주요 요인으로 건강에 미치는 영향이 가장 큰 반면 개인 및 가족과 지역사회 수준에서의 접근과 노력을 통해 어느 정도 관리 및 통제가 가능한 것은? 18 경남

① 생활습관      ② 보건의료체계

③ 생물학적 요인      ④ 환경

해설

**01**
생활습관은 건강에 미치는 영향이 가장 큰 반면 개인 및 가족과 지역사회 수준에서의 접근과 노력을 통해 어느 정도 관리 및 통제가 가능하기 때문에 그 중요성이 더욱 강조되고 있다.

PLUS

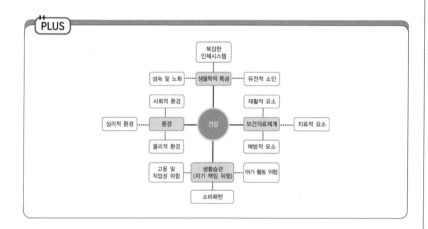

**02** 지역사회와 지역사회주민을 연구대상으로만 보지 않고, 아들을 연구의 주체, 참여자로 인식하여 연구과정의 모든 단계에 이들의 적극적인 참여를 강조하는 모형은? 18 경북

① BPRS      ② CBPR

③ PATCH      ④ MATCH

PLUS

**지역사회기반 참여연구(CBPR: Community-Based Participatory Research)**
• 지역사회와 지역사회주민을 연구대상으로만 보지 않고 연구의 주체 참여자 파트너로 인식하여 지역사회 연구를 진행할 때 이들의 적극적인 참여하에 진행되는 연구를 말한다.
• 지역사회기반 참여연구는 연구자와 연구되는 것 사이를, 또는 연구 주체와 연구 객체를 의식적으로 흐리게 하는 접근방법이다.
• 지역사회기반 참여연구는 연구과정의 모든 단계에서 지역사회 내의 파트너가 참여할 것을 강조한다. 이들 지역 사회 파트너들은 협력과정에서 연구자들과 함께 생산되는 지식 및 과업을 공유하며 지역사회의 변화를 위한 실천을 함께한다.
※ 출처: 정민수 외 지역사회기반 참여연구 방법론, 보건교육·건강 증진학회지, 2008, p.83~104

정답   01 ①   02 ②

**03** PRECEDE-PROCEED 모형의 단계 중 삶의 질에 영향을 미치는 구체적인 건강문제를 찾아내고 우선순위가 가장 높은 건강문제를 확인하는 단계는? 18 복지부(7급)

① 사회적 진단 단계
② 역학적 진단 단계
③ 교육적 진단 단계
④ 생태학적 진단 단계
⑤ 환경적 진단 단계

해설

**04** 건강증진에 대한 설명으로 가장 옳은 것은? 19 서울

① 질병이 없는 완전한 상태이다.
② 스스로 건강을 개선하고 관리하는 과정이다.
③ 최상의 의료서비스를 제공받는 상태이다.
① 일차, 이차, 삼차 예방으로 나뉜다.

**04**
WHO 오타와 헌장(1986) 건강의 정의는 건강증진은 사람들이 스스로 자신들의 건강을 관리 또는 통제할 수 있어서 결과적으로 건강수준을 향상시키는 것이 가능하도록 하는 과정이다. 즉, 건강증진은 사람들이 자신의 건강을 더욱 잘 관리할 수 있도록 하고 개선할 수 있도록 하는 과정이다.

**05** 제1차 건강증진국제대회인 캐나다 오타와 (Ottawa)헌장에 명시된 건강증진을 위한 중요원칙에 해당하지 않는 것은? 19 서울

① 과학적 근거의 강화(Strengthen the Science and Art of Health Promotion)
② 지지적인 환경조성(Create Supportive Environments)
③ 건강에 좋은 공공정책 수립(Build Healthy Public Policy)
④ 지역사회 행동 강화(Strengthen Community Actions)

> **PLUS**
> 오타와 헌장의 건강증진 주요활동영역
> • 건강지향적인 공공정책 수립(Build Healthy Public Policy)
> • 지원적인 환경 조성(Create Supportive Environment)
> • 지역사회활동 강화(Strengthen Community Action)
> • 개인의 건강기술 개발(Develop Personal Skill): 학교, 가정, 직장 및 지역사회 등 생활터 중심
> • 보건의료서비스 방향 재설정(Reorient Health Services)

PART
**08**

정답 03 ② 04 ② 05 ①

**06** 보건교육을 기획할 때 사회적 사정, 역학적 사정, 교육적 사정의 단계를 통해 프로그램을 개발하는 모형은? 19 경남

① PRECEED-PROCEED 모형
② 사회적 마케팅이론
③ MATCH
④ PATCH

 해설

**07** PRECEDE-PORCEED 모형의 교육적, 생태학적 사정단계에서 건강행태의 실천을 가능하게 하거나 방해가 되는 요인이 해당되는 범주는? 19 경북

① 소인성 요인(Predisposing Factors)
② 가능성 요인(Enabling Factors)
③ 강화 요인(Reinforcing Factors)
④ 필요 요인(Need Factors)

**PLUS**

교육적·생태학적 사정단계에서는 역학적 사정단계에서 파악한 건강행태와 환경요인들의 바람직한 변화를 위한 결정요인들을 소인성 요인, 가능성 요인 및 강화 요인 등으로 범주화해서 우선순위에 따라 중요 요인을 선정하고 이들의 바람직한 변화정도를 사업의 구체적 개입목표(단기 사업목표)로 설정한다.

| 소인성 요인<br>(Predisposing Factors) | 건강행태 변화의 동기 형성에 영향을 주는 요인으로서 주로 개인수준에서의 건강행태 결정요인(태도, 가치, 지식, 믿음, 주관적 요구, 자기효능감 등) |
|---|---|
| 가능성 요인<br>(Enabling Factors) | 건강행태 및 환경변화에 대한 실천을 가능하게 하거나 방해가 되는 요인(새로운 기술습득, 의료보험혜택 가능성, 보건의료기관 접근성 및 이용가능성) |
| 강화 요인<br>(Reinforcing Factors) | 건강행태 및 환경변화를 시도한 후 다른 사람들로부터 받게 되는 피드백(Feedback) 또는 보상로 변화의 지속에 긍정적·부정적 영향을 주는 요인(사회적 지지, 주변반응, 이득, 처벌 등) |

**08** 다음 설명에 해당하는 보건사업기획모형은? 19 전북(12월)

> • 미국의 질병관리예방본부(CDC)가 주와 지역사회 보건소 및 지역단체들과의 협력으로 개발한 건강증진사업 기획모형이다.
> • "지역사회에서 건강증진 및 질병예방 사업을 기획, 수행, 평가하는 하나의 과정"을 지칭하는 지역사회 보건기획모형
> • 지역사회자원 가동 – 자료수집과 분석 – 우선순위 선정 – 수행 – 평가의 단계로 진행된다.

① MAPP      ② MATCH
③ PATCH      ④ PRECEDE–PROCEED

**09** 다음 중 오타와회의에 대한 내용으로 옳지 않은 것은? 20 경북

① 오타와헌장에서는 1978년부터 2000까지 모든 인류에게 일차 보건의료를 제공하기 위한 선언이 이루어졌다.
② 회의에서 강조한 건강과 관련한 접근을 위하여 각 국가가 우선적으로 해야 할 활동을 명시하였다.
③ 건강증진에 대한 정의가 이루어졌다.
④ 기본접근전략으로 옹호, 가능화, 조정을 강조하였다.

**10** PRECEDE–PROCEED 모형에서 건강행위에 영향을 주는 소인성 요인, 강화 요인, 가능 요인을 사정하는 단계는? 20 서울

① 사회적 진단
② 역학적 진단
③ 행정적 및 정책적 진단
④ 교육적 및 생태학적 진단

**해설**

**08**
PATCH(Planned Approach to Community Health)란 "지역사회에서 건강증진 및 질병예방 사업을 기획, 수행, 평가하는 하나의 과정"을 지칭하는 지역사회 보건기획모형이다. 1980년대 중반 미국의 질병관리예방본부(CDC)가 주와 지역사회 보건소 및 지역단체들과의 협력으로 개발한 건강증진사업 기획모형이다. PATCH 과정은 보건당국이 지역사회 건강증진 팀을 구축하고 자료를 수집·활용하며, 보건문제의 우선순위를 설정하고 정책을 시행하는 과정 전반을 기획·평가하도록 과정 전반에 대한 상세한 방법과 자료를 제공하는 방식으로 진행한다.

**09**
오타와헌장은 1986년 오타와회의에서 채택된 헌장으로 건강증진에 대한 정의와 함께 건강증진활동의 중요성을 강조하였다. 1978년부터 2000까지 모든 인류에게 일차 보건의료를 제공하기 위한 선언은 1978년 알마이타 회의에서 이루어진 알마아타선언이다.

**10**
교육적·생태학적 사정단계에서는 역학적 사장단계에서 파악한 건강행태와 환경요인들의 바람직한 변화를 위한 결정요인들을 소인성 요인, 가능성 요인 및 강화 요인 등으로 범주화해서 우선순위에 따라 중요 요인을 선정하고 이들의 바람직한 변화정도를 사업의 구체적 개입단기 사업목표로 설정한다.

PART

**08**

**정답** 08 ③ 09 ① 10 ④

**11** 다음 중 오타와 헌장에서 채택된 건강증진의 3대 접근전략으로 옳지 않은 것은? 20 강원

① 옹호(Advocate)
② 협동(Collaboration)
③ 가능화(Enable)
④ 조정(Mediate)

> **PLUS**
>
> 건강증진 기본 접근전략
>
> | 옹호(advocacy) | • 옹호는 건강에 대한 대중의 관심을 불러일으키는 것<br>• 보건의료의 수요를 충족시킬 수 있는 건강한 보건정책을 수립하고 지원하는 것 |
> | --- | --- |
> | 가능화(Enable)<br>역량강화(empowerment) | 역량강화는 개인, 가족 및 지역사회 스스로가 건강에 대한 권리와 책임을 갖고 건강증진을 위한 능력을 함양하는 것 |
> | 조정(Mediate)<br>연합(alliance) | 연합은 모든 사람들이 건강을 위한 발전을 계속하도록 건강에 영향을 미치는 경제, 언론, 학교 등 모든 관련분야 전문가들이 협조하는 것이다. |

**12** 세계보건기구의 건강증진 국제회의 중 제5차 회의의 주체국가와 회의주제로 옳은 것은? 21 경기

① 태국 – 건강형평성 및 파트너십
② 멕시코 – 계층간, 지역사회 건강불균형 해소
③ 중국 – 건강증진과 수행역량 격차 해소
④ 핀란드– 모든 정책에 건강시스템 활용

**12**
• 제5차 건강증진을 위한 국제회의: 2000년 6월 멕시코의 멕시코시티
• 주요 의제: "건강증진의 형평성 제고를 위한 계층 간 격차해소"

① 태국(방콕) – 6차 회의, 세계화 시대의 건강증진
③ 중국(상하이) – 9차 회의 "지속가능한 개발목표(SDGs: Sustainable Development Goals) 달성을 위한 보건영역의 역할: 모든 사람에게 건강을 모든 것은 건강을 위해 (Health for All and All for Health)"
④ 핀란드(헬싱키)–8차 회의, 모든 정책에 건강시스템 활용 ["모든 정책에서 보건(HiAP: Health in All Polices)"]

**13** WHO 제8차 건강증진 국제회의의 개최국가와 주요의제 연결이 옳은 것은? 21 경기7급

① 스웨덴 – 건강지원 환경 구축
② 핀란드 – 모든 정책에서 보건을
③ 인도네시아 – 건강증진은 가치있는 투자
④ 중국 – 건강한 공공정책의 구축

---

**PLUS**

WHO 건강증진 국제회의

| 1차 회의 | 1986년 캐나다 오타와 | 건강증진 정의 및 접근전략, 우선순위 활동영역 제시 |
|---|---|---|
| 2차 회의 | 1988년 호주 애들레이드 | • 주요의제: "건전한 공공정책의 수립"<br>• 여성보건을 지원하는 정책, 영양 정책, 알코올·금연 정책, 환경과 관련된 정책 |
| 3차 회의 | 1991년 스웨덴 선즈볼 | 건강을 지원하는 환경조성 |
| 4차 회의 | 1997년 인도네시아 자카르타 | "건강증진은 가치있는 투자" |
| 5차 회의 | 2000년 멕시코 멕시코시티 | "건강증진의 형평성 제고"를 위한 계층 간 격차해소 |
| 6차 회의 | 2005년 태국 방콕 | "세계화 시대의 건강증진" "건강결정요소" |
| 7차 회의 | 2009년 케냐 나이로비 | "수행역량격차 해소"를 통한 건강증진과 개발 |
| 8차 회의 | 2013년 핀란드 헬싱키 | "모든 정책에서 보건(HiAP: Health in All Policies)" |
| 9차 회의 | 상하이 | "모든 사람에게 건강을, 모든 것은 건강을 위해 (Health for All and All for Health" |

**해설**

---

**14** '건강증진과 개발-수행역량 격차해소'라는 슬로건 아래 〈보기〉와 같은 내용을 논의한 건강증진 국제회의는? 22 서울

---

| | |
|---|---|
| • 지역사회 권능부여 | • 건강지식 및 건강행동 |
| • 보건시스템 강화 | • 파트너십 및 부문 간 활동 |
| • 건강증진 역량 구축 | |

---

① 제1차 회의, 캐나다 오타와
② 제2차 회의, 호주 애들레이드
③ 제4차 회의, 인도네시아 자카르타
④ 제7차 회의, 케냐 나이로비

---

**PLUS**

제7차 건강증진국제회의

| 2009년 | 케냐 나이로비에서 개최 |
|---|---|
| 주요의제 | '수행역량 격차 해소'를 통한 건강증진과 개발 |
| 회의내용 | • 지역사회 권능부여<br>• 건강지식 및 건강행동<br>• 보건시스템 강화<br>• 파트너십 및 부문 간 활동<br>• 건강증진 역량구축 |

PART

**08**

**정답** 14 ④

**15** 다음에서 설명하는 PRECEDE-PROCEED 모형의 단계는? 24년 지방직

> 건강 행동에 영향을 줄 수 있는 요인을 소인성 요인, 강화 요인, 가능 요인으로 나누어 파악한다.

① 1단계 사회적 진단
② 2단계 역학적 진단
③ 3단계 교육적 및 생태학적 진단
④ 4단계 행정적 및 정책적 진단

**PLUS**

| | | |
|---|---|---|
| 교육 진단 | 성향요인 | 동기화에 관련된 인지적, 정서적 요인으로 개인의 지식, 태도, 신념, 가치, 자기효능 등 |
| | 강화요인 | 가까운 사람들(가족, 동료 등)이 특정 건강행동을 했을때 보내는 보상, 칭찬, 처벌 등으로 행위를 계속 유지하게 하거나 중단하게 하는 요인. |
| | 촉진요인 | 동기가 실현가능하도록 하는데 필요한 기술과 자원(의료기관 이용 가능성, 수입,경제상태, 보험종류 등)<br>예) 흡연의 경우 담뱃값, 흡연예방프로그램의 저렴한 비용 |

---

**제2절** **보건교육과 건강행태이론**

**01** 건강행위이론 중 인지조화론의 주요 요소에 해당하지 않는 것은? 18 강원

① 지식　　　　　　　　② 태도
③ 행동　　　　　　　　④ 자기효능

**02** 보건소에서 인플루엔자 예방을 위한 홍보 전략의 하나로 '독감 마왕'이란 미디어 캠페인을 실시하여 노약자의 예방접종, 손 씻기, 기침예절을 3대 주요 메시지로 정하고 이를 전달하였다면 이러한 서비스는 건강믿음 모형 중 어떤 구성요소에 해당하는가? 18 제주

① 지각된 민감성　　　　② 지각된 심각성
③ 지각된 유익성　　　　④ 행동의 계기

**01**
인지조화론은 사람은 자신의 지식, 태도, 행동이 일관된, 즉 서로 조화를 이루고 있는 상태를 선호한다고 보며 보건교육을 통해 새로운 지식(Knowledge)을 습득하면 태도(Attitude와 행동(Practice)의 변화를 유도할 수 있다고 보는 이론이다.

**02**
보건소에서 시행된 캠페인은 건강믿음모형 이론을 적용했을 때 행동적 계기에 해당된다. 사업을 평가할 때 이러한 행동의 계기(보건소의 캠페인)가 민감성, 심각성, 유익성, 장애요인, 자기효능감에 어떠한 영향을 미쳤는지 확인하고 행동의 변화 정도를 평가할 수 있다.

**03** 개인의 태도, 주관적 규범, 지각된 행동통제에 의해 형성되는 의도가 행위를 결정한다고 보는 개인수준의 건강행위 이론은? 18 울산

① 범이론적 모형
② 건강신념 모형
③ 사회인지이론
④ 계획된 행위이론

**04** 건강신념모형에서 질병에 걸릴 것을 심각하게 느끼거나 이미 걸린 경우 치료하지 않으면 죽음이나 장애 등의 문제가 생길 것이라고 생각하는 것은? 18 교육청

① 지각된 민감성
② 지각된 심각성
③ 지각된 장애요인
④ 지각된 유익성

**05** 캐슬(Kasl)과 콥(Cobb)이 제시한 건강관련 행태 중 다음의 행태를 설명하는 것은?

> 40세 환자는 내과의사로부터 위암진단을 받아 자신의 건강을 되찾고, 질병의 진행을 중지시키기 위하여 치료를 받고자 일상적인 사회 역할로부터 일탈하였다.

① 건강행태
② 질병행태
③ 환자역할행태
④ 의료이용행태

┌─ **PLUS** ────────────────────────────
**캐슬과 콥(Kasl & Cobb)의 건강 관련 행태**
• 건강행태(Health Behaviour): 아무런 증상이 없을 때, 질병을 예방하고 찾아내기 위한 행위로 건강행태와 생활 양식은 중복되기도 하고 불건강 현상의 원인 또는 위해 요소로 작용한다.
• 질병형태(Illness Behaviour): 증상이 있을 때, 진단을 받고 적절한 치료책을 찾기 위한 행위
• 환자역할 행태(Sick Role Behaviour): 이미 진단 내려진 질병이 있을 때 건강을 되찾고 질병의 진행을 중지시키기 위해 치료받는 행위
└──────────────────────────────────────

**해설**

**03**
계획된 행위이론은 행위에 대한 태도와 주관적 규범으로 행동을 설명하는 합리적행위론의 연장선상에 있는 이론으로 행동통제를 포함하여 인간의 행동을 설명한 모형이다. 행동은 행동을 수행하려는 의도의 영향을 받으며, 행위 의도는 행위에 대한 태도, 주관적 규범, 인지된 행동 통제에 의해 결정된다.

**04**
① 지각된 민감성: 자신이 어떤 질병에 걸릴 위험이 있다고 지각하는 것을 의미한다.
② 지각된 심각성: 질병에 걸릴 것을 심각하게 느끼거나 이미 걸린 경우 이를 치료하지 않고 내버려 둘 때 죽음이나, 장애 혹은 고통을 겪거나, 직업을 잃거나, 가족생활과 사회적 관계에 문제가 생길 것이라고 심각하게 생각하는 것을 뜻한다.
③ 지각된 장애요인: 어떤 건강 행위를 하려고 할 때 그 건강 행위의 잠재적인 부정적 측면, 즉 비용, 위험성 부작용, 고통, 불편함, 시간 소요, 습관의 변화 등이 건강행동을 방해한다.
④ 지각된 유익성: 사람들은 건강문제에 대하여 민감하고 심각하게 느낄지라도 건강행동이 질병에 위협을 감소시키는 데 유용하다고 믿을 때 행동하게 된다.

PART **08**

**06** 노인이나 저소득층을 대상으로 하는 교육을 하고자 할 때 가장 효과적인 방법은? 19 호남권

① 1대1 교육　　　　　　② 배심토의

③ 세미나　　　　　　　④ 심포지엄

**07** 인간의 행위가 개인, 환경, 행동의 상호작용에 의해 결정되는 것으로 설명하는 건강행위모형은? 19 대구

① 계획적 행동이론　　　② 사회인지이론

③ 건강신념모형　　　　④ 범이론적 모형

**08** 합리적 행위이론의 모형으로 설명이 불가능한 특성으로 계획된 행위이론에 추가된 구성요소는 무엇인가? 19 울산

① 행위에 대한 태도　　　② 주관적 규범

③ 행위 의도　　　　　　④ 지각된 행동통제

> **PLUS**
> • 합리적 행위론은 행동이란 그 행동을 수행하려는 의도에 영향을 받게 되며, 이 행위 의도는 자신이 지닌 행위에 대한 태도와 주위의 의미 있는 사람들이 그 행위를 어떻게 여길 것 인지(주관적 규범)를 검토하여 결정된다고 설명하는 이론이다. 이 이론은 개인이 스스로 선택하는 의지적 행동에는 적합 하지만, 의지로 선택하는 행동이 아닌 경우에는 적절하지 않다는 단점이 있다.
> • 계획된 행위론은 합리적 행위론의 연장선상에 있으면서 의지 적이지 않은 행동까지도 설명할 수 있는 이론이다. 인지된 행동통제를 포함시켜 인간의 다양한 사회적 행동을 설명하고자 계획된 행동이론이다.

**09** 보건교육의 방법 중 개인접촉 방법에 대한 설명으로 옳지 않은 것은?

20 부산

① 강연, 연설 방식으로도 이루어진다.

② 취약계층에게 적용 시 효과가 높다

③ 의사와 환자 관계에서 이루어진다.

④ 가장 효과적인 방법이지만 비경제적인 방법이기도 하다.

---

**해설**

**06**
노인이나 저소득층을 대상으로 하는 교육에는 개인접촉방법이 가장 효과적이다.

**07**
• 사회인지이론(SCT: Social Cognitive Theory)은 반두라에 의해 제시된 이론으로 인간의 사회적 행위를 이해하기 위한 틀을 제안한 이론으로 행동, 개인, 환경은 서로 영향을 주고받으며 상호적으로 결정된다고 설명한다.
• 사회인지론의 주요개념은 자기효능감(Self-efficacy)으로 이는 사람들이 주어진 일을 수행할 수 있다는 그들의 능력에 대한 믿음이다. 자기효능감을 높이기 위해서는 직접 체험해 보는 수행경험, 관찰을 통한 대리경험, 격려와 비판 등 언어적 설득을 사용할 수 있다.

**09**
강연, 연설 방식은 집단 접촉 방법에 해당한다.

---

**정답**　06 ①　07 ②
　　　08 ④　09 ①

**10** 건강행태 모형 중 건강믿음모형(Health Belief Model)에 대한 설명으로 가장 옳지 않은 것은? 21 서울

① 사람들은 어떤 질병에 걸릴 감수성을 생각한다.
② 일종의 심리적인 비용-편익 비교 모형이다.
③ 어떤 질병에 걸렸을 때 나타날 수 있는 질병의 심각성을 주관적으로 판단한다.
④ 올바른 지식의 축적을 통해 태도의 변화를 가져올 수 있으며, 이를 통해 바람직한 건강행태가 일어날 수 있다.

해설

---

**PLUS**

**건강신념모형(HBM; Health Belief Model)**
- 질병을 예방하고 건강을 얻고자 하는 행위에 대하여 얼마만큼의 가치(value)를 두느냐 하는 것과, 실천하고자 하는 특정 건강행동의 결과를 기대하는(expectancy) 수준에 따라 실천 유무를 예측할 수 있다는 개념이다.
- 주요 개념
  - 인지된 감수성(perceived susceptibility, 지각된 민감성): 사람들은 자신이 어떤 질병에 걸릴 가능성(susceptibility)이 어느 정도 있느냐를 인지한다.
  - 인지된 심각성(perceived severity, 지각된 심각성): 건강을 위한 행위를 하지 않았을 때 나타날 수 있는 질병의 심각성이 어느 정도인가를 주관적으로 판단한다. 가능성과 심각성을 고려하여 질병의 위험을 인지한다.
  - 인지된 이익(perceived benefits, 지각된 유익성): 개인은 특정 건강행동을 통하여 얻을 수 있는 가능한 효과들 즉 이익을 인지한다.
  - 재정적 및 기타 비용(barriers, 지각된 장애요인): 개인은 특정 건강행동을 하기 위하여 필요한 물리적, 재정적 및 기타비용(장애요인)을 비교한다.
- 특정 건강행동이 자신에게 이익이 된다고 판단되면 그 행위를 한다. 이러한 특성으로 보아 건강믿음모형은 일종의 심리적인 비용-편익 비교 모형이라 할 수 있다.
- 이 모형에서는 위의 과정에 작용하는 수정변수(modifying factor)를 제시하고 있는데 이는 의사결정 과정에 일정한 영향을 주어 행동 변화를 줄 수 있는 요인들로 다음과 같다.
  - 인구학적 변수, 사회심리학적 변수, 사회경제학적 변수 및 지식수준 등 개인이 가진 특성에 따라 건강믿음의 양상이 달라진다.
  - 행위 실천을 위해서는 어떤 계기가 필요하다. 이러한 방아쇠 역할은 보건교육 본인의 증상(기침, 발열) 가족이나 친구의 발병 경험(예: 친구의 폐암 진단), 매스컴의 캠페인 등이 해당된다.
- ※ 출처: 대한예방의학회, 예방의학과 공중보건학(제4판), 계축문화사, 2021, p.982~983.

---

## 제3절 우리나라의 건강증진사업

**01** 「국민건강증진법」에 따라 국민건강증진종합계획을 수립하는 자는? 18 경북

① 보건복지부장관　　　　② 시·도지사

③ 보건소장　　　　　　　④ 질병관리청장

**02** 우리나라의 국민건강증진종합계획(Health Plan 2030) 사업분야의 세부과제 연결이 옳지 않은 것은? 18 부산

① 감염 및 기후변화성질환 예방관리 – 감염병 위기대응

② 건강생활 실천 – 신체활동

③ 건강친화적 환경 구축 – 근로자 건강증진

④ 인구집단별 건강관리 – 군인건강

---

**PLUS**

**제5차 국민건강증진종합계획(Health Plan 2030) 중점과제**

| 건강생활 실천 | 금연, 절주, 영양, 신체활동, 구강건강 |
| --- | --- |
| 정신건강 관리 | 자살예방, 치매, 중독, 지역사회 정신건강 |
| 비감염성질환 예방관리 | 암, 심뇌혈관질환(심혈관질환, 선생질환), 비만, 손상 |
| 감염 및 기후변화성 질환 예방관리 | 감염병예방 및 관리(결핵에이즈, 의료관련감염, 손씻기 등 포함), 감염병위기 대비대응(검역 감시 예방접종 포함), 기후변화성질환(미세 먼지, 폭염, 한파 등) |
| 인구집단별 건강관리 | 영유아, 청소년(학생), 여성(모성, 다문화 포함), 노인, 장애인 근로자, 군인 |
| 건강친화적 환경 구축 | 건강친화적 법제도 개선, 건강정보이해력 제고, 혁신적정보기술의 작용, 재원마련 및 운용, 지역사회지원(인력시설) 확충 및 거버넌스 구축 |

---

**03** 「국민건강증진법」에 다른 국민건강증진기금의 사용 용도로 옳은 것은?

18 부산

| ㄱ. 보건시설 운영 | ㄴ. 금연교육 및 광고 |
| --- | --- |
| ㄷ. 건강생활 지원사업 | ㄹ. 보건의료관련 조사·연구 |
| ㅁ. 보건기획 및 평가사업 | |

① ㄱ, ㄴ, ㄷ　　　　② ㄱ, ㄴ, ㄹ

③ ㄴ, ㄷ, ㄹ　　　　④ ㄷ, ㄹ, ㅁ

해설

> **PLUS**
>
> | | |
> |---|---|
> | 기금의 사용<br>「국민건강증진법」<br>제25조 | 1. 금연교육 및 광고, 흡연피해 예방 및 흡연피해자 지원 등 국민건강관리사업<br>2. 건강생활의 지원사업<br>3. 보건교육 및 그 자료의 개발<br>4. 보건통계의 작성·보급과 보건의료관련 조사·연구 및 개발에 관한 사업<br>5. 질병의 예방·검진·관리 및 암의 치료를 위한 사업<br>6. 국민영양관리사업<br>7. 신체활동 장려사업<br>8. 구강건강관리사업<br>9. 시·도지사 및 시장·군수·구청장이 행하는 건강증진사업<br>10. 공공보건의료 및 건강증진을 위한 시설·장비의 확충<br>11. 기금의 관리·운용에 필요한 경비<br>12. 그 밖에 국민건강증진사업에 소요되는 경비로서 대통령령이 정하는 사업 |

**04** **국민건강증진 기금의 사용으로 옳지 않은 것은?** 19 경기

① 암의 치료를 위한 사업

② 금연교육 및 흡연 피해 예방

③ 보건통계의 작성·보급

④ 재난 구호 사업

> **PLUS**
>
> | | |
> |---|---|
> | 기금의 사용<br>「국민건강증진법」<br>제25조 | 1. 금연교육 및 광고 흡연피해 예방 및 흡연피해자 지원 등 국민건강관리사업<br>2. 건강생활의 지원사업<br>3. 보건교육 및 그 자료의 개발<br>4. 보건통계의 작성·보급과 보건의료관련 조사·연구 및 개발에 관한 사업<br>5. 질병의 예방·검진·관리 및 암의 치료를 위한 사업<br>6. 국민영양관리사업<br>7. 신체활동 장려사업<br>8. 구강건강관리사업<br>9. 시·도지사 및 시장·군수·구청장이 행하는 건강증진사업<br>10. 공공보건의료 및 건강증진을 위한 시설·장비의 확충<br>11. 기금의 관리·운용에 필요한 경비<br>12. 그 밖에 국민건강증진사업에 소요되는 경비로서 대통령령이 정하는 사업 |

**05** 다음 중 담뱃갑 포장지에 표기하여야 하는 사항을 모두 고른 것은? 19 경기

> ㄱ. 폐암 등 질병의 원인이 될 수 있다는 내용의 경고문구
> ㄴ. 타르 흡입량은 흡연자의 흡연습관에 따라 다르다는 내용의 경고문구
> ㄷ. 금연상담전화의 전화번호
> ㄹ. 담배에 포함된 발암성물질

① ㄱ, ㄴ, ㄷ      ② ㄱ, ㄷ
③ ㄴ, ㄹ         ④ ㄱ, ㄴ, ㄷ, ㄹ

---

**PLUS**

| | |
|---|---|
| 담배에 관한 경고문구 등 표시 「국민건강증진법」 제9조의 2 | ① 「담배사업법」에 따른 담배의 제조자 또는 수입판매업자는 담배갑포장지 앞면·뒷면·옆면 및 대통령령으로 정하는 광고에 다음 각 호의 내용을 인쇄하여 표기하여야 한다. 다만, 제1호의 표기는 담배갑포장지에 한정하되 앞면과 뒷면에 하여야 한다.<br>1. 흡연의 폐해를 나타내는 내용의 경고그림(사진을 포함한다. 이하 같다)<br>2. 흡연이 폐암 등 질병의 원인이 될 수 있다는 내용 및 다른 사람의 건강을 위협할 수 있다는 내용의 경고문구<br>3. 타르 흡입량은 흡연자의 흡연습관에 따라 다르다는 내용의 경고문구<br>4. 담배에 포함된 다음 각 목의 발암성물질<br>   가. 나프틸아민<br>   나. 니켈<br>   다. 벤젠<br>   라. 비닐 크롤라이드<br>   마. 비소<br>   바. 카드뮴<br>5. 보건복지부령으로 정하는 금연상담전화의 전화번호 |

---

**06** 「국민건강증진법」의 목적으로 적절하지 않은 것은? 19 호남권

① 국민이 건강에 대한 가치와 책임의식을 함양하도록 한다.
② 건강에 관한 바른 지식을 보급한다.
③ 건강생활을 실천할 수 있는 여건을 소싱힌다.
④ 개인 또는 집단의 균형된 식생활을 통하여 건강을 개선시킨다.

**07** 「국민건강증진법」에 따른 국민건강증진기금의 사용 용도에 해당하는 것은? 19 경북

① 저소득층의 체육 활동 지원
② 양성평등 실현을 위한 사업의 지원
③ 구조 및 응급처치 요령 등 응급의료에 관한 교육·홍보 사업
④ 건강생활의 지원사업

**해설**

**07**
① 저소득층의 체육 활동 지원 → 국민체육진흥기금
② 양성평등 실현을 위한 사업의 지원 → 양성평등기금
③ 구조 및 응급처치 요령 등 응급의료에 관한 교육·홍보사업 → 응급의료기금

**PLUS**

| 기금의 사용 「국민건강증진법」 제25조 | 1. 금연교육 및 광고 흡연피해 예방 및 흡연피해자 지원 등 국민건강관리사업<br>2. 건강생활의 지원사업<br>3. 보건교육 및 그 자료의 개발<br>4. 보건통계의 작성·보급과 보건의료관련 조사·연구 및 개발에 관한 사업<br>5. 질병의 예방·검진·관리 및 암의 치료를 위한 사업<br>6. 국민영양관리사업<br>7. 신체활동 장려사업<br>8. 구강건강관리사업<br>9. 시·도지사 및 시장·군수·구청장이 행하는 건강증진사업<br>10. 공공보건의료 및 건강증진을 위한 시설·장비의 확충<br>11. 기금의 관리·운용에 필요한 경비<br>12. 그 밖에 국민건강증진사업에 소요되는 경비로서 대통령령이 정하는 사업 |
|---|---|

**08** 우리나라의 제5차 국민건강증진종합계획(HP 2030)에서 영유아, 노인, 장애인 등의 건강관리가 포함되어 있는 사업분야는? 20 서울(7급)

① 비감염성질환 예방관리
② 건강생활 실천 확산
③ 인구집단별 건강관리
④ 건강친화적 환경 구축

**09** 국민건강증진기금과 응급의료기금을 조성하는 공통된 재원에 해당하는
것은? 20 서울(7급)

① 기금의 운용 수익금
② 정부의 출연금
❾ 「담배사업법」에 따른 담배부담금
④ 「도로교통법」에 따른 과태료 및 범칙금

해설

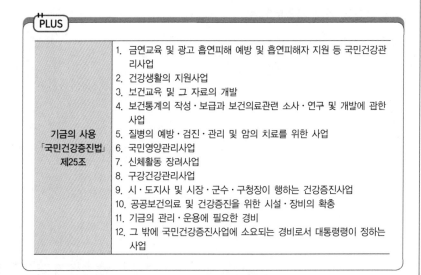

| 국민건강증진기금의<br>설치<br>「국민건강증진법」<br>제22조 | ① 보건복지부장관은 국민건강증진사업의 원활한 추진에 필요한 재원을 확보하기 위하여 국민건강증진기금(이하 "기금"이라 한다)을 설치한다.<br>② 기금은 다음 각호의 재원으로 조성한다.<br>1. 제23조제1항의 규정에 의한 부담금(「담배사업법」에 따른 담배부담금)<br>2. 기금의 운용 수익금 |
|---|---|
| 응급의료기금의<br>조성(응급의료기본<br>법 제20조) | ① 기금은 다음 각 호의 재원으로 조성한다.<br>1. 「국민건강보험법」에 따른 요양기관의 업무정지를 갈음하여 보건복지부장관이 요양기관으로부터 과징금으로 징수하는 금액 중 「국민건강보험법」에 따라 지원하는 금액<br>2. 응급의료와 관련되는 기관 및 단체의 출연금 및 기부금<br>3. 정부의 출연금<br>4. 그 밖에 기금을 운용하여 생기는 수익금 |

**10** 다음 중 「국민건강증진법」에 따라 국민건강증진기금을 사용할 수 있는 사
업은? 20 대구

① 건강검진                    ② 흡연자 질병치료 지원
③ 보건통계의 작성·보급         ④ 치매노인 지원

| 기금의 사용<br>「국민건강증진법」<br>제25조 | 1. 금연교육 및 광고 흡연피해 예방 및 흡연피해자 지원 등 국민건강관리사업<br>2. 건강생활의 지원사업<br>3. 보건교육 및 그 자료의 개발<br>4. 보건통계의 작성·보급과 보건의료관련 조사·연구 및 개발에 관한 사업<br>5. 질병의 예방·검진·관리 및 암의 치료를 위한 사업<br>6. 국민영양관리사업<br>7. 신체활동 장려사업<br>8. 구강건강관리사업<br>9. 시·도지사 및 시장·군수·구청장이 행하는 건강증진사업<br>10. 공공보건의료 및 건강증진을 위한 시설·장비의 확충<br>11. 기금의 관리·운용에 필요한 경비<br>12. 그 밖에 국민건강증진사업에 소요되는 경비로서 대통령령이 정하는 사업 |
|---|---|

**11** 제5차 국민건강증진종합계획에서 건강생활실천의 중점과제에 해당하지 않는 것은? 20 대전

① 비만
② 금연
③ 절주
④ 구강건강

> **PLUS**
>
> **제5차 국민건강증진종합계획(Health Plan 2030) 중점과제**
>
> | | |
> |---|---|
> | **건강생활 실천** | 금연, 절주, 영양, 신체활동, 구강건강 |
> | **정신건강 관리** | 자살예방, 치매, 중독, 지역사회 정신건강 |
> | **비감염성질환 예방관리** | 암, 심뇌혈관질환(심혈관질환, 선생질환), 비만, 손상 |
> | **감염 및 기후변화성 질환 예방관리** | 감염병예방 및 관리(결핵에이즈, 의료관련감염, 손씻기 등 포함), 감염병위기 대비대응(검역 감시 예방접종 포함), 기후변화성질환(미세 먼지, 폭염, 한파 등) |
> | **인구집단별 건강관리** | 영유아, 청소년(학생), 여성(모성, 다문화 포함), 노인, 장애인 근로자, 군인 |
> | **건강친화적 환경 구축** | 건강친화적 법제도 개선, 건강정보이해력 제고, 혁신적정보기술의 작용, 재원마련 및 운용, 지역사회지원(인력시설) 확충 및 거버넌스 구축 |

**12** 국민건강증진법에 따른 국민건강증진사업의 내용으로 옳지 않은 것은?

20 인천

① 보건교육
② 영양개선
③ 감염병관리
④ 건강생활의 실천

> **PLUS**
>
> | | |
> |---|---|
> | **「국민건강 증진법」 제2조(정의)** | 1. "국민건강증진사업"이라 함은 보건교육, 질병예방, 영양개선, 신체활동장려, 건강관리 및 건강생활의 실천등을 통하여 국민의 건강을 증진시키는 사업을 말한다.<br>2. "보건교육"이라 함은 개인 또는 집단으로 하여금 건강에 유익한 행위를 자발적으로 수행하도록 하는 교육을 말한다.<br>3. "영양개선"이라 함은 개인 또는 집단이 균형된 식생활을 통하여 건강을 개선시키는 것을 말한다.<br>4. "신체활동장려"란 개인 또는 집단이 일상생활 중 신체의 근육을 활용하여 에너지를 소비하는 모든 활동을 자발적으로 적극 수행하도록 장려하는 것을 말한다.<br>5. "건강관리"란 개인 또는 집단이 건강에 유익한 행위를 지속적으로 수행함으로써 건강한 상태를 유지하는 것을 말한다.<br>6. "건강친화제도"란 근로자의 건강증진을 위하여 직장 내 문화 및 환경을 건강 친화적으로 조성하고, 근로자가 자신의 건강관리를 적극적으로 수행할 수 있도록 교육, 상담 프로그램 등을 지원하는 것을 말한다. |

**정답** 11 ① 12 ③

**13** **2021년 지역사회 통합건강증진 사업에 대한 설명으로 옳지 않은 것은?**

21 경기

① 2020년 성과지표 중 '현재흡연자의 금연시도율'은 '현재 흡연자의 개 내 금연계획'으로 대체되었다.

② 참여인력은 총 24시간 이상의 교육을 받아야 한다.

③ 2021년 지역사회 통합건강증진사업은 건강문제 대상군, 수행방법 측면을 고려하여 사업을 구성한다.

④ 지역사회 중점 사항에 따라 16개 정량지표 중 핵심성과지표를 선정할 수 있다.

해설

**PLUS**

**2021년 지역사회 통합건강증진사업**

| 사업 개요 | • 지자체가 지역사회 주민을 대상으로 실시하는 건강생활실천 및 만성질환 예방, 취약계층 건강관리를 목적으로 지역사회 특성과 주민의 요구가 반영된 프로그램 및 서비스 등을 기획·추진하는 사업이다.<br>• 목적: 지역사회 주민의 건강수준 향상을 위해 지자체가 주도적으로 사업을 추진하여 지역주민의 건강증진 사업 체감도 및 건강행태 개선 | |
|---|---|---|
| **운영 방안** | 중장기적 방향과 지역사회 특성을 반영한 실행계획 수립 | • 건강 환경 변화 및 HP2030 등 국가 중장기 목표와 지역사회 건강증진 목표(지역보건의료계획)를 고려한 통합건강증진사업 계획 수립<br>• 지역사회의 현황, 주민요구도, 건강영향요인 등을 반영한 지역 맞춤형 계획 수립<br>• 사업 수행환경 변화에 따른 전략의 다양화<br>　- 통합건강증진사업 내 영역 간 협력, 주민참여, 내외부 자원연계를 통한 사업을 추진<br>　- 대상자 특성, 수행여건을 고려한 비대면 건강증진 사업 수행전략 마련 등 사업 수행전략의 다양화방안 모색 |
| | 시도 중심의 성과관리 체계 강화 | • 광역의 지자체 관리·감독 및 기능 강화를 위한 시도 중심의 성과관리 체계 운영<br>• 보건소 자체평가 및 모니터링 내실화, 전문 기술지원(시도 지원단 등)을 통한 사업 평가 및 환류<br>• 현안 대응을 위한 행정부담 경감<br>　- 지역사회 보건의료 부문 현안 대응을 위하여 큰 정책 방향 유지<br>　- 행정부담 경감을 위한 사업 서식(계획서, 결과보고서) 간소화 |
| | 교육 운영 관리 내실화 | • 건강증진인력의 역량이 지역사회 통합건강증진사업 성과에 큰 영향을 미침에 따라, 체계화된 교육 운영 관리 강화 및 교육과정 내실화<br>• 교육이수 날싱 어부는 예산배분, 표창, 국외연수 등 사업관리에 반영 계획<br>• 예산의 별도 관리: 지역사회중심 금연 지원서비스, 방문건강관리, 모바일 헬스케어, 치매관리 사업의 경우 예산 편성, 집행 정산보고 사항은 별도 관리하고, 해당 영역 예산을 우선적으로 편성 및 집행 |

정답 13 ②

PLUS

| | 건강생활 실천 | 만성질환 예방·관리 |
|---|---|---|
| 사업<br>목표<br>(성과<br>지표) | • 성인 남자 현재흡연율<br>• 현재흡연자의 1개월 내 금연계획률<br>• 비흡연자의 직장실 내 간접흡연 노출<br>• 월간 음주율<br>• 고위험 음주율<br>• 영양표시 활용율<br>• 아침결식 예방인구비율<br>• 걷기 실천율<br>• 중등도 이상 신체활동 실천율<br>• 비만유병률<br>• 모유수유 실천율<br>• 어제 점심식사 후 칫솔질 실천율 | • 혈압수치 인지율<br>• 혈당수치 인지율<br>• 1년 후 300일 이상 고혈압 투약 순응률<br>• 1년 후 300일 이상 당뇨 투약 순응률 |
| 참여인력<br>교육 | • 교육대상보건소 통합건강증진사업을 수행하는 모든 인력<br>• 교육시간: 집합 교육(비대면 포함) 14시간 이상, 단 신규자인 경우 온라인 교육<br>  4시간 추가 이수 | |

**14** 제5차 국민건강증진종합계획의 기본원칙에 해당하지 않는 것은? 21 경남

① 모든 사람이 평생건강을 누리는 사회를 만든다.
② 보편적인 건강수준의 향상과 건강형평성 제고를 함께 추진한다.
③ 모든 생애과정과 생활터에 적용한다.
④ 건강친화적인 환경을 구축한다.

PLUS

**제5차 국민건강증진종합계획(Health Plan 2030)**

| 비전 | 모든 사람이 평생건강을 누리는 사회 |
|---|---|
| 목표 | 건강 수명 연장, 건강 형평성 제고 |
| 기본원칙 | • 국가와 지역사회의 모든 정책 수립에 건강을 우선적으로 반영한다.<br>• 보편적인 건강수준의 향상과 건강형평성 제고를 함께 추진한다.<br>• 모든 생애과정과 생활터에 적용한다.<br>• 건강친화적인 환경을 구축한다.<br>• 누구나 참여하여 함께 만들고 누릴 수 있도록 한다.<br>• 관련된 모든 부문이 연계하고 협력한다. |

PART

**08**

정답 14 ①

**15** 제5차 국민건강증진종합계획의 건강생활실천 분과 중점과제에 해당하지 않는 것은? 21 경남

① 금연　　　　　　　　② 영양
③ 구강건강　　　　　　④ 정신건강

---

PLUS

**제5차 국민건강증진종합계획(Health Plan 2030) 중점과제**

| | |
|---|---|
| 건강생활 실천 | 금연, 절주, 영양, 신체활동, 구강건강 |
| 정신건강 관리 | 자살예방, 치매, 중독, 지역사회 정신건강 |
| 비감염성질환 예방관리 | 암, 심뇌혈관질환(심혈관질환, 선행질환), 비만, 손상 |
| 감염 및 기후변화성 질환 예방관리 | 감염병예방 및 관리(결핵에이즈, 의료관련감염, 손씻기 등 포함), 감염병위기 대비대응(검역 감시 예방접종 포함), 기후변화성질환(미세먼지, 폭염, 한파 등) |
| 인구집단별 건강관리 | 영유아, 청소년(학생), 여성(모성, 다문화 포함), 노인, 장애인 근로자, 군인 |
| 건강친화적 환경 구축 | 건강친화적 법제도 개선, 건강정보이해력 제고, 혁신적정보기술의 작용, 재원마련 및 운용, 지역사회지원(인력시설) 확충 및 거버넌스 구축 |

---

**16** 「국민건강증진법」에 의해 실시하는 보건교육에 대한 내용으로 옳지 않은 것은? 21 경북

① 국가 및 지방자치단체는 개인 또는 집단의 특성·건강상태·건강의식 수준 등에 따라 적절한 보건교육을 실시한다.
② 보건교육의 내용은 보건복지부령으로 정한다.
③ 건강증진을 위한 체육활동에 관한 사항을 교육하여야 한다.
④ 만성퇴행성질환등 질병의 예방에 관한 사항을 교육하여야 한다.

---

PLUS

「국민건강증진법」

| | |
|---|---|
| 보건교육의 실시 등 (법 제12조) | ① 국가 및 지방자치단체는 모든 국민이 올바른 보건의료의 이용과 건강한 생활습관을 실천할 수 있도록 그 대상이 되는 개인 또는 집단의 특성 건강상태·건강의식 수준에 따라 적절한 보건교육을 실시한다.<br>② 국가 또는 지방자치단체는 국민건강증진사업관련 법인 또는 단체 등이 보건교육을 실시할 경우 이에 필요한 지원을 할 수 있다.<br>③ 보건복지부장관, 시·도지사 및 시장·군수·구청장은 제2항의 규정에 의하여 보건교육을 실시하는 국민 건강증진사업관련 법인 또는 단체 등에 대하여 보건교육의 계획 및 그 결과에 관한 자료를 요청할 수 있다.<br>④ 제1항의 규정에 의한 보건교육의 내용은 대통령령으로 정한다. |

> **PLUS**
>
> | 보건교육의 내용 (법 시행령 제17조) | 보건교육에는 다음의 사항을 포함하여야 한다. ① 금연·절주등 건강생활의 실천에 관한 사항 ② 만성퇴행성질환등 질병의 예방에 관한 사항 ③ 영양 및 식생활에 관한 사항 ④ 구강건강에 관한 사항 ⑤ 공중위생에 관한 사항 ⑥ 건강증진을 위한 체육활동에 관한 사항 ⑦ 그 밖에 건강증진사업에 관한 사항 |
> |---|---|

**17** 제5차 국민건강증진종합계획(Health plan 2030)의 기본원칙으로 옳지 않은 것은? 21 경북

① 국가와 지역사회의 모든 정책 수립에 건강을 우선적으로 반영한다.
② 모든 사람이 평생건강을 누리는 사회를 만든다.
③ 모든 생애과정과 생활터에 적용한다.
④ 누구나 참여하여 함께 만들고 누릴 수 있도록 한다.

> **PLUS**
>
> 제5차 국민건강증진종합계획(Health Plan 2030)
>
> | 비전 | 모든 사람이 평생건강을 누리는 사회 |
> |---|---|
> | 목표 | 건강 수명 연장, 건강 형평성 제고 |
> | 기본원칙 | • 국가와 지역사회의 모든 정책 수립에 건강을 우선적으로 반영한다. • 보편적인 건강수준의 향상과 건강형평성 제고를 함께 추진한다. • 모든 생애과정과 생활터에 적용한다. • 건강친화적인 환경을 구축한다. • 누구나 참여하여 함께 만들고 누릴 수 있도록 한다. • 관련된 모든 부문이 연계하고 협력한다. |

**18** 「국민건강증 진법」에서 제시하고 있는 건강증진사업 내용으로 가장 옳지 않은 것은? 21 서울

① 보건교육 및 건강상담
② 지역사회의 보건문제에 관한 조사
③ 영양관리
④ 질병의 조기치료를 위한 조치

PART 08

PLUS

| 건강증진사업 등<br>「국민건강증진법」<br>제19조 | ① 국가 및 지방자치단체는 국민건강증진사업에 필요한 요원 및 시설을 확보하고 그 시설의 이용에 필요한 시책을 강구하여야 한다.<br>② 시장·군수·구청장은 지역주민의 건강증진을 위하여 보건복지부령이 정하는 바에 의하여 보건소장으로 하여금 다음 각 호의 사업을 하게 할 수 있다.<br>1. 보건교육 및 건강상담<br>2. 영양관리<br>3. 신체활동 장려<br>4. 구강건강의 관리<br>5. 질병의 조기발견을 위한 검진 및 처방<br>6. 지역사회의 보건문제에 관한 조사·연구<br>7. 기타 건강교실의 운영 등 건강증진사업에 관한 사항 |
|---|---|

**해설**

**19** 「국민건강증진법」에 따라 보건소장이 실시할 수 있는 건강증진 사업은?

21 서울7급

① 영양교육사업
② 국민 보건교육 성과 평가
③ 질병의 조기발견을 위한 검진 및 처방
④ 국민영양조사

**20** 「국민건강증 진법」에 따른 국민건강증진사업의 내용으로 옳지 않은 것은? 21 경남보건연구사

① 신체활동
② 영양관리
③ 질병예방
④ 지역사회 조사 및 연구

**20**

**「국민건강증진법」 제2조 (정의)**

"국민건강증진사업"이라 함은 보건교육, 질병예방, 영양개선, 신체 활동 장려, 건강관리 및 건강생활의 실천 등을 통하여 국민의 건강 을 증진시키는 사업을 말한다.

**21** 「국민건강증진법」상 국민건강증진종합계획을 수립하여야 하는 자는?

22 서울

① 보건복지부장관
② 질병관리청장
③ 시·도지사
④ 관할 보건소장

**정답** 19 ③  20 ④  21 ①

**PLUS**

| 국민건강증진종합계획의 수립 (국민건강증진법 제4조) | ① 보건복지부장관은 제5조의 규정에 따른 국민건강증진정책심의위원회의 심의를 거쳐 국민건강증진종합계획을 5년마다 수립하여야 한다.<br>② 계획에 포함되어야 할 사항<br>　㉠ 국민건강증진의 기본목표 및 추진방향<br>　㉡ 국민건강증진을 위한 주요 추진과제 및 추진방법<br>　㉢ 국민건강증진에 관한 인력의 관리 및 소요재원의 조달방안<br>　㉣ 제22조의 규정에 따른 국민건강증진기금의 운용방안<br>　㉤ 아동·여성·노인·장애인 등 건강 집단이나 계층에 대한 건강증진 지원방안<br>　㉥ 국민건강증진 관련 통계 및 정보의 관리 방안<br>　㉦ 그 밖에 국민건강증진을 위하여 필요한 사항 |
|---|---|

**22** 「국민건강증진법」상 명시된 국민건강증진기금의 사용범위에 해당하지 않는 것은? 22 지방직

① 건강생활지원사업　　② 국민영양관리사업
③ 구강건강관리사업　　④ 사업장건강검진사업

**PLUS**

| 기금의 사용 「국민건강증진법」 제25조 | 1. 금연교육 및 광고 흡연피해 예방 및 흡연피해자 지원 등 국민건강관리사업<br>2. 건강생활의 지원사업<br>3. 보건교육 및 그 자료의 개발<br>4. 보건통계의 작성·보급과 보건의료관련 조사·연구 및 개발에 관한 사업<br>5. 질병의 예방·검진·관리 및 암의 치료를 위한 사업<br>6. 국민영양관리사업<br>7. 신체활동 장려사업<br>8. 구강건강관리사업<br>9. 시·도지사 및 시장·군수·구청장이 행하는 건강증진사업<br>10. 공공보건의료 및 건강증진을 위한 시설·장비의 확충<br>11. 기금의 관리·운용에 필요한 경비<br>12. 그 밖에 국민건강증진사업에 소요되는 경비로서 대통령령이 정하는 사업 |
|---|---|

**23** 제5차 국민건강증진종합계획(Health Plan 2030)의 기본원칙으로 옳지 않은 것은? 22 지방직

① 모든 생애과정과 생활터에 적용한다.
② 미래의 성장 동력으로 바이오헬스 산업을 육성한다.
③ 보편적인 건강수준의 향상과 건강형평성 제고를 함께 추진한다.
④ 국가와 지역사회의 모든 정책 수립에 건강을 우선적으로 반영한다.

**PLUS**

제5차 국민건강증진종합계획(Health Plan 2030)

| 비전 | 모든 사람이 평생건강을 누리는 사회 |
|---|---|
| 목표 | 건강 수명 연장, 건강 형평성 제고 |
| 기본원칙 | • 국가와 지역사회의 모든 정책 수립에 건강을 우선적으로 반영한다.<br>• 보편적인 건강수준의 향상과 건강형평성 제고를 함께 추진한다.<br>• 모든 생애과정과 생활터에 적용한다.<br>• 건강친화적인 환경을 구축한다.<br>• 누구나 참여하여 함께 만들고 누릴 수 있도록 한다.<br>• 관련된 모든 부문이 연계하고 협력한다. |

---

**제4절 감염병 예방법**

**01** 소속 의사에게 감염병을 보고받은 의료기관의 장이 즉시 관할 보건소장에게 신고하여야 하는 법정 감염병으로 옳은 것은? 18 서울

① 세균성이질          ② 수두
③ 폐흡충증            ④ 두창

**02** 다음 중 제1급 법정감염병에 대한 설명으로 옳지 않은 것은? 19 서울

① 생물테러감염병 또는 치명률이 높은 감염병이다.
② 집단 발생의 우려가 큰 감염병이다.
③ 발생 또는 유행 즉시 대책을 수립해야 한다.
④ 결핵, A형간염, 홍역 등이 포함된다.

**01**
• 법정감염병 중 제1급 감염병은 즉시신고, 제2급 감염병과 제3급 감염병은 24시간 이내 신고, 제4급 감염병은 7일 이내에 신고하여야 한다.
• 세균성이질, 수두는 제2급 감염병으로 24시간 이내 신고 폐흡충증은 제4급 감염병으로 7일 이내 신고 두창은 제1급 감염병으로 즉시신고에 해당된다.

**정답** 23 ② / 01 ④  02 ④

| 제1급<br>감염<br>병 | • 생물테러감염병 또는 치명률이 높거나 집단 발생의 우리가 커서 발생 또는 유행 즉<br>시 신고하여야 하고 음압격리와 같은 높은 수준의 격리가 필요한 감염병<br>• 다만 갑작스러운 국내 유입 또는 유행이 예견되어 긴급한 예방·관리가 필요하여<br>질병관리청장이 보건복지부장관과 협의하여 지정하는 감염병을 포함한다. | | |
|---|---|---|---|
| | 가. 에볼라바이러스병<br>나. 마버그열<br>다. 라싸열<br>라. 크리미안콩고출혈열<br>마. 남아메리카출혈열<br>바. 리프트밸리열 | 사. 두창<br>아. 페스트<br>자. 탄저<br>차. 보툴리눔독소증<br>카. 야토병<br>타. 신종감염병증후군 | 파. 중증급성호흡증증후군<br>　　(SARS)<br>하. 중동호흡기증후군(MERS)<br>거. 동물인플루엔자 인체감염증<br>너. 신종인플루엔자<br>더. 디프테리아 |

**해설**

**02**
결핵, A형간염, 홍역은 제2급 감염병이다.

---

**03** 다음 중 「감염병의 예방 및 관리에 관한 법률」에 따른 우리나라의 필수예방접종에 해당하지 않는 것은? 19 호남권

① 결핵　　　　　　② B형간염
③ 백일해　　　　　④ 콜레라

---

**04** 우리나라의 검역대상 감염병에 해당하지 않는 것은? 19 호남권

① 콜레라　　　　　② 황열
③ SARS　　　　　④ 탄저

**03**

| 필수예방접종<br>감염병 예방법 제24조 |
|---|
| 디프테리아, 폴리오, 백일해, 홍역, 파상풍, 결핵, B형간염, 유행성이하선염, 풍진, 수두, 일본뇌염, b형헤모필루스인플루엔자, 폐렴구균, 인플루엔자, A형간염, 사람유두종바이러스 감염증, 그룹 A형 로타바이러스 감염증,. 그 밖에 질병관리청장이감염병의 예방을 위하여 필요하다고 인정하여 지정하는감염병 |

| 검역감<br>염병 | • 콜레라<br>• 페스트<br>• 황열<br>• 중증 급성호흡기 증후군(SARS)<br>• 동물인플루엔자 인체감염증<br>• 신종인플루엔자<br>• 중동 호흡기 증후군(MERS)<br>• 에볼라바이러스병<br>• 이외의 감염병으로서 외국에서 발생하여 국내로 들어올 우려가 있거나 우리나라<br>에서 발생하여 외국으로 번질 우려가 있어 질병관리청장이 긴급 검역조치가 필요<br>하다고 인정하여 고시하는 감염병 |
|---|---|

**PART**

**08**

**정답** 03 ④　04 ④

**05** 「감염병의 예방 및 관리에 관한 법률」에 따른 제1급 감염병에 대한 설명으로 가장 옳은 것은?

① 발생 또는 유행 시 24시간 이내에 신고하여야 한다.
② 결핵, 홍역이 제1급 감염병에 해당한다.
③ 발생 또는 유행 즉시 신고하여야 한다.
④ 표본감시 활동이 필요한 감염병이다.

**PLUS**

| 제1급 감염병 | 생물테러감염병 또는 치명률이 높거나 집단 발생의 우려가 커서 발생 또는 유행 즉시 신고하여야 하고 음압격리와 같은 높은 수준의 격리가 필요한 감염병<br>다만 갑작스러운 국내 유입 또는 유행이 예견되어 긴급한 예방·관리가 필요하여 질병관리청장이 보건복지부장관과 협의하여 지정하는 감염병을 포함한다. | | |
|---|---|---|---|
| | 가. 에볼라바이러스병<br>나. 마버그열<br>다. 라싸열<br>라. 크리미안콩고출혈열<br>마. 남아메리카출혈열<br>바. 리프트밸리열 | 사. 두창<br>아. 페스트<br>자. 탄저<br>차. 보툴리눔독소증<br>카. 야토병<br>타. 신종감염병증후군 | 파. 중증급성호흡기증후군<br>　　(SARS)<br>하. 중동호흡기증후군(MERS)<br>거. 동물인플루엔자 인체감염증<br>너. 신종인플루엔자<br>더. 디프테리아 |

**06** 제1급 감염병부터 제4급 감염병까지 순서대로 바르게 나열한 것은? 20 서울

① 페스트 – 폴리오 – 렙토스피라증 – 클라미디아감염증
② 브루셀라증 – 매독 – 두창 – 야토병
③ 콜레라 – 디프테리아 – 한센병 – 요충증
④ 결핵 – 수두 – 일본뇌염 – 말라리아

**07** 우리나라의 감염병병원체 확인기관에 해당하지 않는 것은? 21 경기

① 보건진료소
② 국립결핵원
③ 보건환경연구원
④ 의료기관중 진단검사의학과 전문의가 상근하는 기관

<PLUS>

| 「감염병예방법」 제16조의2 (감염병병원체 확인기관) | 다음 각 호의 기관(이하 "감염병병원체 확인기관"이라 한다)은 실험실 검사 등을 통하여 감염병병원체를 확인할 수 있다.<br>1. 질병관리청<br>2. 국립검역소<br>3. 「보건환경연구원법」 제2조에 따른 보건환경연구원<br>4. 「지역보건법」 제10조에 따른 보건소<br>5. 「의료법」 제3조에 따른 의료기관 중 진단검사의학과 전문의가 상근하는 기관<br>6. 「고등교육법」 제4조에 따라 설립된 의과대학 중 진단검사의학과가 개설된 의과대학<br>7. 「결핵예방법」 제21조에 따라 설립된 대한결핵협회(결핵환자의 병원체를 확인하는 경우만 해당한다) 8. 「민법」 제32조에 따라 한센병환자 등의 치료 재활을 지원할 목적으로 설립된 기관(한센병환자의 병원체를 확인하는 경우만 해당한다)<br>9. 인체에서 채취한 검사물에 대한 검사를 국가, 지방자치단체 의료기관 등으로부터 위탁받아 처리하는 기관 중 진단검사의 학과 전문의가 상근하는 기관 |
| --- | --- |

**08** 의사가 제2급, 제3급 감염병 환자를 진단했을 때 누구에게 신고하여야 하는가? 21 경남

① 질병관리청장
② 시장·군수·구청장
③ 시·도지사
④ 보건소장

<PLUS>

| 「감염병의 예방 및 관리에 관한 법률」 제11조(의사 등의 신고) | 의사 치과의사 또는 한의사는 다음 각 호의 어느 하나에 해당하는 사실(제16조제6항에 따라 표본감시 대상이 되는 제4급 감염병으로 인한 경우는 제외한다)이 있으면 소속 의료기관의 장에게 보고 하여야 하고, 해당 환자와 그 동거인에게 질병관리청장이 정하는 감염 방지 방법 등을 지도하여야 한다. 다만 의료기관에 소속되지 아니한 의사 치과의사 또는 한의사는 그 사실을 관할 보건소장에 게 신고하여야 한다.<br>1. 감염병환자등을 진단하거나 그 사체를 검안한 경우<br>2. 예방접종 후 이상반응자를 진단하거나 그 사체를 검안한 경우<br>3. 감염병환자등이 제1급 감염병부터 제3급 감염병까지에 해당하는 감염병으로 사망한 경우<br>4. 감염병환자로 의심되는 사람이 감염병병원체 검사를 거부하는 경우 |
| --- | --- |

**09** 다음의 설명에 해당하는 감염병은? 21 경기7급

> 전파가능성을 고려하여 발생 또는 유행 시 24시간 이내에 신고하여야 하고, 격리가 필요한 감염병이다.

① 결핵, 두창
② 디프테리아, 발진티푸스
③ 세균성이질, 장출혈성대장균감염증
④ B형간염, 장티푸스

**10** 「감염병의 예방 및 관리에 관한 법률」상 감염병위기 시 감염병관리기관의 설치 권한이 없는 자는? 21 서울7급

① 보건복지부장관
② 질병관리청장
③ 구청장
④ 보건소장

> PLUS

| 감염병위기 시 감염병관리기관의 설치 등(감염병의 예방 및 관리 에 관한 법률 제37조) | ① 보건복지부장관, 질병관리청장, 시·도지사 또는 시장·군수·구청장은 감염병환자가 대량으로 발생하거나 제26조에 따라 지정된 감염병관리기관만으로 감염병환자등을 모두 수용하기 어려운 경우에는 다음 각 호의 조치를 취할 수 있다.<br>1. 제36조에 따라 지정된 감염병관리기관이 아닌 의료기관을 일정 기간 동안 감염병관리기관으로 지정<br>2. 격리소. 요양소 또는 진료소의 설치·운영<br>② 제1항제1호에 따라 지정된 감염병관리기관의 장은 보건복지부령으로 정하는 바에 따라 감염병관리시설을 설치하여야 한다.<br>③ 보건복지부장관, 질병관리청장, 시·도지사 또는 시장·군수·구청장은 제2항에 따른 시설의 설치 및 운영에 드는 비용을 감염병관리기관에 지원하여야 한다.<br>④ 제1항제1호에 따라 지정된 감염병관리기관의 장은 정당한 사유없이 제2항의 명령을 거부할 수 없다.<br>⑤ 보건복지부장관, 질병관리청장, 시·도지사 또는 시장·군 수·구청장은 감염병 발생 등 긴급상황 발생 시 감염병관리기관에 진료개시 등 필요한 사항을 지시할 수 있다. |
|---|---|

**11** 「호스피스 · 완화의료 및 임종과정에 있는 환자의 연명의료결정에 관한 법률」의 내용으로 옳지 않은 것은? 21 경기7급

① 연명의료란 임종과정에 있는 환자에게 하는 심폐소생술, 혈액 투석, 항암제 투여, 인공호흡기 착용의 의학적 시술로서 치료효과 없이 임종과정의 기간만을 연장하는 것을 말한다.

② 사전연명의료의향서란 19세 이상인 사람이 자신의 연명의료중단등결정 및 호스피스에 관한 의사를 직접 문서로 작성한 것을 말한다.

③ 의료인은 호스피스와 연명의료 및 연명의료중단결정에 관하여 정확하고 자세하게 설명할 책임이 있다.

④ 환자가 임종과정에 있는지 여부를 담당의사와 가족대표 1인이 함께 판단하여야 한다.

**해설**

---

**PLUS**

「호스피스 · 완화의료 및 임종과정에 있는 환자의 연명의료결정에 관한 법률」

| 정의<br>(법 제2조) | 1. "임종과정"이란 회생 가능성이 없고 치료에도 불구하고 회복되지 아니하며 급속도로 증상이 악화되어 사망에 임박한 상태를 말한다.<br>2. "임종과정에 있는 환자"란 제16조에 따라 담당의사와 해당 분야의 전문의 1명으로부터 임종과정에 있다는 의학적 판단을 받은 자를 말한다.<br>3. "말기환자(者)"란 다음 각 목의 어느 하나에 해당하는 질환에 대하여 적극적인 치료에도 불구하고 근원적인 회복의 가능성이 없고 점차 증상이 악화되어 보건복지부령으로 정하는 절차와 기준에 따라 담당의사와 해당 분야의 전문의 1명으로부터 수개월 이내에 사망할 것으로 예상되는 진단을 받은 환자를 말한다.<br>　가. 암<br>　나. 후천성면역결핍증<br>　다. 만성 폐쇄성 호흡기질환<br>　리. 만성 간경화<br>　마. 그 밖에 보건복지부령으로 정하는 질환<br>4. "연명의료"란 임종과정에 있는 환자에게 하는 심폐소생술, 혈액 투석, 항암제 투여, 인공호흡기 착용의 의학적 시술로서 치료효과 없이 임종과정의 기간만을 연장하는 것을 말한다.<br>5. "연명의료중단결정"이란 임종과정에 있는 환자에 대한 연명의료를 시행하지 아니하거나 중단하기로 하는 결정을 말한다.<br>6. "호스피스 · 완화의료"(이하 "호스피스"라 한다)란 말기환자 또는 임종과정에 있는 환자(이하 "말기환자등"이라 한다)와 그 가족에게 통증과 증상의 완화 등을 포함한 신체적, 심리사회적 영적 영역에 대한 종합적인 평가와 치료를 목적으로 하는 의료를 말한다.<br>7. "담당의사"란 「의료법」에 따른 의사로서 말기환자등을 직접 진료하는 의사를 말한다.<br>8. "연명의료계획서"란 말기환자들의 의사에 따라 담당의사가 환자에 대한 연명의료중단결정 및 호스피스에 관한 사항을 계획하여 문서로 작성한 것을 말한다.<br>9. "사전연명의료의향서"란 19세 이상인 사람이 자신의 연명의료중단결정 및 호스피스에 관한 의사를 직접 문서로 작성한 것을 말한다 |

**정답** 11 ④

<PLUS>

| 기본 원칙(법 제3조) | • 호스피스와 연명의료 및 연명의료중단결정에 관한 모든 행위는 환자의 인간으로서의 존엄과 가치를 침해하여서는 아니 된다.<br>• 모든 환자는 최선의 치료를 받으며, 자신이 앓고 있는 상병의 상태와 예후 및 향후 본인에게 시행될 의료행위에 대하여 분명히 알고 스스로 결정할 권리가 있다.<br>• 「의료법」에 따른 의료인(이하 "의료인"이라 한다)은 환자에게 최선의 치료를 제공하고, 호스피스와 연명의료 및 연명 의료중단결정에 관하여 정확하고 자세하게 설명하며 그에 따른 환자의 결정을 존중하여야 한다. |
|---|---|
| 환자가 임종과정에 있는지 여부에 대한 판단 (법 제16조) | 담당의사는 환자에 대한 연명의료중단결정을 이행하기 전에 해당 환자가 임종과정에 있는지 여부를 해당 분야의 전문의 1명과 함께 판단하고 그 결과를 보건복지부령으로 정하는 바에 따라 기록하여야 한다. |

**12** 중동 호흡기 증후군(MERS)이 유행하는 지역을 여행한 갑(甲)이 귀국하였다. 현재 증상은 없으나 검역법령에 따라 갑(甲)의 거주지역 지방자치단체장에게 이 사람의 건강상태를 감시하도록 요청할 때 최대 감시기간은?

22 서울

① 5일          ② 6일

③ 10일         ④ 14일

<PLUS>

| 검역감염병의 검역기간(최대잠복기) (검역법 시행규칙 14조) | 1. 콜레라: 5일<br>2. 페스트: 6일<br>3. 황열: 6일<br>4. 중증 급성호흡기 증후군(SARS): 10일<br>5. 동물인플루엔자 인체감염증: 10일<br>6. 중동 호흡기 증후군(MERS): 14일<br>7. 에볼라바이러스병: 21일<br>8. 신종인플루엔자) 및 자목에 해당하는 검역감염병: 검역전문위원회에서 정하는 최대 잠복기 | |
|---|---|---|
| | 자복 | 외국에서 발생하여 국내로 들어올 우려가 있거나 우리나라에서 발생하여 외국으로 번질 우려가 있어 질병관리청장이 긴급 검역조치가 필요하다고 인정하여고시하는감염병 |
| | 긴급 검역조치 인정 감염병 | 1. 급성출혈열증상, 급성호흡기증상, 급성설사증상, 급성황달증상 또는 급성신경증상을 나타내는 신종감염병증후군<br>2. 세계보건기구가 공중보건위기관리 대상으로 선포한 감염병 |

**신희원**

**주요 약력**

전) 서울시 보건교사
    희소 대표강사
    EBS 보건임용 전임강사
    우리고시학원 대표강사
    임용단기 대표강사
현) 박문각임용 대표강사
현) 박문각공무원 보건직·간호직 대표강사

**주요 저서**

신희원 보건행정 길라잡이 기본 이론서
신희원 공중보건 길라잡이 기본 이론서
신희원 지역사회간호 길라잡이 기본 이론서
신희원 보건행정 단원별 기출문제집
신희원 공중보건 단원별 기출문제집

# 신희원 보건행정 ✧✦ 단원별 기출문제집

**초판 인쇄** | 2024. 12. 10.    **초판 발행** | 2024. 12. 16.    **편저자** | 신희원

**발행인** | 박 용    **발행처** | (주)박문각출판    **등록** | 2015년 4월 29일 제2019-000137호

**주소** | 06654 서울시 서초구 효령로 283 서경 B/D 4층    **팩스** | (02)584-2927

**전화** | 교재 문의 (02)6466-7202

저자와의
협의하에
인지생략

정가 25,000원
ISBN 979-11-7262-371-5